SCARIFICATION, ANOREXIE, PHOBIE SCOLAIRE, et autres souffrances chez l'adolescent ; à l'intention des professionnels et des parents

Honorée MADESCLAIRE-YOHOU

et **Philippe CHASTELIER**

« SCARIFICATION, ANOREXIA, SCHOOL PHOBIA, and other forms of suffering in adolescents »

Cette version en anglais US, ainsi qu'une version en espagnol, seront disponibles dès le mois d'Août 2026

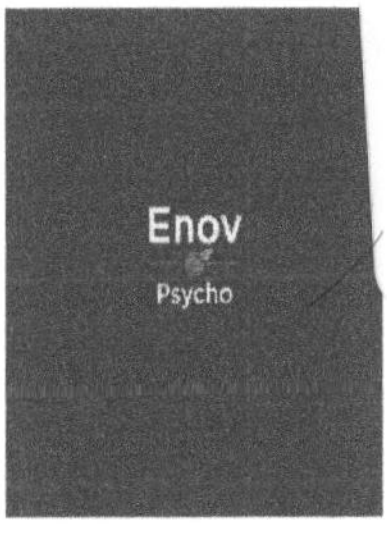

Editions **EnovPsycho** ™, Paris

Dépôt Légal : Mail 2026

ISBN : 979-1098-4249-53

Des mêmes auteurs aux **éditions EnovPsycho** :

AETEHL *(Roman de Science-Fiction, paru en Mai 2026)*

Honorée MADESCLAIRE-YOHOU

Une version en anglais US, ainsi qu'une version en espagnol, seront disponibles dès le mois d'Août 2026

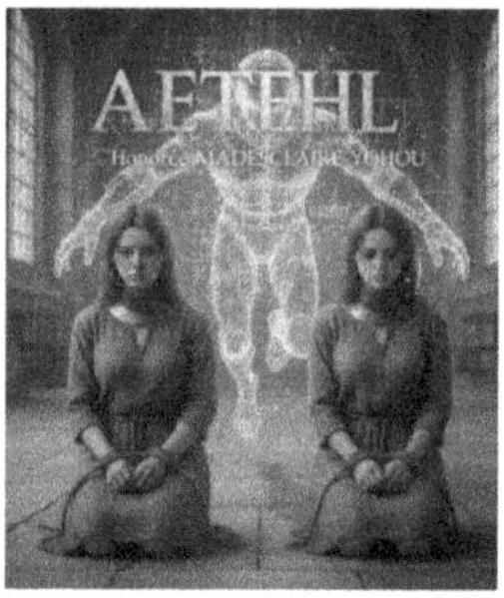

Mal être et passages à l'acte chez l'adolescent. Quel accompagnement après une hospitalisation ?

(à paraître) Honorée MADESCLAIRE -YOHOU

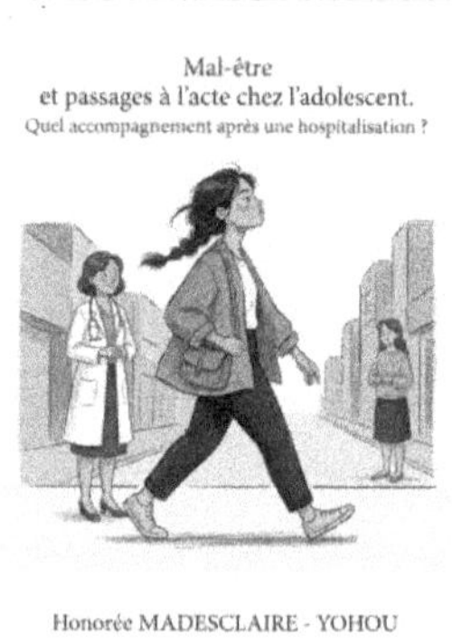

Eduquer et Soigner : du projet de soins au projet de soi ; à l'intention des éducateurs et des parents *(à paraître)*

Honorée MADESCLAIRE-YOHOU et
Philippe CHASTELIER

« Quand vous recevez pour la première fois et en urgence un adolescent en difficulté, dîtes-vous bien que c'est une chance pour lui et une responsabilité pour vous. »

Jean-David Nasio

« *Comment agir avec un adolescent difficile ? Conseils aux parents et aux professionnels* »,
(Editions Payot, 2013, page 87)

Préambule

Ce livre a été conçu et réalisé à deux, ce qui explique parfois certaines alternances entre le « je » et le « nous ».

L'une de nous deux, éducatrice spécialisée soignante auprès d'adolescents, a apporté son expérience professionnelle, ses formations clinique et son expertise technique « de terrain » au sein d'un service de pédopsychiatrie pour adolescents, étant de ce fait confrontée aux défis quotidiens de soulager et résoudre des situations familiales complexes, ainsi que des traumatismes le plus souvent dramatiques pour ces jeunes en souffrance profonde, qui n'ont trouvé le plus souvent que les scarifications ou le suicide comme issue à leur détresse.

L'autre, psychologue clinicien, a souhaité partager son expérience de psychothérapeute auprès d'enfants placés à l'Aide Sociale à l'Enfance, auprès de couples et de familles en danger d'implosion, auprès d'enfants et d'adolescents à Haut Potentiel Intellectuel, auprès d'adultes ayant subi des graves traumatismes sexuels et psychologiques, et enfin auprès d'enfants et d'adolescents en demande de soins et de compréhension de leurs symptômes. Formé à la psychanalyse, à l'EMDR, à l'hypnothérapie Ericksonienne et à la thérapie familiale systémique, il a utilisé ses formations et son expérience clinique afin d'exposer ses hypothèses et ses convictions.

Ce livre s'adresse donc à tous ceux et celles qui ont la responsabilité d'accueillir et d'accompagner des adolescents en souffrance psychologique, ainsi qu'aux professionnel(le)s qui ont vocation à les soigner au mieux, grâce à des approches psychothérapeutiques « humanistes » ; c'est-à-dire **dénuées de sectarisme idéologique** et respectueuses autant de l'adolescent « sujet de son histoire », que de sa famille « en quête d'espoir ».

Notre premier objectif est de présenter des faits, et, indépendamment de leur complexité apparente (comme celles de Jacques Lacan ou de l'approche systémique), **des théories qui nous permettent de faire des hypothèses correspondant aux réalités cliniques**, concernant notamment les conduites anorexiques et scarificatoires. Pour ce faire, nous avons jalonné notre argumentation par des rappels fréquents aux pages concernées *(en italique)*, notamment pour ceux qui ne liraient pas les chapitres dans l'ordre.

Notre second objectif est de **présenter des pratiques thérapeutiques pertinentes**, et parmi elles l'EMDR, **dont l'efficacité a été scientifiquement prouvée**. Mais aussi des approches issues des hypothèses théoriques présentées dans ce livre, à propos de soins aux adolescentes souffrant d'anorexie ou ayant fréquemment recours aux scarifications.

Nous invitons évidemment le lecteur à s'autoriser à survoler les chapitres dont les contenus lui seraient familiers ou particulièrement ingrats *(par exemple les chapitres 2 page 18, et 14 page 333)* ; et à commencer sa lecture directement à partir du *chapitre* 3h page37, abordant entre autres les différences cliniques entre adolescents et adolescentes, ainsi que les techniques d'affiliation empruntées à l'approche systémique des thérapies familiales.

Nous espérons, en toute modestie, que notre travail puisse accompagner efficacement tous ceux dont l'unique objectif est d'aider des adolescents en grande souffrance psychique, dont témoignent leurs scarifications destinées à surseoir à leur désir de mourir, afin d'échapper aux traumatismes du passé comme du présent.

Sommaire

1 - A propos de ce livre, de ses auteurs et de ses objectifs

1a - Concernant les auteurs de ce livre

Honorée MADESCLAIRE-YOHOU

Je suis Educatrice de Jeunes Enfants et Educatrice Spécialisée, et mon travail consiste à recevoir des patients adolescents[1] dès leur sortie d'une hospitalisation en pédopsychiatrie ; hospitalisation effectuée le plus souvent en urgence, suite à un passage à l'acte suicidaire ou à la demande de parents ou de médecins ayant constaté des manifestations alarmantes de symptômes anxieux ou dépressifs dont font partie les scarifications.

Mes expériences professionnelles ainsi que mes formations dans le domaine de l'autisme, des psychotraumatismes et des entretiens cliniques en psychiatrie, m'ont sensibilisée aux problématiques psychiques et psychiatriques que présente un certain nombre d'adolescents venant consulter dans notre service.

Mon travail consiste à réaliser tout d'abord un premier entretien « d'anamnèse » avec l'adolescent et ses parents.

---

1 *Par simplification, nous emploierons souvent au masculin le terme « adolescents » ou « jeunes », pour désigner aussi bien des adolescentes que des adolescents de 12 à 17 ans.*

Cette étape anamnestique est très importante car elle favorise, entre autres, l'alliance thérapeutique entre l'adolescent, ses parents, et le « soignant ». Cependant, plutôt que « soignant », nous avons utilisé le terme « thérapeute » tout au long de cet ouvrage, pour désigner tous ceux qui prennent soin d'adolescents en détresse psychique, grâce à un accompagnement thérapeutique régulier et soutenu.

Ceci afin de mettre en évidence la différenciation qu'a faite Winnicott entre le terme « **to cure** » (qui fait référence aux « soignants » dans le sens médical du terme, avec des soins physiques ou un traitement médicamenteux) ; et « **to care** », qui signifie « **prendre soin** » humainement et psychologiquement, dans l'espoir d'apporter un soulagement, voire une guérison à nos jeunes patients, action thérapeutique plus proche de ce que font les « thérapeutes ».

Aussi, lorsque nous évoquons l'action « soignante » des « thérapeutes », il s'agit bien dans nos propos de « prendre soin » en s'adaptant à tous les patients quel que soit leur âge, mais encore plus aux adolescents qui nécessitent selon nous de sentir que des adultes se montrent effectivement capables de « prendre soin d'eux », et notamment de leur enfance en deuil, et d'être à l'écoute de leurs inquiétudes face à leur avenir d'adultes, à la fois craint et espéré.

« L'anamnèse » permet aussi de mettre en évidence les raisons de l'hospitalisation et du mal être du jeune ; de dater l'apparition de ses symptômes et d'apprécier leur évolution dans le temps ; de repérer aussi d'éventuels liens avec l'environnement familial, social ou scolaire, afin de mettre en évidence des antécédents pertinents permettant de confirmer des hypothèses pré-diagnostiques, ces dernières devant être complétées par des auto-tests psychologiques adaptés *(voir à ce sujet le chapitre 15 page 343)*.

Philippe CHASTELIER

Je suis psychologue clinicien depuis plusieurs décennies. J'ai travaillé dans de nombreuses institutions d'accueil et de soins pour des enfants placés à l'Aide Sociale à l'Enfance, et je travaille également en libéral.

Dans ma pratique en libéral auprès d'enfants, d'adolescents et d'adultes, je me suis spécialisé dans le diagnostic et l'accompagnement des personnes surdouées (ou « HPI »), ainsi que dans le soin aux personnes ayant subi des traumatismes.

Diplômé de l'Université Paris 7, je me suis ensuite formé à l'hypnothérapie Ericksonienne, à l'EMDR et à l'approche systémique des thérapies familiales (au CECCOF, Paris).

Bien qu'ayant par ailleurs une formation à la psychanalyse, ce sont le pragmatisme et l'efficacité thérapeutique qui dictent mes choix théoriques.

Aussi je ne néglige aucune autre approche, venant d'autres types de thérapies qui puisse soulager les patients sur le long terme, c'est-à-dire aussi bien les thérapies cognitivo comportementales (TCC), que la sophrologie ou toute autre méthode de thérapie brève s'avérant efficace, à condition qu'elle respecte les jeunes patients et leur famille (voir à ce sujet dans *le chapitre 4d, page 59, intitulé :* « *Qu'est ce qui fait selon nous la valeur d'un thérapeute pour adolescents* »).

Les soins à l'égard des adolescents étaient jusqu'à présent quantitativement moins prégnants dans ma pratique quotidienne, dans la mesure où leurs parents semblent moins demandeurs de soins auprès d'un psychothérapeute en libéral, jusqu'à ce qu'un passage à l'acte suicidaire vienne souligner l'importance du malaise que leur enfant s'évertuait à cacher.

Cependant, depuis la crise du Covid, l'accentuation importante et inquiétante des taux de suicide chez les adolescents *(voir chapitre 2 page 18)* m'a conduit à me préoccuper spécifiquement de cette dimension psycho-pathologique et psychosociale, et à proposer à ces jeunes et à leurs parents un soutien psychologique spécifique.

1b - Les objectifs et la trame de ce livre

Ce livre s'adresse en toute première intention à tous les professionnels qui ont vocation à soigner des adolescents, et à tous ceux, parents ou accompagnants, qui s'intéressent aux troubles psychologiques et la psychothérapie des adolescents.

En ce qui concerne son contenu, il s'articule autour des adolescents dont le mal-être les pousse à s'automutiler, à adopter des conduites anorexiques, ou à envisager une tentative de suicide.

La très grande majorité d'entre eux sont des adolescentes, dont la plupart souffrent d'un « stress post traumatique », ce que nous démontrerons dans les ***chapitres 5 et 14*** *(pages 67 et 333)*.

Ces adolescents suicidaires présentent par ailleurs des pathologies diverses, que nous avons dans premier temps tenté de résumer dans le ***chapitre 3*** *(page 21)*, en abordant les notions de « **normalité** » ou d' « **anormalité** » *(page 22)* ; en différenciant la structure « **névrotique** » de la « **névrose** » *(page 23)* ; et enfin, en abordant la spécificité des troubles chez les adolescents, grâce notamment aux travaux du psychanalyste et psychiatre : Jean-David Nasio *(voir le chapitre 3h page 37)*.

Concernant la thérapie proposée à des adolescents : celle-ci nous semble particulière à plusieurs titres.

1) Elle nécessite une stratégie d'approche spécifique, qui n'est pas forcément nécessaire chez les adultes, et que nous avons tenté de préciser dans le ***chapitre 4*** *(page 43)*.

2) Dans le cas des tentatives de suicide *(**chapitre 7** page 151)*, le thérapeute doit le plus souvent prendre en compte les traumatismes anciens ou récents subis par l'adolescent, qui génèrent la plupart du temps un tableau de « stress post traumatique » (ou TSPT) qui doit être soigné en priorité ; ce que nous avons abordé dans le *chapitre 5d (page 81)*.

3) **Les scarifications sont également omniprésentes chez la plupart des adolescentes en souffrance psychologique**. Raison pour laquelle nous avons longuement interrogé leurs significations dans le ***chapitre 6b*** *(page 112)* ; ainsi que les raisons pour lesquelles ce sont des adolescentes qui sont principalement concernées, et non pas des adolescents *(voir **chapitre 6e** page 129)*, et pourquoi les scarifications sont-elles omniprésentes chez les adolescentes qui tentent de se suicider.

   Des techniques de soins thérapeutiques concernant les conduites scarificatoires sont également proposées dans le ***chapitre 6g*** *(page 142).*

4) La désocialisation et la déscolarisation sont souvent les symptômes avant-coureurs d'un mal-être dont il faut se préoccuper, mais aussi la conséquence des conduites suicidaires. Aussi avons-nous consacré le ***chapitre 8*** *(page 155)* aux « phobies scolaires » et à leur traitement.

5) **L'anorexie** fait aussi partie des troubles auxquels s'affrontent les psychothérapeutes, à l'égard d'adolescentes résolues à ne pas pouvoir, ni même vouloir survivre à leur volonté de maîtriser leur corps.

   Etant donné le mystère étiologique qui accompagne cette maladie, nous y avons consacré un chapitre entier *(**chapitre 9** page 169)* en faisant plusieurs allers-retours théoriques avec **les conduites scarificatoires.**

   En effet, les dynamiques psychologiques de ces deux pathologies sembleraient structurellement se rejoindre à la base d'un triangle œdipien *(voir chapitres 6d, 9b, 10d, 13-9, 13,10 et 13-17 ; pages 125, 177, 243, 311, 313 et 327)*, et l'étiologie traumatique de ces deux troubles semblerait également similaire. Ces hypothèses théoriques ont pour vocation d'aboutir à des solutions pratiques pour des thérapeutes et/ou pour des parents, telles que proposées dans les *chapitres 6g et 9c (pages 142 et 185).*

6) Les thérapies d'adolescents ayant tenté de se suicider, impliquent évidemment **la prise en compte et l'accompagnement des parents**. Aussi y avons-nous fait référence à plusieurs reprises, tant dans la description des différentes dynamiques familiales *(**chapitre 10a** pages 209 à 215 ; **et 10c** page 219)*, que dans les stratégies thérapeutiques à adopter à leur égard. *Le **chapitre 10d*** concernant **les alliances** est quant à lui très important.

7) Le ***chapitre 11** (page 254)*, est consacré à des « **hypothèses théoriques** » selon l'approche psychanalytique et en s'appuyant sur les travaux de Jacques Lacan (**schéma SIR**).

   Pour ce faire, nous avons simplifié au maximum dans le ***chapitre 11-1** (page 254)* les illustrations théoriques de l'évolution œdipienne de l'enfant et de l'adolescent *(déjà abordée dans les chapitres 6d et 6e pages 125 et 129)* ; en décrivant les mécanismes lacaniens de la **frustration**, de la **castration** et de la **privation** ; et en y ajoutant nos hypothèses concernant la **désillusion**, l'**abandon**, la **dégradation**, la **récompense** et la **reconnaissance** symbolique.

   Dans le ***chapitre 11-2** (page 273)*, nous avons décrit nos hypothèses effectuées à partir des travaux de Jacques Lacan, concernant les **névroses hystériques et obsessionnelles**, ainsi qu'à propos des **alliances perverses**, pouvant en partie éclairer les **comportements scarificatoires et anorexiques** *(chapitres 6d, 9b et 13-17).*

8) Nous avons ensuite tenté dans le ***chapitre 12** (page 283)*, de faire un résumé des pratiques de soins et de reconstruction de la confiance et de l'estime de soi chez nos jeunes patients adolescents ; et montré la façon dont le Réel peut également contribuer à cette reconstruction.

9) Le ***chapitre 13*** *(page 301)* sert de conclusion ; en reprenant certains points qui nous paraissent essentiels, et en proposant une nouvelle présentation simplifiée des dynamiques œdipiennes et des personnalités hystériques, obsessionnelles et perverses, auxquelles se rattachent les pratiques scarificatoires et anorexiques. Dans ce chapitre, nous proposons également une approche théorique du concept de « projet », éducatif ou thérapeutique, en nous inspirant également du triangle œdipien *(chapitre 13-16 page 323).*

11) Enfin, le ***chapitre 14*** *(page 333)* présente les données brutes et les calculs ayant abouti aux validations statistiques concernant les scarifications et les conduites suicidaires chez les adolescentes.

1c - Cas cliniques

Nous avons volontairement choisi de ne pas présenter de cas cliniques pour illustrer nos propos, et ce pour plusieurs raisons.

Tout d'abord il aurait fallu sélectionner une ou deux situations par chapitre parmi plus d'une centaine de cas cliniques à notre disposition, mais selon quels critères sélectifs ? En effet, la très grande majorité des adolescents et surtout des adolescentes suicidaires, présente un tableau de dépression et de stress post traumatique avec des antécédents de scarifications (notamment chez les adolescentes). Nous pensons que ces constats factuels se suffiront à eux-mêmes pour justifier le contenu de notre travail.

D'autre part, ce livre s'adresse en première intention à des psychothérapeutes, et ces derniers ont sans doute déjà observé la plupart de ces troubles chez les adolescentes qui les consultent ; aussi les vignettes cliniques ne seront pas forcément une plus-value pour ce qui les concerne.

2 - Constats et prévalences

Toutes les études sur le sujet font le constat d'un décalage grandissant entre l'offre de soins psychologique, et l'augmentation progressive des troubles psychiques présentés par les enfants et les adolescents.

Dès 2020, l'OMS faisait déjà le constat que la moitié des problèmes de santé mentale commençaient avant l'âge de 14 ans, mais que la plupart de ces cas n'étaient ni détectés ni traités.

Avant les impacts de la pandémie Covid-19, le suicide était déjà la troisième cause de mortalité chez les 15 -19 ans ; et à l'échelle mondiale, la dépression était l'une des principales causes de morbidité et d'invalidité chez les adolescents (données cités par le rapport du HCFEA « Haut Conseil de la Famille, de l'Enfance et de l'Adolescence » intitulé : *« la traversée adolescente des années collège »*, publié en 2021).

Chez les 18-24 ans, le nombre moyen de passage aux urgences en 2022 a été en hausse de 24 % par rapport à la période 2017-2019 ; et le nombre de patients pris en charge pour geste suicidaire a continué d'augmenter au cours du premier semestre 2022. Ces augmentations sont constatées chez les deux sexes.

Un rapport intitulé *« Quand les enfants vont mal : comment les aider ? »* (publié en mars 2023 par le HCFEA), soulignait le fait que les enfants et les adolescents étaient de plus en plus nombreux à connaître un épisode dépressif.

Ce rapport faisait aussi référence à un sondage publié en mars 2022 pour l'association « Psychodon », dans lequel un jeune sur quatre déclarait être malheureux, et 24 % des jeunes sondés déclaraient avoir des pensées suicidaires au quotidien. D'après l'ONS (Observatoire National du Suicide), le suicide est la troisième cause de mortalité chez les adolescents âgés de 15 à 19 ans, après les accidents de la route et la violence interpersonnelle.

De nombreuses études récentes convergent également vers le constat toujours actuel, d'une dégradation de la santé mentale des enfants et des adolescents en France.

Parmi elles, l'étude « Enabee » fait le constat que 13 % des 6-11 ans présentent probablement au moins un trouble de santé mentale. Cette étude fait également le constat que la prévalence du trouble émotionnel anxieux et dépressif est plus élevée chez les adolescentes que chez les adolescents, alors que les prévalences des troubles du comportement (TDAH et trouble oppositionnel) sont plus élevées chez les garçons.

La Consultation nationale de l'Unicef France concernant les 6 à 18 ans, effectuée en 2024 auprès de 20 000 enfants, indique que plus d'un tiers de ces enfants (36 %) déclarent « *être tristes ou ne plus avoir goût à rien* », et 31 % d'entre eux disent avoir pensé au suicide.

L'enquête « EnCLASS » effectuée en 2022, montrait également que la plupart des collégiens et des lycéens interrogés avaient connu une nette dégradation de leur santé mentale et de leur bien-être entre 2018 et 2022, de façon plus marquée chez les filles.

L'OMS constate également que 14 % des collégiens et 15 % des lycéens présentent un risque de dépression, et déclarent un sentiment de solitude avec des plaintes psychologiques ou somatiques, ainsi que des pensées suicidaires. « Plus d'un lycéen sur dix a déclaré avoir fait une tentative de suicide au cours de sa vie, et 3 % une tentative avec hospitalisation ».

D'autre part, « depuis 2015, la mortalité infantile en France est devenue supérieure à la moyenne européenne ; avec des tentatives de suicide qui ont augmenté de 63 % chez les 10-14 ans en 2022, et de 42 % pour la tranche d'âge 15-19 ans ». Enfin les travaux de la DREES soulignent qu'un enfant sur six aurait des besoins de soins en santé mentale. Aussi le HCFEA saluait dans ce rapport la décision politique d'ériger la santé mentale comme « Grande cause nationale 2025 ».

D'autre part, et en toute modestie, notre expérience clinique a mis en évidence le fait que la très grande majorité des adolescents admis aux urgences pédopsychiatriques après une tentative de suicide ou pour des symptômes anxieux ou suicidaires, présentent le tableau d'un syndrome de stress post traumatique.

Certaines pathologies à convergence psychiatrique, ou dont l'origine fait partie des troubles neuro développementaux, nécessitent un projet de soin spécifique pluridisciplinaire, associant un traitement médicamenteux et un accompagnement psychothérapeutique.

Cependant, l'offre de soins dont nous parlons dans cet ouvrage concerne uniquement les adolescents qui peuvent bénéficier d'une approche psychothérapeutique grâce à leurs capacités de résilience et de compréhension, mais aussi à leur intention de guérison suffisante, tant de leur part que de celle de leurs parents *(voir à ce sujet le chapitre 4b page 44 consacré à l'affiliation thérapeutique avec des adolescents et leur famille).*

Pour reprendre la nosographie développée par J.-D. Nasio, cela concernerait les adolescents dont les troubles correspondent aux groupes A et B décrits dans son livre : « *Comment agir avec un adolescent difficile ? Conseils aux parents et aux professionnels* », aux Editions Payot, 2013, Figure 1, in op. cit. page 23 ; *(voir aussi le chapitre 3h page 37).*

Les professionnels avertis de la clinique pédopsychiatrique peuvent évidemment surseoir à la lecture de ces premiers chapitres qui ne leur apprendront rien, et commencer directement à la page 34.

3 - Les troubles psychologiques à l'adolescence

Les troubles que nous constatons le plus souvent chez les adolescents qui viennent nous consulter sont les suivants :

- Des **troubles anxieux** (avec ou sans **scarifications**) ;
- Des **symptômes dépressifs** ;
- Des **idées suicidaires** (avec ou sans passages à l'acte) ;
- Des **phobies scolaires** et/ou sociales ;
- Un **mal être** ;
- La **mésestime** et le manque de confiance en soi ;
- Des **séquelles post traumatiques** consécutives à des harcèlements ou des violences sexuelles ;
- Un **questionnement sur leur identité sexuelle** en devenir, etc.

Un certain nombre de ces troubles psychologiques peuvent être soignés grâce à une démarche de psychothérapie. Cependant, les **troubles bipolaires**, les **débuts de schizophrénie**, les **troubles graves du comportement alimentaire** (anorexie, boulimie), ou encore les **troubles de la sphère de l'autisme**, nécessitent évidemment une orientation vers une structure de soins spécifique comme les Centres Médico Psychologiques, les Unité Pour Adolescents, ou encore une consultation auprès d'un pédopsychiatre en libéral, afin de confirmer ou d'infirmer le diagnostic et de proposer un traitement médicamenteux, associé éventuellement à une proposition de psychothérapie.

3a - « Normalité » et « Anormalité »

Un individu peut être considéré comme "normal", lorsque son comportement se révèle "normatif", c'est-à-dire « à l'intérieur de certaines normes ».

Cependant, être "normal", signifie aussi que l'univers psychique de la personne pourrait comporter et supporter une certaine dose d'« anormalités ». En effet, toute personne "normale" pourrait, selon son environnement scolaire ou familial ou à cause de certains évènements traumatiques, souffrir de sentiments dépressifs, de doutes obsessionnels ou de craintes paranoïaques, sans pour autant que cette personne puisse être considérée comme "névrosée" ou "psychotique".

Nous verrons *(dans le chapitre 11-2 page 273)*, nos hypothèses concernant la dynamique des troubles obsessionnels, hystériques et pervers.

Nous pouvons également constater que la personnalité « normale », est capable de naviguer (comme autour d'une roue), entre ces différents traits de caractère pathologiques, y compris avec des tendances perverses. En effet, Freud évoquait déjà en 1905 la « perversité polymorphe » chez l'enfant (*Trois essais sur la théorie de la sexualité*, Chapitre 2), et force est de constater l'omniprésence de traits pervers chez de nombreux adultes *(voir chapitre 11-2c et 13-8 pages 279 et 311)*.

Alors que la « névrose » est quant à elle caractérisée par une rigidification de l'une de ces tendances, avec l'incapacité à changer de fonctionnement malgré les souffrances qui peuvent l'accompagner, notamment chez les personnalité obsessionnelles (voir à ce sujet Catherine Chabert : « *La jeune fille et le moine, éloge de la névrose* »).

Aussi, ce qui caractérise ce que nous pouvons nommer la « normalité normative » chez une personne, est donc sa capacité à gérer avec plus ou moins de souplesse et de résilience les "anormalités" des émotions ou des comportements qu'elle doit subir dans certaines circonstances ; comme cela pourrait être le cas après un deuil, dans des relations avec un compagnon ou un parent pervers, ou dans des situations de stress ou de harcèlements.

Par contre, on peut suspecter l'établissement progressif d'une organisation pathologique chez un adolescent, à partir du moment où ses comportements et ses défenses psychiques vont se rigidifier, et s'apparenter alors aux caractéristiques retrouvées chez la plupart des personnes adultes que l'on dit "névrosées" ou "psychotiques".

Cependant, chez les adolescents, le cortex préfrontal ne sera pas mature avant l'âge de 25 ans au minimum ; ce qui expliquerait parfois leur impulsivité ou leur agressivité. Raison pour laquelle il existe des tests spécifiques pour diagnostiquer les pathologies psychiatriques propres aux adolescents (notamment le MMPIa), en les différenciant de fonctionnements « bizarres » et d'apparence pathologiques, mais « normatifs » à cet âge. Cependant ces derniers considérés comme « normatifs » à l'adolescence, pourront devenir « pathologiques » s'ils se rigidifient et persistent à l'âge adulte.

3b - Différences entre « névrotique » et « névrosé »

La structure « névrotique » est considérée comme la signature de la normalité œdipienne, dans la mesure où, selon Mélanie Klein et D.W. Winnicott, l'enfant est parvenu à dépasser les stades des angoisses paranoïdes, puis celui de la « position dépressive » (voir Winnicott : « *De la pédiatrie à la psychanalyse* »).

Par contre, comme nous le disions plus haut, la personne qui se rigidifiera à l'âge adulte dans une pathologie névrotique spécifique (obsessionnelle, hystérique, perverse, etc.), pourra être alors diagnostiquée comme souffrant d'une « névrose ».

3c - Les troubles névrotiques chez les adolescents

Comme nous le disions plus haut, la névrose est une pathologie qui s'accompagne le plus souvent de souffrances et de symptômes spécifiques. Parmi les troubles névrotiques observés chez les adolescents, on peut citer les troubles suivants :

Les « **troubles anxieux** » (allant parfois jusqu'au développement d'une "**névrose d'angoisse**"), qui se caractérisent par des peurs importantes se manifestant soit de façon permanente, soit lors de situations particulières pouvant aller jusqu'à provoquer une "**attaque de panique**", c'est-à-dire une crise d'angoisse aiguë lorsque l'adolescent doit par exemple affronter une situation phobogène, ou bien la présence de la personne qui l'aurait agressé ou harcelé auparavant.

J.-D. Nasio nomme « **hystérie d'angoisse** » *(voir chapitre 3h page 37)*, la présence récurrente chez l'adolescent de l'anxiété et des symptômes phobiques.

Par souci de simplification, nous proposons dans ce paragraphe de faire entrer dans les troubles anxieux les pathologies suivantes : les **névroses phobiques**, les **troubles obsessionnels compulsifs** (TOC), les **névroses hypochondriaques**, ainsi que les **névroses post-traumatiques** (ou **TSPT : Troubles du Stress Post Traumatique**). Ces névroses sont souvent associées à des **troubles du sommeil**.

On observe aussi, essentiellement chez certaines adolescentes, des **troubles paniques**, de l'**agoraphobie**, de l'**anxiété généralisée**, ou encore des **troubles des conduites alimentaires** (ou **TCA**) pouvant associer l'**anorexie** et la **boulimie**.

Nous avons également observé chez la plupart des adolescents hospitalisés aux urgences pédopsychiatriques, des **troubles dépressifs** plus ou moins persistants, à l'égard desquels les parents et les soignants doivent être particulièrement attentifs et vigilants.

En effet, ils sont la cause, avec les troubles anxieux, d'une **désocialisation** progressive, associée ou non à des **phobies scolaires**, des **scarifications**, ainsi qu'à des risques fréquents de **passages à l'acte suicidaires**.

3d - Quels diagnostics chez les enfants et les adolescents

Compte tenu du fait que leur personnalité est en cours de développement, il est toujours recommandé de ne pas figer trop rapidement les comportements des enfants et des adolescents dans une pathologie, voire un diagnostic, sans avoir au préalable exploré toutes les autres hypothèses.

Ce n'est cependant pas le cas pour certains symptômes pathognomoniques des **pathologies d'origine génétique** ou des **troubles neuro-développementaux** (comme les troubles avérés de la sphère de l'autisme).

Ces dernières pathologies n'ont pas vocation à pouvoir être soignées par une approche psychothérapeutique. Par contre, il est important d'en faire le pré-diagnostic le plus tôt possible, afin que les parents concernés en soient informés et que des soins médicamenteux et/ou éducatifs appropriés soient envisagés.

De même, certains symptômes récurrents peuvent évoquer chez l'adolescent l'apparition progressive de pathologies adultes. Par exemple la **schizophrénie**, les **troubles obsessionnels** ou les **troubles bipolaires**, qui nécessitent d'être repérées puis confirmées dès que possible, afin de pouvoir proposer un traitement adapté lorsque cela sera possible et nécessaire, selon l'âge du jeune concerné.

3e - Modalités de prise en charge de certains troubles psychologiques

Comme il était déjà évoqué précédemment, nous précisons à nouveau que certains troubles psychiques sont peu accessibles aux changements par la psychothérapie. Ce sont : les débuts de troubles **schizophréniques**, les **troubles bipolaires**, les **psychoses infantiles**, les **syndromes pervers**, les **Troubles de la Sphère de l'Autisme**, les **Déficits de l'Attention avec Hyperactivité** ainsi que les **comportements psychopathiques**.

Ces pathologies, lorsqu'elles sont suspectées et confirmées grâce à des tests spécifiques, nécessiteront à plus ou moins long terme une prise en charge éducative, mais aussi médicale et médicamenteuse telles qu'elles se pratiquent en pédopsychiatrie.

Les adolescents souffrant de troubles comme les **troubles obsessionnels compulsifs** (ou « troubles thymiques de l'adolescence »), ou encore de **dysphories de genre** (*souffrance et mal être persistant, consécutifs à la perte de repères identitaires due à la non concordance entre le ressenti psychologique et le sexe biologique*), peuvent quant à eux être accompagnés lors d'ateliers thérapeutiques, afin d'apaiser leur souffrance et leur apprendre à gérer leur stress, sans pour autant prétendre faire disparaître définitivement leurs symptômes.

L'accompagnement psychothérapeutique des troubles anorexiques *(décrits dans le chapitre 9 page 169)* est par contre beaucoup plus complexe, et nécessite le plus souvent une hospitalisation dans un service spécifique multidisciplinaire, ce qui n'empêche pas des tentatives thérapeutiques telles que décrites dans le *chapitre 9c (page 185).*

En ce qui concerne les **troubles anxieux** et les **phobies scolaires**, il nous semble indispensable de déterminer au préalable quelles en sont les causes éventuelles *(voir chapitre 8 page 155)*. S'il s'agit des conséquences d'un traumatisme (psychologique, physique ou sexuel), ou de harcèlements, l'approche psychothérapeutique par l'EMDR et l'hypnothérapie Ericksonienne pourrait s'avérer pertinente *(voir chapitre 5d page 81)*.

Par contre, si l'anxiété est la conséquence d'une pathologie psychotique ou autistique (que les entretiens cliniques individuels permettront de préciser), il est conseillé aux parents de consulter auprès de structures pédopsychiatriques plus adaptées à ce type de prise en charge.

Il en est de même des **conduites à risques suicidaires**. Il faut déterminer auparavant qu'elles pourraient en être les causes, puis proposer ensuite une prise en charge psychothérapeutique pertinente, ou bien orienter en urgence ce jeune ou cette jeune vers une hospitalisation en pédopsychiatrie lorsque le passage à l'acte suicidaire avec scénario semble imminent.

Le syndrome abandonnique

Certains adolescents peuvent avoir aussi des comportements s'apparentant à un "**syndrome abandonnique**" (ou encore "**névrose d'abandon**" ou "**abandonnisme**") ; syndrome qui se caractérise par un sentiment permanent d'insécurité affective, associé à la peur irrationnelle d'être abandonné.

Cet état psychologique s'accompagne de conduites d'évitement et d'autodestruction relationnelle. C'est-à-dire que l'adolescent que l'on dit « abandonnique », va tout mettre en œuvre pour empêcher la poursuite d'une relation positive avec quelqu'un d'autre (parent adoptif, famille d'accueil, petit copain ou petite copine) ; et provoquer alors la séparation d'avec ces personnes, parce qu'elles seraient susceptibles de pouvoir ou vouloir l'abandonner un jour ou l'autre.

Il serait alors plus facile (selon cet adolescent), de gérer sa solitude et son mal être permanent (parce que ce sont des souffrances connues) ; plutôt que de prendre le risque d'une relation positive (vécue comme inconnue et inquiétante), et de vivre un nouvel abandon qui serait psychologiquement dévastateur.

Ces troubles sont le plus souvent consécutifs de la perte réelle d'une figure maternelle ou paternelle symbolique. Voir la dynamique des concepts « d'abandon » et de « privation » *(décrite dans les chapitres 11-1d, 11-1e, 13-4 et 13-11),* et peuvent advenir après un deuil, une séparation parentale, ou encore lors d'un véritable abandon (enfants placés ou adoptés)

Mais cela peut aussi s'observer lors d'un traumatisme ponctuel (enfant hospitalisé, enfant laissé sur le bord d'une route ou laissé seul à la maison sans en avoir été prévenu). Ou encore en raison de parents psychologiquement absents (sous l'effet de drogues, d'alcool, ou de désintérêt affectif ou éducatif) ; ou avec des parents eux-mêmes abandonniques *(voir chapitre 10a page 209 sur les typologies des familles).*

Si l'adolescent souffre d'un **syndrome d'abandon**, cela nécessite au préalable une "mise en sens" de ses symptômes dans une relation thérapeutique respectueuse, afin que cet adolescent (mais aussi ses parents, ou son petit copain ou copine), prennent conscience de l'ampleur et de l'origine du problème.

En supposant qu'un **traumatisme d'abandon** soit la cause d'une problématique abandonnique, la pratique de l'EMDR et de l'hypnothérapie Ericksonienne peut soulager et donner sens à la souffrance de cet adolescent. Mais nos observations laissent entendre que seul un ancrage affectif dans le réel offrirait à cet adolescent l'opportunité d'un changement durable.

Si vous souhaitez avoir plus d'informations sur la problématique abandonnique, nous vous recommandons l'excellent ouvrage de Michel Lemay intitulé : " *J'ai mal à ma mère* ", aux éditions Fleurus ; ainsi que celui de Daniel Dufour : "*La blessure d'abandon* ", aux éditions de l'homme.

Pathologies psychotiques pouvant débuter à l'adolescence

Compte tenu des éléments évoqués plus haut sur la différence entre « névrotique » et « névrosé » *(page 23)*, ainsi que dans le chapitre sur les notions de normalité et d'anormalité *(page 22)*, nous pensons que la plupart des troubles névrotiques sont accessibles à la psychothérapie, même s'ils nécessitent parfois un traitement médicamenteux antidépressif ou anxiolytique parallèle.

Par contre, nous spécifions à nouveau que les troubles psychotiques et psychopathiques doivent nécessairement être pris en charge par des équipes de soins en pédopsychiatrie, ayant pour vocation de proposer à ces adolescents un environnement soignant et sécurisant, conjointement à des traitements médicamenteux spécifiques.

Certaines organisations psychotiques peuvent en effet être présentes dès l'enfance, notamment les « psychoses schizophréniques pré-pubères », (voir chapitre 1.12 de la CFTMEA) ; ou encore débuter à l'adolescence, ce qui est le cas de la "schizophrénie" qui se caractérise par des troubles de l'identité, des hallucinations auditives et/ou visuelles, des sentiments dépressifs et des délires paranoïaques.

C'est également le cas des troubles dits "**maniaco-dépressifs**" ou "**bipolaires**", caractérisés par l'alternance entre une phase dite « maniaque » accompagnée de sentiments de toute puissance, une exaltation de l'humeur, de l'insomnie et un syndrome d'excitation psychomotrice ; puis une phase "dépressive" durant laquelle les **risques de passages à l'acte suicidaire** deviennent prépondérants.

Là encore, les soins les plus appropriés sont : d'une part la confirmation d'un diagnostic, puis la mise en place d'une vigilance sécuritaire concernant les risques de passage à l'acte suicidaire, la prescription d'un traitement médicamenteux approprié ; et d'autre part la consultation ou l'hospitalisation au sein d'un lieu de soin spécifique, comme le service des urgences pédopsychiatriques...

Il existe d'autres troubles psychotiques qui sembleraient moins présents chez les adolescents, comme la **psychose hallucinatoire chronique** (PHC) et les **bouffées délirantes aiguës**, à moins qu'ils ne soient générés par la consommation de psychotropes favorisant la dissociation et les hallucinations.

3f - Les troubles neuro-développementaux chez les adolescents

Les Troubles du Spectre de l'Autisme (TSA)

Certains troubles autistiques étaient classés auparavant dans la catégorie des « troubles envahissants du développement » *(ou « TED » ; noté « F84 » de la CIM 10).* Ils font maintenant partie d'un syndrome plus vaste, nommé « Troubles du Spectre de l'Autisme » (ou « TSA »), dont fait partie le syndrome d'Asperger (troubles autistiques sans déficience intellectuelle).

Dans l'éventualité où des parents observeraient chez leur enfant des symptômes pouvant s'apparenter à de l'autisme, il nous semble nécessaire qu'ils prennent rendez-vous pour la passation de tests spécifiques auprès d'un psychologue ou d'un service dédié, afin de faire un pré-diagnostic permettant de confirmer ou d'infirmer cette hypothèse.

Les Troubles de l'Attention avec ou sans Hyperactivité (TDA/H)

Certains scientifiques estiment que ces troubles seraient la conséquence de plusieurs facteurs : génétiques, physiologiques, biochimiques, mais aussi environnementaux.

D'autres observateurs pensent que ce syndrome aurait été inventé par la médecine et l'industrie pharmaceutique américaines, pour d'une part leur faire vendre de la Ritaline, et d'autre part faciliter la prise en charge scolaire de ces enfants en leur administrant quotidiennement des amphétamines, dont certaines études ont montré un ralentissement objectif sur leur croissance ainsi qu'une augmentation des risques d'hypertension sur le long terme.

Aussi la plupart des médecins resteraient prudents concernant le traitement médicamenteux à la Ritaline, mais aussi à propos de ce diagnostic. La passation de tests spécifiques permet le plus souvent de confirmer ou d'infirmer la présence d'un TDA/H, en explorant également toutes les autres hypothèses pouvant être à l'origine de ces symptômes. *(Voir aussi le chapitre 8b page 159 consacré aux éventuelles origines de la phobie scolaire).*

En effet, le comportement d'un enfant ou d'un adolescent qui n'arrive pas à se concentrer en classe, peut aussi être les symptômes d'une autre problématique, comme par exemples :

- que cet enfant s'ennuie (ce qui est souvent le cas des **enfants surdoués ou HPI**) ;

- qu'il pourrait avoir des **troubles de l'audition** ayant pu passer inaperçus auprès des pédiatres et même des médecins ORL (ce qui est assez fréquent dans le cas d'**otites séreuses**) ;

- que des **difficultés de compréhension intellectuelle** empêcheraient cet enfant de comprendre le contenu de ce qu'il se passe en classe ;

- que des **troubles du spectre de l'autism**e l'obligeraient à adopter des comportements inadaptés dans un environnement scolaire ;

- que des troubles s'apparentant à une **psychose infantile** soient à l'origine des symptômes d'inattention observés ;

- ou enfin que cet enfant n'aurait jamais était encadré ni recadré d'un point de vue éducatif, l'amenant à se comporter comme un enfant souffrant de "**Troubles Oppositionnels avec Provocation**" (TOP).

3g - *Tentative de synthèse des observations actuelles concernant les adolescents*

Nous disons « tentative », dans la mesure où les révolutions technologiques du vingt et unième siècle pourraient avoir considérablement changé notre regard sur l'adolescence.

En effet, en considérant les innombrables études qui ont été faîtes sur le sujet, on pourrait supposer que les parents et les adultes ont toujours rencontré les mêmes difficultés avec l'éducation et le soin aux adolescents.

Cependant, nous faisons l'hypothèse que ces derniers auraient profondément changé en termes de communication, d'influençabilité et de comportements, depuis l'apparition des téléphones portables, de l'internet, des jeux vidéo, et surtout des réseaux dit « sociaux » ; et également à cause des pathologies déclenchées ou révélées pendant et après la crise du Covid.

Pour illustrer cette hypothèse, il suffit de considérer d'une part l'évolution négative de l'attitude des adolescents à l'égard de ceux et celles qui représentent l'autorité (parents, professeurs, policiers).

Mais surtout, nous assistons depuis 2005 (date de l'apparition de You Tube et Face Book), au renforcement de ce phénomène par l'apparition d'Instagram, Snapchat, TikTok, Méta et autres ; offrant la possibilité à certains adolescents (sans le vouloir forcément), d'être sous l'emprise d'algorithmes utilisés par ces réseaux sociaux auxquels ils sont devenus addicts.

Encouragés également (grâce à des influenceurs efficaces), à s'adonner à des tentatives de suicide, à des scarifications, ou encore à des conduites anorexiques. L'importance de cette problématique dépasse évidemment nos capacités de soins, dans la mesure où ce phénomène est devenu pratiquement universel. En effet, la grande majorité des adolescents du monde ont un téléphone portable et ont accès à ces réseaux sociaux.

Quant à l'influence des jeux vidéo, nous pensons qu'ils ont efficacement contribué à entretenir l'intolérance à la frustration *(voir à ce sujet le chapitre 11-1a et 13-6 pages 259 et 310, consacrés à l'approche psychanalytique de la frustration).*

Ces techniques informatiques augmentées par l'intelligence artificielle, font accroire aux adolescents que tout est possible sans efforts ni contraintes particulières (par exemple savoir jouer de la guitare immédiatement). Les vidéos qui leur sont accessibles font également usage de la violence comme méthode ordinaire et banale dans les relations aux autres, associées par ailleurs à des fausses informations générées par l'intelligence artificielle.

3g - *Synthèse des* ***observations actuelles***

La plupart des soignants constatent également cette évolution, autant chez des parents qui se disent dépassés et impuissants face à ce phénomène (tant d'un point de vue éducatif que psychologique), que chez des adolescents qui s'enferment dans la consultation de ces réseaux d'influence, avec parfois la tentation grandissante de regarder de plus en plus de vidéos à thèmes dépressifs qui les incitent à mettre fin à leurs jours.

3h - Les troubles spécifiques de l'adolescence

Jean-David Nasio (in « *Comment agir avec un adolescent difficile ? Conseils aux parents et aux professionnels* », Editions Payot, 2013, pages 23 et 24), nous dit que « **l'adolescence est** « **une névrose** [de croissance] **saine** [et] **nécessaire pour devenir adulte** », (voir la Figure 1 page 23 du livre précité, nommée : « *La souffrance inconsciente de l'adolescent peut se manifester de trois manières différentes.* »). [Toutes les citations de J. -D. Nasio sont publiées avec l'accord explicite du Dr Nasio et l'aimable autorisation des Editions Payot-Rivage].

Durant cette « **Névrose saine** », parents et professionnels observent souvent **l'apparition de symptômes salutaires**, pouvant se manifester de trois manières différentes :

Premièrement : **par des manifestations modérées** dans lesquelles les soignants constatent le plus souvent : l'angoisse, la tristesse et la révolte (observées chez environ 77 % des adolescents).

Deuxièmement : **par des comportements auto ou hétéro agressifs**, avec un tableau clinique dépressif, des consommations d'alcool et de drogues, de l'absentéisme ou des décrochages scolaires, des violences allant du vandalisme aux violences sexuelles, mais également de l'anorexie et des tentatives de suicide (comportements observés chez 20 % des adolescents).

Et troisièmement : **par l'observation de troubles mentaux** typiques d'un début de schizophrénie, de troubles obsessionnels compulsifs, d'une dépression sévère, de troubles alimentaires chroniques, ou de perversions sexuelles (pathologies observées chez 2 à 3 % des adolescents).

Etant donné sa pertinence, nous détaillons ci-dessous la **description clinique de ces trois groupes faite par J.-D. Nasio** (in « *Comment agir avec un adolescent difficile ? Conseils aux parents et aux professionnels* », op. cit, Editions Payot, 2013, pages 22 à 41 ; et Figure 1 page 23) :

Premier groupe clinique « A » : Cela concerne les adolescents qui vivent une « névrose de croissance saine » *(Voir J.-D. Nasio, op. cit., pages 23 à 28).*

Cette traversée « normative » de la souffrance de l'adolescent s'apparente à ce que, jeune enfant, il aurait vécu lors de la première étape de son développement œdipien *(voir aussi à ce sujet le chapitre 11-1 page 254, au sujet de la « position dépressive » chez Winnicott et Mélanie Klein).*

Cette étape du développement « normal » de l'adolescent, serait à vivre par lui comme un deuil passager de l'enfance perdue, « une hystérie et un deuil nécessaires pour devenir adulte ».

Cette « **hystérie de croissance » propre à l'adolescence** l'amène alors à grandir intérieurement (J.-D. Nasio, op. cit., pages 43 et suivantes). *(Voir aussi les chapitres 11-2b et 13-5 pages 276 et 307, consacrés à la dynamique hystérique).*

Ces oscillations entre l'angoisse, la tristesse et la révolte, sont donc **les signes normatifs d'une « salutaire hystérie de croissance »** (J.-D. Nasio, op. cit.), conditionnée par un surmoi envahissant : ce qui rendrait certains adolescents timides, craintifs et indécis.

Cette « hystérie » normative peut aussi s'accompagner de comportements que l'on pourrait parfois qualifier de « difficiles » chez la plupart des adolescents (mais ce n'est pas le cas de la totalité d'entre eux).

A ce sujet, J.-D. Nasio nous dit que « derrière le comportement susceptible, agressif et intransigeant d'un adolescent difficile, se cache un petit enfant effrayé par les fantômes de son imagination » (op. cit., page 62).

Ce mal-être et cette difficulté à vivre l'instant présent, seraient dus à un « Moi fragile et inachevé dans sa formation » (J.-D. Nasio, op. cit.), ce qui obligerait l'adolescent à surprotéger ce « Moi fragile » [...] « en développant un amour propre exacerbé » et/ou un « narcissisme hypertrophié ».

Ce moi « vécu comme très fragile, ressentira la moindre remarque venant des adultes comme une blessure de son amour propre », aboutissant à « une susceptibilité hystérique » qui « s'explique par sa peur de ne pas être à la hauteur de ce qu'on lui demande et de se sentir humilié » (J.-D. Nasio, op. cit. page 63, et Figure 2 : « *Pourquoi nos adolescents sont-ils souvent si difficiles à vivre ?* ».

Ce « narcissisme hypertrophié » de l'adolescent, sert ainsi à surprotéger son « moi » vécu comme très fragile, « en tenant à distance tout adulte qui risquerait de le solliciter et de dévoiler ainsi sa faiblesse ».

Mais aussi « en développant une susceptibilité morbide et paranoïde à l'égard de la moindre demande qui pourrait le mettre en situation d'échec ». Cette susceptibilité « paranoïde » de l'adolescent peut aussi être exacerbée par la consommation régulière de cannabis...

Deuxième groupe clinique « B » : C'est celui des adolescents dont le mal être s'exprime par des comportements dangereux et/ou suicidaires, et un tableau clinique dépressif préoccupant. *(J.-D. Nasio, op. cit., pages 28 à 32).*

Ce mal être important s'observe le plus souvent par de l'isolement social et familial, des sentiments dépressifs, des idées suicidaires (avec ou sans passages à l'acte), une polyaddiction (y compris à la pornographie), une mise en danger sur les réseaux sociaux, des séductions sexuelles inconsidérées, des fugues, un décrochage et un absentéisme scolaire ...

Mais on observe aussi des troubles alimentaires (notamment chez les filles) et des scarifications plus ou moins graves (très fréquentes chez les adolescentes).

Et enfin, notamment chez les garçons, ce mal être s'exprime également par la présence de manifestions provocatrices et hétéro-agressives, témoignant d'un affaiblissement du surmoi (renforcé selon nous par l'influence des jeux vidéo et des réseaux sociaux).

Troisième groupe clinique « C » : Ce sont les adolescents qui présentent des **troubles mentaux graves de la personnalité**. *(J.-D. Nasio, op. cit., pages 32 à 39).*

Cette dernière catégorie clinique a déjà été décrite précédemment dans le *chapitre 3e (page 31)*, et ne rentre pas dans le cadre de cet ouvrage.

3i - Différences cliniques entre adolescents et adolescentes

Cette « crise » adolescente évoquée plus haut, semble se manifester de façon différente chez un garçon et chez une fille.

Les garçons, lorsqu'ils ne vont pas bien (et ce n'est heureusement pas le cas de tous), auraient plus souvent recours que les filles à l'agressivité, voire à la violence et aux provocations à l'encontre des règles et des figures d'autorité. Ce qui n'exonère en rien le constat que l'on peut aussi faire de certaines adolescentes très agressives, voire délinquantes et meurtrières.

Par ailleurs, comparativement aux adolescentes, les garçons se plaignent plus rarement de leur mal être, ils ont aussi beaucoup moins recours aux scarifications ce que nous avons confirmé statistiquement *(dans les chapitres 5c et 14 pages 77 et 333)*, ils souffrent rarement de troubles alimentaires, mais, malheureusement aussi, leurs passages à l'acte suicidaire semblent redoutablement plus efficaces que ceux des adolescentes.

Raisons pour lesquelles **les hospitalisations d'urgence en pédopsychiatrie concernent en très grande majorité des adolescentes** (les adolescents ayant eu directement recours à un suicide létal), et que nos consultations sont également majoritairement le fait d'une souffrance exprimée par des jeunes filles.

Chez les filles, nous constatons beaucoup plus souvent des comportements de scarifications et de restrictions alimentaires, mais aussi qu'elles arrivent à exprimer plus facilement leur mal être : soit verbalement, soit par leurs comportements ; et leur désir de mourir s'observe le plus souvent par des tentatives de suicide non létales, les conduisant à être plus fréquemment hospitalisées que les garçons.

Concernant les tentatives de suicide chez les adolescentes et les adolescents, vous trouverez dans le *chapitre 7 (page 151)* des observations différenciées à ce sujet, ainsi que des hypothèses les concernant.

Ce sont donc l'isolement social, la mésestime de soi, les sentiments dépressifs et le recours fréquent aux scarifications ou aux tentatives de suicide, qui doivent toujours alerter les soignants et les parents d'une adolescente ; alors que chez les adolescents, on observerait plutôt des comportements agressifs et provocateurs comme signaux d'alarme.

4 - La spécificité des soins concernant les adolescents

4a - Concernant les traitements médicamenteux proposés aux enfants et aux adolescents en souffrance psychologique

Si les recommandations de traitement par des médicaments varient considérablement selon les pays ; en France, comme dans la majorité des pays européens, une approche psychothérapeutique, éducative et sociale est officiellement préférée, la médication étant en principe réservée essentiellement aux cas les plus sévères.

Selon le HCFEA (Haut Conseil de la Famille, de l'Enfance et de l'Adolescence), « les psychothérapies jouent un rôle considérable dans les champs de la prévention, du soin, de l'accompagnement des enfants et de leurs familles ».

« Les psychothérapies font partie de ces pratiques de premier recours. Leur première fonction consiste dans l'allègement de la souffrance psychique de l'enfant ou des difficultés qui entravent son évolution, la qualité de ses relations avec sa famille, son milieu scolaire et amical. Les psychologues et psychothérapeutes sont à cet égard à mentionner comme ressources ».

4b - L'affiliation thérapeutique avec des adolescents

Nous évoquerons plus loin *(dans le chapitre 10c page 219 consacré à l'approche systémique)*, l'importance pour le thérapeute de s'affilier au système familial s'il veut espérer provoquer des changements positifs au sein de la famille de l'adolescent.

Cependant, même dans le cadre de séances de thérapie individuelle, la recherche d'une alliance thérapeutique est aussi un préalable à la mise en place de soins efficaces et adaptés avec un adolescent.

Le thérapeute doit alors tenir compte de la spécificité des adolescents *(voir ci-dessus dans le chapitre 3h page 37, le paragraphe consacré à la description de « l'hystérie » normative que l'on observe chez la plupart d'entre eux)*, et du fait qu'ils risquent de se refermer totalement s'ils ont l'impression que l'adulte thérapeute va les analyser ou les juger.

Le thérapeute devra donc au préalable tenter de « s'affilier » à cette personne adolescente, qui est à la fois en demande d'attention et de soins, et en même temps prête à fuir le plus loin possible...

Ce constat est d'autant plus évident avec les adolescentes anorexiques qui pourraient craindre l'indifférence, voire le rejet du thérapeute, « mais aussi son intrusion, son emprise et sa manipulation » ; « L'engagement dans la relation thérapeutique est alors vécu comme un risque d'abandon et une menace pour [leur] autonomie. » (Henri Chabrol, in « *L'anorexie et la boulimie de l'adolescente* », Editions PUF Que Sais-Je, page 117).

Aussi, certaines des techniques d'affiliation décrites ci-dessous peuvent être utilisées par le thérapeute, afin d'éviter un éventuel abandon prématuré de la démarche de soins.

Par exemple : en s'intéressant à ce qui intéresse l'adolescent ; en lui posant des questions exploratoires (sans aucun jugement de valeur) sur ses activités et ses préférences ; en utilisant la bonne humeur et l'humour dans les échanges avec lui ; ou encore en adoptant des attitudes et des gestes similaires (voir plus loin les différentes techniques d'affiliation utilisées par les thérapeutes familiaux systémiques).

Cependant, il est aussi nécessaire que le thérapeute accepte de s'affilier également aux parents de cet adolescent, sous peine de subir le rejet que nous évoquerons dans le *chapitre 10c (page 219)*, consacré à l'approche systémique des systèmes familiaux.

Situation clinique

Supposons qu'un adolescent qui vient vous consulter, plus ou moins « contraint et forcé » par ses parents ou par le médecin de l'hôpital dans lequel il a été accueilli après sa tentative de suicide, se présente à la première séance dans une attitude de rejet total : capuche sur la tête, regard plongé au sol ou sur son smartphone.

Ou encore pire, que ses parents parlent de lui à la troisième personne, comme si leur enfant n'était pas présent ; en soulignant eux aussi le fait qu'ils viennent vous voir uniquement parce que un médecin le leur a conseillé, mais qu'ils pensent que ce n'est vraiment pas utile...

L'attitude de « maintenance »

Dans le cas clinique évoqué ci-dessus, le thérapeute pourrait adopter ce que Salvador Minuchin (thérapeute familial systémique) appelle : une « *attitude de maintenance* », c'est-à-dire en manifestant son respect du système familial qui se présente à lui, sans critique ni jugement.

Il pourra donc saluer aimablement la famille avec un sourire bienveillant, puis valider leur souffrance à l'égard des évènements et de la problématique qui les a conduits « malgré eux » à devoir consulter.

En effet, si le thérapeute s'adressait à l'adolescent sans avoir au préalable eu des gestes de considération pour ses parents, ces derniers pourraient se sentir jugés, voire disqualifiés ; ou aussi penser qu'ils devront affronter une alliance entre le thérapeute et leur enfant. *(Voir à ce sujet le concept d'« alliance perverse » que nous développerons dans chapitre 10d page 250).*

L'adolescent, par souci de loyauté envers ses parents, pourrait également renforcer par la suite son attitude de rejet à l'encontre du thérapeute. Ce dernier doit donc, dans un premier temps, toujours adopter « la position basse » à l'égard de la famille, en leur disant par exemple : « *je vois que vous avez fait beaucoup d'efforts pour venir aujourd'hui, j'imagine que la situation est devenue épuisante pour tout le monde...* », ce qui signifie implicitement : « je ne peux pas y faire grand-chose, mais je vais tout de même essayer grâce à votre aide, si vous acceptez que je puisse vous accompagner dans cette démarche »...

Ces propos, qui pourraient s'avérer tout à fait correspondre à la réalité, ne transmettent aucun jugement de valeur au sujet des comportements des parents et de leur enfant, ils valident cependant les messages non-verbaux envoyés par la famille.

Le « mimétisme » et le « suivi »

Il est important dans la situation clinique évoquée ci-dessus, que **le thérapeute garde une attitude de « curiosité bienveillante** », et puisse observer rapidement des éléments de langage, des comportements non-verbaux, mais aussi des détails vestimentaires qui lui permettront de s'allier à son patient.

Par exemple : s'il observe que l'adolescent porte un t-shirt à l'effigie d'un groupe de musique ou d'un jeu vidéo, tout en conservant une posture totalement réfractaire aux échanges.

Le thérapeute pourra alors spontanément changer de posture et prendre une attitude beaucoup plus décontractée, presque équivalente à celle du jeune ; et lui poser ensuite des questions sur ses préférences musicales du moment ; mais en ne posant surtout pas d'emblée des questions au sujet des raisons pour lesquelles lui et ses parents viennent consulter…

Il pourrait ensuite s'autoriser à dire au jeune :

> « *Je vois que tu as des écouteurs. C'est peut-être ton moyen de mettre une frontière entre toi et le bruit extérieur. Je suis d'accord avec toi, parfois le silence est la seule chose qui nous reste quand on a l'impression de ne pas être entendu…* ».

Par ses attitudes, le thérapeute signifie ainsi à l'adolescent qu'il est capable d'accepter ses comportements de retrait sans les juger, et qu'il les valide comme une stratégie positive de la part de son jeune patient.

La « partialité multidirectionnelle »

Ce terme proposé par Minuchin, signifie que le thérapeute doit s'efforcer de montrer qu'il comprend les attitudes d'opposition et de retrait de l'adolescent, tout en veillant à ne pas se mettre ses parents à dos.

Il devra donc s'adresser à ces derniers en leur disant par exemple :

> « *Votre fils a besoin de silence pour se protéger de l'extérieur ; mais peut-être que vous aussi vous auriez besoin de mots pour être rassurés. C'est comme si vous viviez dans deux mondes séparés qui ne se comprennent plus, en essayant de survivre après cet évènement dramatique* ... ».

Par ses propos, le thérapeute tente alors de faire un pont entre le système « soignant » et le système « famille », pour créer un lien entre celui qui voudrait les aider, et ceux qui en apparence refusent toute aide pour l'instant.

L'affirmation du cadre et de l' « alliance contrainte »

Même si cela est parfois nécessaire (par exemple lorsque l'adolescent garde sans cesse le nez sur son portable ou ne répond à aucune question), le fait de poser un cadre et des limites à l'adolescent ou à ses parents, peut s'avérer délicat pour la relation thérapeutique future, surtout si l'affiliation décrite ci-dessus est encore très fragile.

En effet, si l'adolescent se sent jugé et « commandé » par le soignant, il risque de rompre définitivement le lien ; mais pour autant, le thérapeute ne doit pas non plus accepter d'être manipulé, voire même « commandé » par l'adolescent.

En effet, adopter la « position basse » de l'approche systémique ne signifie pas pour autant valider la « position haute » de l'adolescent, quel qu'en soit le prix à payer ultérieurement par le thérapeute.

Aussi, dans le cas où ce dernier serait intimement convaincu que l'adolescent ne veut aucun soin, ou qu'il a à faire à un futur psychopathe délinquant, il peut signifier dès que possible la fin des rendez-vous prévus, et recadrer l'intervention comme ne relevant pas du soin psychologique mais plutôt de la sphère éducative, voire judiciaire.

Cependant, si le soignant demeure convaincu de la pertinence à proposer tout de même des soins à cet adolescent « rebelle », il doit chercher à maintenir l'affiliation à but thérapeutique, tout en faisant respecter les règles minimales de bienséance à son jeune patient, c'est-à-dire en le positionnant à la place « **1** » *(tel que nous le décrirons dans le chapitre 10d page 245, consacré à la description d'une « alliance légitime »).*

Aussi, le thérapeute pourra se contenter de rappeler que le cadre de soins s'impose également à lui en tant que thérapeute travaillant dans une institution ; c'est-à-dire agissant sous mandat d'une structure hospitalière, et sous délégation de l'autorité des parents de l'adolescent.

Il pourrait par exemple dire à l'adolescent :

> « *Ecoute, moi, mon rôle et ma fonction de soignant dans ce service, m'obligent à m'assurer de pouvoir communiquer avec toi comme avec tes parents ; à m'assurer aussi que tu '**nous**' respectes, comme moi je te respecte également ; et enfin à faire mon possible pour que tu puisses te sentir mieux, et que tu ne te sentes pas à nouveau obligé de tenter de te suicider* ».

Ce « nous » utilisé plus haut, signifie à l'adolescent qu'il existe une alliance « légitime » implicite entre ses parents et le thérapeute.

Ce rappel du cadre, qui s'impose également au thérapeute, agit aussi comme le témoignage d'une « castration symbolique » assumée *(voir chapitres 11-1c et 13-3 pages 264 et 306)*, dans laquelle aucune des parties ne prétend être « « toute puissante » : pas plus la famille qui s'oppose, le soignant qui s'impose, ou l'adolescent qui veut imposer aux adultes sa « toute puissance infantile » imaginaire, comme une arme stratégique d'une manipulation bien réelle.

Sans oublier pour autant que le cadre fait partie du soin. En effet, que serait un tableau sans support ni cadre, le cours d'un professeur sans horaire ni lieu pour enseigner...

Le cadre autorise le soin, mais **il est aussi un repère indispensable pour le patient**, qu'il s'agisse de la permanence du thérapeute ou de la permanence du lieu et des horaires. Il est aussi un point de repère pour les évaluations du thérapeute, qui va pouvoir, grâce à cela, observer l'évolution du bien-être de son patient à l'intérieur de la permanence d'un même cadre.

En effet, si les thérapeutes changeaient constamment, cette évaluation serait impossible, et surtout, cela perturberait profondément la confiance des patients ; notamment de ceux qui souffrent d'un syndrome abandonnique *(voir chapitre 3e page 29)*. Pour ces derniers, **le cadre « est » le soin**. Nous avons en effet souvenir de patients qui, lorsque l'anxiété et le mal être refaisaient leur apparition, arrivaient à s'apaiser en visualisant simplement les détails du mobilier de notre salle de consultation.

La technique de la « double contrainte thérapeutique »

Il s'agit ici de rendre le plus tôt possible à l'adolescent son autonomie durant les entretiens individuels.

Si le thérapeute observe un blocage émotionnel chez son jeune patient, il peut par exemple lui dire :

> *« Je vois que tu as besoin de faire une pause. Est-ce que tu veux aller prendre l'air pendant 5 mn en restant calme, et ensuite on poursuivra l'entretien ; ou bien préfères-tu que nous arrêtions pour aujourd'hui, et je te donne un nouveau rendez-vous le plus tôt possible ? ».*

Cette formulation laisse entendre à l'adolescent qu'il aurait le choix ultime ; cependant, le thérapeute garde le contrôle du cadre en suggérant qu'il y aura de toute façon d'autres rendez-vous. L'adolescent ne se sent alors ni soumis, ni responsable de la suite qui en sera donnée, d'où le nom de « double contrainte » à vocation thérapeutique, donnée à cette attitude du thérapeute.

Cela n'a évidemment rien à voir avec le concept de « double bind » négatif (double contrainte en anglais), tel que développé par Bateson et Watzlawick de l'école de Palo Alto dans leur livre intitulé « *<u>Une logique de la communication</u>* ».

Cette « double contrainte négative » évoquée ci-dessus, est quant à elle un processus d'aliénation à l'encontre d'une personne, la contraignant à tenter de répondre à des exigences paradoxales et contradictoires au sein d'une relation de dépendance et de chantage affectif.

En effet, ce « double bind » négatif enferme la personne qui en serait victime dans une situation schizophrénique, dont elle ne peut s'extraire sous peine de se voir culpabilisée d'avoir rompu d'elle-même cette relation toxique et perverse, dans laquelle elle aura toujours tort, quoi qu'elle fasse ou qu'elle dise...

Alors que la « double contrainte positive » décrite plus haut (développée également par les mêmes auteurs), offre à une personne le choix entre deux actions positives, elle ne peut donc choisir que l'une des deux...

Différentes approches psychothérapeutiques

Les propos qui suivent sont le reflet de nos formations et de nos expériences de thérapeutes, mais ne prétendent nullement être une vérité universelle, ni encore moins un jugement de valeur à l'égard d'autres pratiques parfois tout aussi pertinentes (comme par exemple la PNL, la sophrologie, la kinésiologie ou les thérapies cognitivo-comportementales).

Notre approche clinique ne se réfère volontairement à aucune théorie dogmatique particulière, qu'elle soit psychanalytique (freudienne, jungienne, lacanienne), ou encore systémique.

S'il fallait vraiment définir notre pratique, nous pourrions dire qu'elle s'apparente à ce que l'on appelle la « psychothérapie intégrative » à vocation humaniste, c'est-à-dire qu'elle combine différentes approches, en s'adaptant de façon pragmatique aux besoins spécifiques du patient, dans le plus grand respect de ses fragilités et de ses potentialités.

D'autre part, compte tenu de notre expérience clinique, il nous semble que l'approche strictement psychanalytique dans laquelle le thérapeute s'obligerait à une « neutralité bienveillante », sans parler ni poser la moindre question à son jeune patient, soit peu adaptée à la prise en charge psychothérapeutique des adolescents.

En effet, notre expérience montre que les thérapeutes qui se contentent d'écouter et d'écrire, sans poser de questions ni s'impliquer par l'humour et la réciprocité dans la relation avec l'adolescent, sont rapidement rejetés par ce dernier dès qu'il ou elle aura l'opportunité et le courage de l'exprimer.

Il en est de même d'un thérapeute qui négligerait totalement le point de vue, la participation, voire même la collaboration des parents au processus de soins ; allant même parfois jusqu'à les critiquer ou à les laisser totalement dans l'ignorance de ses projets thérapeutiques, de ses évaluations cliniques et de l'évolution de la thérapie de leur enfant *(voir à ce sujet le chapitre 10 page 205 consacré à l'accompagnement des parents).*

En effet, nous remarquons que les adolescents ont souvent une façon particulière d'aborder les relations avec un psychothérapeute, dans la mesure où ils sont encore dans une phase de recherche identificatoire qui nécessite le plus souvent d'abandonner, voire de renier les valeurs portées par leurs parents ; tout en recherchant des modèles à l'extérieur de leur famille. Place à laquelle l'adolescent convie parfois le thérapeute. Ne serait-ce pas ce que les psychanalystes appellent le « transfert » ?

4c - *L'importance des premiers entretiens avec l'adolescent*

Le préalable d'une psychothérapie avec une adolescente ou un adolescent, est d'établir une « alliance thérapeutique », c'est-à-dire une relation de confiance mutuelle.

Cette relation de confiance mutuelle pourra autoriser ce jeune ou à cette jeune à s'exprimer librement, sans crainte d'être jugée ou dénoncée (par exemple à ses parents), concernant notamment les écarts de conduite qu'il ou elle aurait pu avoir fait (ou vouloir faire) : allant des scarifications aux tentatives de suicide (dont parfois certaines jeunes ne parlent à personne, après les avoir faites en toute discrétion).

4c - L'importance des premiers entretiens

Cette mise en confiance pourra se faire lors des premiers entretiens d'anamnèse en présence des parents, puis durant les entretiens individuels qui suivront, destinés à évaluer la personnalité du jeune, afin d'éclairer ses fragilités et surtout de mettre en évidence ses compétences.

Sans aucune prétention de notre part, nous tenons à souligner ici à quel point cette mise en confiance lors des premières rencontres avec un adolescent en souffrance psychique, puis cet accompagnement respectueux de sa personnalité et de ses attentes, sont très importants, voire même primordiaux pour son avenir.

En effet, compte tenu des attitudes défensives générées par l'évolution névrotique de la plupart des adolescents (notamment leur « hystérie paranoïde » décrite par J.-D. Nasio in « *Comment agir avec un adolescent difficile ? Conseils aux parents et aux professionnels* », (Editions Payot), la possibilité pour un thérapeute de pouvoir les accompagner est une chance et un privilège précieux.

La confiance qu'un adolescent nous accorde en acceptant de se confier à nous, est également un honneur qu'il nous faut respecter et saisir, car ce sera peut-être « **la seule opportunité qui se présentera à lui** » (J.D. Nasio, op.cit., page 87).

D'autre part, la possibilité pour ce jeune (parfois depuis très longtemps en souffrance psychique) de s'exprimer librement, peut être considérée comme une occasion unique pour lui de tenter de se libérer des traumatismes présents ou passés (concernant notamment les abus sexuels ou l'inceste) ; et d'apprendre aussi à gérer au mieux ses angoisses et son stress se manifestant le plus souvent par des scarifications plus ou moins graves.

Nous constatons par ailleurs que **la simple possibilité de se libérer verbalement de ses inquiétudes soigne réellement les adolescents qui viennent consulter un psychothérapeute**.

D'autre part, lorsque le ou la thérapeute répond personnellement et positivement au téléphone à la demande d'un jeune ou de l'un de ses parents, il ou elle s'engage déjà dans une relation de confiance transférentielle avec cet adolescent et ses parents.

Aussi, **prendre soin d'un adolescent et de sa famille n'est pas un acte isolé dans le présent, mais une action génératrice d'un avenir et de projets ambitieux pour ce jeune**, qui le plus souvent se voit comme dégradé, déprimé, incapable et impuissant, si ce n'est pour mettre réellement fin à ces jours, aidé malheureusement en cela par de nombreux réseaux sociaux qui vont lui préciser les méthodes les plus efficaces.

Etre à l'écoute d'un adolescent dans un respect mutuel ne signifie surtout pas rester dans le silence (ce que prônent certains thérapeutes psychanalystes), **car cela risque évidemment de déstabiliser la plupart d'entre eux** alors qu'ils ont déjà beaucoup de mal à faire confiance à l'adulte, **et à leur faire croire que leur propre parole ne mérite pas d'être confortée par un échange**.

Nous utilisons par ailleurs une méthode qui se révèle le plus souvent efficace : nous mettons à disposition de l'adolescent des balles souples qui tiennent dans sa main, ou encore des élastiques adaptés ou tout autre objet ayant pour objectif de le déstresser ; ce qui lui offre la possibilité de se détendre en les manipulant, tout en s'autorisant à s'exprimer et à répondre aux questions du thérapeute, sans être pour autant dans l'obligation de supporter son regard en continu.

Il est d'autre part indispensable, selon nous, d**e s'autoriser à poser le plus tôt possible des questions sur les circonstances** (présentes ou passées) **qui l'ont conduit à se scarifier ou à vouloir mourir**.

4c - *L'importance des premiers entretiens*

Il nous semble également important d'investiguer sur l'antériorité de son mal être et sur ce qui aurait pu le déclencher, même si cela nous oblige à remonter jusqu'à l'école maternelle, voire même avant (pendant et après sa naissance), en interrogeant ses parents sur la façon dont ils ont pu vivre cette période.

Cette interrogation respectueuse de l'adolescent et de ses parents est le témoignage du fait que leur parole compte, que leurs émotions sont légitimes, et que leurs inquiétudes méritent de s'exprimer et d'être entendues, sans crainte pour eux d'être jugés, voire pire, culpabilisés.

A la suite de l'évaluation clinique effectuée lors de ces premiers entretiens, soit l'accompagnement individuel se poursuivra (avec l'accord du jeune et de ses parents) durant trois ou quatre séances (notamment dans le cas d'un stress post traumatique), soit le jeune pourra participer à un atelier thérapeutique à médiation ludique et artistique, lui permettant d'apprendre à se connaître et à exprimer ses conflits et ses émotions.

4d - Qu'est ce qui fait selon nous la valeur d'un thérapeute pour adolescents ?

Il ne s'agit évidemment pas ici de donner des leçons à quiconque, mais de simplement mettre en évidence nos observations à propos des attitudes professionnelles auxquelles les adolescents sont extrêmement sensibles, sous peine qu'aucune alliance thérapeutique ne puisse ni s'établir, ni perdurer.

Pour nous, la notion d'une "**éthique professionnelle**" ne se résume pas à des mots, mais **correspond à des comportements concrets**.

En effet, notre métier ne ressemble pas à celui d'un chirurgien ; dont la technicité, la formation et l'expérience sont les données primordiales de ses compétences, indépendamment de ses valeurs humaines et morales.

Pour nous, **l'expérience et les formations ne valent rien sans la dimension « humaine » de celui ou celle qui l'exerce**. Cette « dimension humaniste » de notre profession signifie que nous sommes au cœur des relations que l'on dit « humaines », c'est-à-dire que **nous sommes éminemment responsables de ce que nous disons, et de ce que nous faisons en le disant**.

Cela signifie pour nous, que **le thérapeute doit veiller à ne pas projeter sur ses patients ses propres modèles de valeur familiale ou sociétale**, concernant par exemple la « bonne conduite » à tenir en tant que parents, en tant que mère ou père, ou en tant que conjoint, etc.

Au-delà des conduites de maltraitances ou d'agressions sexuelles, que le thérapeute doit évidemment dénoncer sous peine d'être accusé de « non-assistance à personne en danger », les thérapeutes familiaux systémiques ont mis en évidence que **la majorité des parents ont des compétences innées ou acquises**, et que le thérapeute se doit de les mettre en évidence, plutôt que de systématiquement les culpabiliser en ayant la conviction qu'ils seraient forcément des « mauvais parents ».

Aussi, un seul terme peut résumer la déontologie de notre profession : « **le respect** ». En effet, même si un professionnel parvient à être suffisamment à l'écoute des émotions de son patient pour pouvoir les « entendre », cette relation thérapeutique nécessite aussi la présence d'un respect mutuel.

Ce respect implique également de mobiliser sa « **capacité d'empathie** », c'est-à-dire la disponibilité créative à l'égard de ce que ressent notre jeune patient, et vouloir ensuite « prendre effectivement soin » de lui ou d'elle, attention à laquelle les adolescents sont extrêmement sensibles.

Comme nous l'évoquions plus haut, Winnicott a brillamment théorisé la différence dans sa langue et sa culture : « **to cure** » (qui signifie en français : « soigner », au sens médical du terme). Alors que « **to care** », signifie en français : « soigner », au sens de « **prendre soin de**... ».

Aussi, un thérapeute peut « soigner » au sens de « to cure », mais aussi « soigner » au sens de « to care », c'est-à-dire en « prenant soin » de son jeune patient et de son bien-être, en le respectant dans sa dimension humaine et sa fragilité émotionnelle car ils sont loin d'avoir tous grandi de ce point de vue, autant que leur apparence physique pourrait le laisser accroire.

Respecter ses patients, c'est aussi respecter sa famille. « Il n'existe pas d'enfant sans famille » (ou même en carence de famille) disait Winnicott ; ou encore : « un bébé n'existe pas » sans une figure maternelle pour en prendre soin.

Aussi, selon nous, il n'existe pas de soins à l'égard d'un enfant ou d'un adolescent sans devoir également prendre soin (avec respect et conviction) de ses parents, et de leurs difficultés à exercer le seul métier pour lequel il n'existe aucune formation, c'est-à-dire d'aimer et d'éduquer un enfant (« l'un des métiers les plus difficiles au monde, avec celui de soigner », comme le disait Freud...).

Respecter une jeune patiente qui nous fait confiance, c'est aussi adopter une attitude qui soit adaptée à ses symptômes, notamment en ce qui concerne les conduites scarificatoires et anorexiques *(dont plusieurs recommandations sont détaillées à la fin des chapitres 6g et 9c pages 142 et 185).*

Nous avons volontairement reporté le prochain chapitre 4e à la page suivante, afin de le mettre en évidence.

4e - Importance de la relation thérapeutique avec les adolescents

Comme nous l'avons déjà mentionné *(chapitre 3h page 37)*, l'auteur qui nous a le plus inspiré en ce domaine est Jean-David Nasio, psychiatre et psychanalyste, qui a écrit en 2013 un remarquable ouvrage intitulé « *Comment agir avec un adolescent difficile ? Conseils aux parents et aux professionnels* » (op. cit., Editions Payot). Nous allons tenter à nouveau de résumer ci-dessous, avec son accord et ceux de son éditeur, ce qui nous a semblé le plus important dans ses propos.

En ce qui concerne le premier groupe clinique « A »

Selon la terminologie adoptée par J.-D. Nasio (op. cit.), ce premier groupe concerne **les adolescents qui présentent une névrose de croissance, c'est-à-dire qu'ils traversent une crise « saine »**, sans pathologie préoccupante *(voir plus haut sa description dans le chapitre 3h page 38).*

Tout d'abord ce psychothérapeute a constaté à quel point les adolescents souffrent inconsciemment et présentent le plus souvent de grandes difficultés à pouvoir identifier et à verbaliser cette souffrance :

« L'adolescent ne sait pas toujours parler de ce qu'il ressent, parce qu'il ne sait pas bien identifier ce qu'il ressent » (J.-D. Nasio, op. cit., page 21) ; raison pour laquelle il serait plus poussé à agir qu'à verbaliser.

Selon J.-D. Nasio, il ne serait donc pas forcément nécessaire pour les parents d'un adolescent vivant une « névrose saine », et donc en phase de deuil de sa propre enfance, de lui proposer un accompagnement psychothérapeutique :

« L'adolescent doit apprendre lentement et péniblement à se détacher de l'enfant vivant qu'il a été, et de l'univers familial qui fut le sien » (op. cit., page 70).

Pour cet adolescent « à l'évolution saine », ce serait un signe de faiblesse de ressentir la présence de cet enfant encore en lui, alors qu'il ne pourra vraiment grandir qu'en assumant cette enfance du passé, car « pour devenir un adulte heureux de l'être, encore faut-il aimer l'enfant que nous avons été... ».

Il suffira donc pour ses parents de rester dans l'attente patiente de l'évolution psychique spontanée de cet adulte en devenir, tout en acceptant que leur enfant réel ne soit pas tout à fait conforme à l'enfant dont ils ont rêvé.

Cependant, nous ajouterons que dans les situations d'abandon ou de maltraitance familiale, il est évidemment très compliqué pour l'adolescent concerné de faire le deuil d'une enfance qu'il rejette par-dessus tout, ce qui aboutit souvent à un tableau clinique de « stress post traumatique », avec un tableau dépressif et suicidaire problématique *(voir chapitre 5b page 72)*.

*En ce qui concerne le **deuxième groupe clinique « B »*** *(voir sa description dans le chapitre 3h page 39 du présent ouvrage)*, c'est-à-dire les adolescents dont la symptomatologie dépressive doit nous préoccuper (parents comme soignants), en raison de leurs idées suicidaires ou de leurs comportements anorexiques ou scarificatoires.

La conduite à tenir sera ici bien différente de celle qui était à adopter à l'égard du premier groupe clinique « A ».

En effet, J.-D. Nasio nous dit que **ces troubles doivent inquiéter les parents, les enseignants et les soignants**, car ils peuvent aboutir à de graves passages à l'acte suicidaires ou hétéro-agressifs ; et si aucune mise en sens n'est faite et si aucun soin psychologique n'est proposé, cela risquerait d'aboutir à un décès par suicide ou à une chronicisation des comportements à l'âge adulte.

En ce qui concerne la ***troisième catégorie « C »***: celle des adolescents présentant des troubles graves de la personnalité *(voir sa description au chapitre 3h page 40).*

Ils nécessitent, comme nous le disions plus haut *(chapitre 3e page 31)*, des soins psychologiques et médicamenteux appropriés en consultant auprès de médecins psychiatres, avec éventuellement une hospitalisation dans un service de pédopsychiatrie.

Nous avons observé par ailleurs que l'apparition d'hallucinations visuelles et auditives, la sidération devant le miroir, la persistance de problèmes d'hygiène dans sa chambre ou sur soi-même, des troubles de la concentration et de l'humeur (avec sentiments mégalomaniaques), ainsi que des sentiments de persécution, peuvent raisonnablement nous conduire à suspecter l'apparition des premiers symptômes de la schizophrénie chez un adolescent.

Au-delà de ces observations cliniques, la passation du test MMPI-A pour adolescents auprès d'un psychologue, est tout à fait utile pour confirmer ou infirmer cette hypothèse ; et dans le cas d'une confirmation d'un début de schizophrénie, il est pertinent de consulter auprès d'un médecin psychiatre, afin de confirmer le diagnostic et de débuter éventuellement un traitement médicamenteux.

Raison pour laquelle, J.-D. Nasio nous dit à ce sujet : « lors de la consultation avec un jeune qui présente des troubles névrotiques sévères ou des comportements dangereux, le premier geste que doit accomplir un praticien averti est de rechercher les symptômes typiques de la schizophrénie » (op. cit., page 35) ; « en effet, 20 % des schizophrènes déclarés ont souffert au préalable de troubles névrotiques sérieux, en particulier de troubles obsessionnels invalidants » (op. cit., page 38) ; en espérant bien sûr ne pas les trouver »...

Ce qui signifie aussi que « cette psychose juvénile pourrait cependant se déclarer chez un adolescent sans aucun antécédent névrotique grave » (op. cit., page 40).

5 - L'impact des traumatismes chez les adolescents

Dans un service de pédopsychiatrie du Grand Est, 61,5 % des adolescents hospitalisés en urgence durant l'année 2025 l'ont été pour des idées ou un passage l'acte suicidaire, et 37 % d'entre eux présentaient un tableau de stress post traumatique.

L'origine de leur stress est multifactorielle : harcèlements scolaire ou via les réseaux sociaux, sentiments abandonniques, maltraitances familiales, tentatives de viol, inceste, etc.

Le « stress post traumatique » est donc au cœur de la problématique suicidaire chez les adolescents (*ce que nous allons démontrer dans ce chapitre page 77, ainsi que dans le chapitre 14 page 333*).

5a - ***Historique du concept de « traumatisme psychique »***

Dans un livre passionnant à lire (y compris par ceux qui ne sont pas spécialistes de la psychanalyse), Freud et Breuer ont fait en 1895 le lien direct entre les traumatismes sexuels et les troubles névrotiques (« *Etudes sur l'hystérie* », Editions PUF). Freud avait aussi écrit à Breuer (*Lettre à Fliess* du 15 Octobre 1895) : « l'hystérie provient d'une séduction précoce, d'un effroi sexuel présexuel ».

Dans ces premiers travaux consacrés à la psychanalyse naissante, il est donc souligné l'importance de l'évènement traumatique réel dans l'apparition des symptômes névrotiques. Cependant, Freud abandonnera plus tard ce lien de cause à effet, pour adopter la théorie du « fantasme » comme cause prépondérante des troubles névrotiques.

Cet abandon autorisera par la suite certains psychanalystes et psychothérapeutes à minimiser, voire à mettre en doute la véracité de l'existence d'évènements traumatisants.

Ce qui a conduit les victimes de violences sexuelles ou de maltraitances, à subir alors une triple peine : celle d'en avoir été les victimes ; celle d'en avoir subi les conséquences psychologiques ; et enfin celle d'être accusées de fabulations, et donc d'être ainsi désignées coupables de tout, y compris de l'éclatement de leur famille dans le cas d'un inceste, ou encore responsables de la dissociation qu'elles éprouvent.

En ce qui concerne les maltraitances morales, le même déni de certains psychothérapeutes peut faire obérer la mise en sens de symptômes psychiquement invalidants, alors que force est de constater que d'une part les maltraitances influencent durablement la physiologie cérébrale des enfants et des adolescents, et que **les humiliations morales sont psychologiquement bien plus destructrices que les maltraitances physiques**.

En 1932, Sandor Férenczi s'est opposé à ce « dogme » du fantasme, et a soutenu que les abus ou les malentendus sexuels (ce qu'il a appelé la « confusion des langues »), ainsi que le manque d'affection chez les enfants peuvent aboutir à des troubles ultérieurs de la personnalité.

John Bowlby a également démontré dans ses travaux concernant l'attachement, que les carences et les privations affectives engendrent le plus souvent de graves troubles psychiques. En 1962, Henry Kempe, définira les caractéristiques du « syndrome de l'enfant battu » (« The Battered Child Syndrome » en anglais), afin de faire admettre au monde médical la réalité des séquelles psychologiques irréversibles provoquées par les maltraitances familiales.

Dans les années 80, la psychothérapeute suisse d'origine polonaise, Alice Miller, a mis en évidence les conséquences tragiques des maltraitances répétées sur le psychisme des enfants, en dénonçant dans ses livres le déni qui y est souvent attaché : « *C'est pour ton bien* » ; « *L'enfant sous terreur* » ; « *La souffrance muette de l'enfant* » ; « *Abattre le mur du silence* » (aux Editions Aubier).

En 1998, de façon aussi percutante, Vincent Felitti et Robert Anda publièrent l'étude ACE (Adverse Childhood Experiences), qui mettait en évidence chez 17 000 personnes adultes, une corrélation statistique directe et proportionnelle entre le nombre de traumatismes subis durant l'enfance, et le risque de souffrir à l'âge adulte de dépressions, de tentatives de suicide, d'addictions, ainsi que de graves maladies physiques dues au stress.

5b - Diagnostic et sémiologie du stress post traumatique

Le Trouble du Stress Post Traumatique simple (TSPT)

Cette dénomination figure sous le numéro « 309.81 » du DSM-5, et « F43.10 » de la CIM-10. Elle figure également dans la Classification Française des Troubles Mentaux de l'Enfant et de l'Adolescent R-2020 (R-CFTMEA), sous la rubrique « 4.2 » (Troubles Réactionnels).

Les critères diagnostiques énoncés dans le DSM-5 s'appliquent autant aux adultes qu'aux adolescents, ainsi qu'aux enfants âgés de plus de 6 ans.

Le diagnostic d'un TSPT peut être suspecté à la suite d'une « exposition à la mort effective ou à une menace de mort, à une blessure grave **ou à des violences sexuelles** ».

Le terme « **exposition** », signifie que la personne a pu en être **victime, mais aussi témoin direct** de ce qui a pu arriver à des **personnes connues ou non connues** (par exemple lors d'un accident de train ou d'avion).

Le fait d'en avoir été « témoin », signifie que cela concerne également les proches au sein du cercle familial, par exemple, dans le cas de maltraitances sexuelles, physiques ou morales perpétrées par l'un des membres de la famille à l'encontre d'un ou plusieurs des frères et sœurs, ou d'un membre du couple parental contre son conjoint. Aussi, un enfant peut avoir été spectateur de ces violences, sans pour autant en avoir été la victime directe, et développer par la suite un TSPT.

Un stress post traumatique peut aussi advenir lorsqu'une personne est exposée de façon répétée ou extrême à des évènements traumatiques, comme peuvent le vivre les pompiers, les policiers et les gendarmes, mais aussi certains chirurgiens ou autres soignants.

Pour évoquer la constitution d'un TSPT, il faut aussi observer la présence envahissante d'un ou plusieurs des symptômes suivants :

- La survenue répétitive et involontaire de **souvenirs traumatiques**, provoquant un sentiment de détresse.

- Des **rêves répétitifs** liés à ces mêmes évènements traumatisants, ressentis avec anxiété et détresse.

- Des **réactions dissociatives** au cours desquelles le sujet se sent ou agit comme si le ou les évènements allaient se reproduire.

- Un **sentiment intense et prolongé de détresse psychique** lors de l'exposition à des indices pouvant rappeler un aspect de l'évènement traumatisant, accompagné de **réactions physiologiques marquées**.

- Des **comportements d'évitement**, afin d'échapper à la résurgence des souvenirs et des souffrances du passé.

- Des **altérations cognitives**, avec incapacité à se rappeler un aspect important des évènements traumatiques (amnésie dissociative), ainsi que des croyances négatives.

On observe également dans les symptômes dissociatifs, des expériences de dépersonnalisation et de déréalisation. François Louboff, dans son ouvrage « *<u>J'aimerais tant tourner la page</u>* » (Editions Les Arènes), évoque également l'importance de ces troubles dissociatifs (pages 57 à 70).

« Toutes ces manifestations dissociatives peuvent apparaître plusieurs années après le traumatisme, **en réaction à une difficulté en apparence mineure**. Ou encore à cause d'un conflit banal, ou une situation rappelant plus ou moins le traumatisme lui-même » (François Louboff, op. cit., page 64).

Cette remarque est importante, car elle met en évidence que bien souvent le stress post traumatique ne se déclenche pas juste après l'évènement traumatique, mais parfois bien plus tard lorsqu'un autre évènement va remettre en mémoire le premier évènement traumatisant. L'amnésie sélective aurait donc pour fonction de permettre à la personne de survivre grâce à cet oubli.

Nous verrons au *chapitre 5d page 81* consacré à l'EMDR, que cette technique thérapeutique permet à ce faux oubli de ré-émerger, puis d'être ensuite réellement oublié.

Le Trouble du Stress Post Traumatique Complexe (TSPTC)

Lenore Terr, une pédopsychiatre américaine, a fait la distinction entre ce qu'elle a appelé les « **traumas de type I** » et les « **traumas de type II** ».

Voici la liste de quelques-unes de ses publications (non encore traduites en français) : « *Childhood Traumas* », in « Psychotraumatology : Key Papers and Core Concepts in Post-Traumatic Stress » (1995, pages 301 à 320) ; et : « *Unchained Memories : True Stories of Traumatic Memories Lost and Found* » (Basic Books,1995).

Le Trauma « de Type I »

Ce trauma correspond au « **TSPT simple** » que nous avons décrit plus haut.

Il peut survenir à la suite d'une **exposition à un évènement traumatique unique, aigu, soudain et limité dans le temps**, comme : un accident de voiture ou de train, un incendie, un attentat, une catastrophe naturelle, un cambriolage, un assassinat, un décès, ou encore un viol ; au cours duquel l'intégrité physique, psychologique, ou la vie de la personne elle-même, de ses proches a été menacée

On définit aussi ce type de traumas « simples » en disant qu'ils sont « **non interpersonnels** », c'est-à-dire engendrés par des évènements externes ou environnementaux (comme dans les exemples donnés plus haut). Dans ce genre de situation, les souvenirs immédiats peuvent rester clairs et détaillés, sans mécanismes de défense massifs, ni amnésie dissociative, ni déni de l'évènement.

Le TSPT simple concerne également les personnes qui ont vécu un évènement catastrophique sans avoir elles-mêmes étaient blessées, mais qui ont assisté au décès ou aux blessures des personnes physiquement ou visuellement proches d'elles. Elles ont même pu contribuer aux secours des victimes. Ces personnes risquent alors de développer beaucoup plus tard un TSPT lors d'une reviviscence ultérieure de cet évènement initial ou d'un évènement similaire.

Il se peut aussi que ces personnes, indemnes physiquement lors de la catastrophe, aient du mal à gérer la culpabilité de ne pas avoir été physiquement victimes, alors que des inconnus ou des proches ont été blessés ou tués à côté d'eux.

*Le **Trauma « de Type II »***

Les conditions d'apparition d'un trauma de « Type 2 », sont celles de **traumatismes répétés, chroniques et « interpersonnels »**, c'est-à-dire que la victime est directement et intentionnellement visée par l'agresseur ; que ce dernier soit : voisin, professeur, animateur, prêtre ou membre de la famille ; ou encore dans des conditions de captivité.

C'est-à-dire que **la victime n'a pas pu échapper aux traumatismes répétés**, **ni physiquement** (dans le cas d'une séquestration, d'une prison ou d'un camp de concentration), **ni psychologiquement**, dans le cas d'inceste ou de violences sexuelles d'un proche, d'un voisin ou d'une personne ayant autorité.

Dans la sémiologie de ce syndrome, figurent également de **l'autodestruction** et **des tendances suicidaires**. A ces symptômes sont associés des « altérations de l'attention et de la conscience », de l'amnésie et des « épisodes dissociatifs ». Cette dernière description semble donc clairement confirmer l'hypothèse que nous exposerons dans tous les chapitres ultérieurs, et notamment au sujet du lien clinique entre les traumatismes vécus par l'adolescent, les scarifications et les tentatives de suicide, confirmé par nos calculs statistiques *(voir chapitres 5c et 14 pages 77 et 333).*

Ce type de Trauma est aussi appelé « **Trauma Complexe** », ou **TSPT-C** (Trouble du Stress Post Traumatique Complexe). Espérant le faire figurer dans le DSM IV, Judith Herman et Bessel Van der Kolk ont élaboré la dénomination « DESNOS - ESENS » (Disorder of Extreme Stress Not Otherwise Specified) ou « Etat de Stress Extrême non spécifié ». Par contre, la CIM 11 a officiellement reconnu le « TSPT Complexe », comme un diagnostic distinct du TSPT simple.

Selon la CIM 11, pour évoquer un TSPT complexe, le clinicien doit identifier deux groupes de symptômes distinct, qui associeront trois critères appartenant au TSPT simple, avec trois autres critères de « Perturbations de l'Organisation de Soi » (POS).

C'est-à-dire que le clinicien doit observer six critères spécifiques, dont trois appartiennent déjà au TSPT simple :

- **La Reviviscence** du traumatisme (ou « Re-expérience ») ; c'est-à-dire l'impression de revivre l'évènement dans le présent par des flashbacks et/ou des cauchemars répétitifs, accompagnés d'émotions intenses de peur ou de douleur.

- L'**évitement** systématique des pensées, des souvenirs, des lieux, des personnes ou des situations qui rappellent le souvenir des traumatismes vécus, ce qui confirme notre compréhension de la phobie *(décrite dans le chapitre 8 page 155).*

- L'**hyperactivation** ou l'**hypervigilance** ; c'est-à-dire un état de vigilance constant et excessif, avec réactions de sursauts au moindre bruit imprévu.

A ces trois symptômes du TSPT simple, doivent être associés trois autres symptômes de la POS (Perturbation de l'Organisation du Soi) suivants :

- Une **Dysrégulation émotionnelle**, c'est-à-dire des difficultés à gérer ses émotions qui se manifestent par des crises soudaines de larmes ou de colère ; ou bien au contraire une anesthésie émotionnelle avec ou sans dissociation, ainsi qu'une incapacité à retrouver son calme après une forte émotion.

- Une **Altération du concept de Soi**, c'est-à-dire une vision de soi dégradée avec des croyances persistantes d'être « sans valeur », coupable ou honteux, associée à un sentiment d'échec profond.

- Des **Difficultés relationnelles persistantes** empêchant la victime de se sentir proche des autres ou de se sentir capable de maintenir des relations stables. Associées à une nette tendance à éviter les relations affectives, ou bien au contraire à les maintenir malgré une grande souffrance ; voire pire, à poursuivre malgré tout une relation toxique en dépit de nouvelles maltraitances (on se rapprocherait ici de la sémiologie d'un syndrome abandonnique).

5c - Liens statistiques entre TSPT, Tentatives de Suicide et Scarifications

Ayant suivi individuellement 117 adolescents et adolescentes au sein d'une UPA (Unité pédopsychiatrique Pour Adolescents) durant l'année 2025, juste après leur sortie d'hospitalisation pour tentatives de suicide ou autres troubles psychologiquement inquiétants, nous avons dans un premier temps établi les pourcentages concernant le nombre de garçons par rapport aux filles, ainsi qu'à propos du triptyque : TSPT, Scarifications et Tentatives de Suicide.

Les principaux résultats obtenus sont résumés dans les pages qui suivent ; alors que les données brutes, les calculs statistiques et les autres résultats sont détaillés dans le *chapitre 14 page 333*.

Concernant tous les adolescents ayant été hospitalisés

A propos des Troubles du Stress Post Traumatique (TSPT) chez tous ces adolescents.

37 % des adolescents ayant été hospitalisés en urgence présentent un Tableau de Stress Post Traumatique *(voir à ce sujet le chapitre 5b ci-dessus, pages 73 et 74)* ; cela concerne environ 38 % des filles et 33 % des garçons.

Nous avons ensuite effectué les calculs statistiques nécessaires, afin d'affirmer ou d'infirmer l'existence d'une dépendance statistique entre les TS, les TSPT et les Scarifications, dont le résumé figure dans les pages suivantes.

Existe-t-il un lien statistique avéré entre les ***Tentatives de suicide*** *et les* ***TSPT*** *chez* ***tous ces adolescents*** ?

Le test du Khi2 montre que dans cette population des 117 adolescents ayant été hospitalisés en urgence, **il existe effectivement un lien statistique très élevé entre les Tentatives de Suicide et les TSPT** (8,05) ; *(voir chapitre 14-1 page 336).*

Existe-t-il un lien statistique avéré entre les ***Scarifications*** *et les* ***TSPT chez tous ces adolescents*** ?

Le test du Khi2 montre à nouveau un **lien statistique très important entre les TSPT et les Scarifications** (9,02) ; qui valide également le constat de la liaison statistique importante entre la présence de Scarifications et les Troubles du Stress Post Traumatique chez tous ces adolescents *(voir chapitre 14-2 page 337).*

Ce constat valide donc statistiquement le lien clinique entre les automutilations et les antécédents de violences physiques, sexuelles ou morales, ce que de nombreuses études avaient déjà souligné : Van der Kolk en 1994 ; Weierich et Nock en 2008, citées par Vincent Trybou et collaborateurs (in : « *Automutilations, comprendre et soigner* », page 47, Editions Odile Jacob).

Différences entre filles et garçons

En ce qui concerne **les adolescents**

La surreprésentation des filles par rapport aux garçons dans les services d'urgence en pédopsychiatrie, est un constat que font tous les observateurs, et que nous avons également remarqué et validé statistiquement *(voir chapitre 14-1 page 334)*.

Au-delà des pourcentages et des effectifs qui l'ont confirmé, nous avons pu mettre en évidence par les tests de Fisher qu'**il n'existe effectivement aucun lien de dépendance statistique entre les TS et les TSPT, ni entre les TSPT et les Scarifications, chez les adolescents figurant dans nos observations** *(voir chiffres bruts et résultats statistiques dans le chapitre 14-3 page 340).*

En ce qui concerne **les adolescentes**

Nous nous sommes donc focalisés sur la population des adolescentes qui représentait 85 % de tous les adolescents concernés dans cette étude.

Existe-t-il un lien statistique entre les **Tentatives de suicide** et les **TSPT**, en ce qui concerne uniquement l'échantillon des **adolescentes** ?

Le test du Khi2 et la p-value montrent à nouveau un **lien statistique très élevé entre les TS et les TSPT chez ces adolescentes** (6,02) ; et la p-value calculée est cinq fois inférieure au seuil de 0,05, ce qui **valide totalement le constat de la liaison statistique entre le Stress Post Traumatique et les risques suicidaires chez toutes les adolescentes** de notre étude ; *(voir chapitre 14-2 page 338).*

Existe-t-il un lien statistique entre les **Troubles du Stress Post Traumatique** et les **Scarifications** en ce qui concerne uniquement l'échantillon des **adolescentes** ?

Le test du Khi2 montre encore une fois un **lien statistique très élevé entre les TSPT et les Scarifications chez ces adolescentes** (8,97) ; c'est-à-dire 4 fois plus élevé que le risque de 5 % de probabilité de se tromper ; *(voir chapitre 14-2 page 339).*

Ces validations statistiques semblent donc tout à fait confirmer les **liens de cause à effet quantitativement importants entre les Traumatismes, les Scarifications et les Idées Suicidaires**, dans la suite clinique suivante :

Tentatives de Suicide => Scarifications => Troubles du Stress Post Traumatique => Traumatismes.

On peut évidemment lire aussi cette suite dans le sens chronologique, c'est-à-dire des évènements traumatiques du passé jusqu'aux symptômes actuels d'auto-agressions par scarifications ou par tentatives de suicide, mais aussi par anorexie. *(Voir chapitre 9 page 169*).

D'autres détails concernant les chiffres bruts et les recherches de corrélations statistiques figurent dans le *chapitre 14 page 333*).

5d - Quels soins sont les plus efficaces ?

Nous avons précédemment mis statistiquement en évidence le lien de cause à effet entre la présence de scarifications chez les adolescentes qui ont tenté de mettre fin à leurs jours, et les traumatismes qui ont engendré chez elles un syndrome de TSPT (Troubles du Stress Post Traumatique).

En résumé : **la présence de traumatismes s'observe chez la très grande majorité d'entre elles, provoquant un état dépressif et aboutissant par la suite à des idées suicidaires que la plupart de ces adolescentes a tenté de juguler en se scarifiant**.

Il est donc indispensable de traiter tout autant la cause du mal être, que les symptômes qui en découlent ; raison pour laquelle nous abordons maintenant le traitement psychothérapeutique adapté aux Troubles du Stress Post Traumatique.

Historique de la découverte des soins par les mouvements oculaires

Le traitement des psycho traumatismes a toujours été un défi pour les médecins et les psychothérapeutes, et ce, dès l'observation de ces troubles sur des champs de bataille. En effet, les officiers et médecins militaires ont fréquemment constaté l'effet de sidération incontrôlable, rendant certains soldats totalement inopérants à l'idée de retourner sur le front après l'explosion d'une bombe ou d'une grenade, ou encore après le décès ou les blessures d'un compagnon d'arme *(voir à ce sujet la biographie de Kris Lewis, évoquée dans le chapitre12-3a page 288).*

Durant la première guerre mondiale, ces symptômes de stress post traumatique étaient considérés comme de la peur, et ces soldats étaient soit contraints de retourner se battre, soit évacués ou encore fusillés.

C'est alors que des médecins militaires auraient remarqué de façon fortuite qu'en faisant bouger un stylo devant les yeux de ces soldats traumatisés ils parvenaient à améliorer leurs symptômes, voire pour certains, à les guérir. Ces méthodes ont également été utilisées durant les guerres du Vietnam et de Corée.

Elaboration de l'EMDR

On raconte que Francine Shapiro, lorsqu'elle était doctorante en psychologie dans une université californienne, aurait remarqué que ses propres pensées obsédantes et angoissantes, auraient diminué après avoir effectué des mouvements oculaires rapides, tout en suivant du regard les feuilles des arbres.

En 1989, elle formalise ses observations dans une thèse de doctorat ; puis elle publiera dans le « *Journal of Traumatic Stress* » sa première étude contrôlée, concernant des vétérans de la guerre du Vietnam et des femmes victimes de viols ; étude dans laquelle elle démontrera l'efficacité de la méthode qu'elle a redécouverte spontanément, et qu'elle appellera « EMD » (« Eyes Movement Desensitization », ou « désensibilisation par les mouvements oculaires »).

Elle fait ensuite l'hypothèse que les mouvements oculaires ne feraient pas que « désensibiliser » le patient à l'égard de l'effroi psychologique, mais qu'ils permettraient aussi de recréer des connexions neuronales, afin de pouvoir traiter autrement les souvenirs traumatiques.

Elle a donc ajouté un R (comme « Reprocessing » ou « Retraitement ») à sa méthode, qu'elle a renommée : EMDR *(voir bibliographie pages 348 et 349)*.

Elle publie en 1995 l'ouvrage : « *Eyes Movement Desensitization and Reprocessing* » qui fera connaître sa méthode dans le monde entier.

En 2002, elle et David Servant Schreiber créeront l'association « *EMDR France* » ; et enfin en 2013, l'OMS déclarera l'EMDR comme « la thérapie la plus efficace pour le traitement des stress post traumatiques ».

De très nombreuses études ont par la suite validé la pertinence et l'efficacité de cette méthode sur tous les types de traumatismes simples.

Protocole EMDR classique

Le protocole classique se fait en **8 étapes** :

1) **Anamnèse** du ou des traumatismes, avec identification des souvenirs cibles et des récents évènements qui ont provoqué le TSPT.

2) **Phase de préparation**, avec relaxation et ancrage dans un « lieu sûr » (technique déjà utilisée en hypnothérapie, voir plus bas dans ce chapitre). *Voir page 99 pour ce qui concerne les exercices d'ancrage.*

3) **Phase d'évaluation** du souvenir ou des images les plus pénibles à supporter pour le patient ; et identification des sensations physiques qui y sont associées.

4) **Phase de désensibilisation** grâce aux mouvements oculaires du patient, provoqués par le déplacement d'un doigt ou d'un stylo devant ses yeux. La pénibilité du souvenir est alors évaluée par le patient sur une échelle quantitative de 1 à 5.

5) **Phase d'installation** et de renforcement des pensées positives, afin de remplacer les souvenirs traumatisants.

6) Protocole de « **Scanner corporel** », permettant au thérapeute de vérifier si son patient ressent encore des tensions physiques à l'évocation du souvenir traumatique.

7) **Phase de clôture**, dans laquelle le thérapeute s'assure du calme et de la stabilité de son patient, avant qu'il ne quitte son cabinet.

8) **Phase de réévaluation** lors de la prochaine séance, afin de vérifier si les résultats bénéfiques acquis lors de la séance précédente sont toujours maintenus.

Adaptation du Protocole EMDR

La pratique de l'un d'entre nous avec différents protocoles EMDR, montre que l'approche classique décrite ci-dessus présente quatre inconvénients :

Tout d'abord **la fatigue visuelle du patient**, qui peut rendre chaque séance extrêmement pénible pour celui-ci, et provoquer son rejet ultérieur.

Aussi, afin de ne pas subir ces inconvénients, il est plus pratique d'utiliser une tige en bambou suffisamment longue, et de tapoter légèrement et en alternance sur chacun des genoux de son patient ou de sa patiente.

D'autre part, si le thérapeute est un homme, cette façon de faire **introduit une distance physique nécessaire et suffisante** entre le thérapeute et ses jeunes patientes, évitant ainsi une proximité qui pourrait être mal vécue par certaines d'entre elles, ou également par certains adolescents dans le cas d'un passé d'abus sexuels.

Cela **permet aussi** à cette dernière **de fermer les yeux** si elle le souhaite, afin qu'elle puisse se concentrer sur les images et les émotions qui risquent de surgir.

Notre expérience clinique montre que **l'efficacité est la même que dans la méthode classique**, ce qui prouve que **ce ne sont pas uniquement les mouvements visuels qui entraînent une amélioration psychique**, mais aussi les sensations physiques qui, grâce à ces légers tapotements sur chacun des genoux en alternance, activent chacun des hémisphères cérébraux du patient ou de la patiente.

L'autre avantage indéniable de cette adaptation est qu'elle permet au thérapeute d'être moins soumis à une tension physique permanente due à la nécessité de déplacer durant de longues minutes un objet devant les yeux de son patient, et de pouvoir ainsi mieux observer et se concentrer sur ses réactions.

Enfin, la septième étape de la méthode classique dite « **phase de clôture** », **peut s'avérer parfois problématique**, surtout lorsque des souvenirs extrêmement pénibles pour le patient ont resurgis lors de la séance. Se pose alors la question de la meilleure manière de l'aider à gérer ce nouveau stress dû à réapparition de qui avait été enfoui parfois durant plusieurs années.

EMDR et Hypothérapie Ericksonienne

La réponse à la dernière question du paragraphe précédent, consiste à clôturer le protocole EMDR par une séance d'hypnose.

En effet, prenons l'exemple d'un chirurgien. Après avoir ouvert le corps de son patient, il identifie la tumeur et procède à son ablation.

Il va ensuite devoir refermer la plaie, y ajouter éventuellement des antibiotiques, puis demander aux infirmiers de prendre soin du patient, en nettoyant la suture et en la recouvrant de pansements protecteurs qui devront être régulièrement changés. Cet exemple s'adapte selon nous parfaitement à la séance d'EMDR-Hypnose.

En effet, l'EMDR est pour nous similaire à l'acte du chirurgien qui va au préalable identifier les zones traumatiques à éradiquer de la mémoire du patient, puis, lors de la séance d'EMDR, exposer ce patient à la résurgence de ces souvenirs pénibles.

Une fois effectuée la résection de l'un de ces souvenirs grâce à l'EMDR, il faut ensuite « refermer la plaie » du double traumatisme : celui de la présence ancienne du souvenir traumatisant, et celui de sa résurgence lors de la séance d'EMDR.

L'hypnose est alors tout à fait indiquée pour réconforter le patient psychologiquement fragilisé par la séance de résurgence des scènes traumatiques, grâce à une séance de réassurance hypnotique permettant au patient de se réapproprier un lieu sécure et paisible (qu'il soit réel ou imaginaire).

En effet, la séance d'EMDR se révèle souvent extrêmement pénible pour le patient ; cependant, grâce à l'hypnothérapie à vocation sécure, cette dernière engendre alors un sentiment de sécurité et d'apaisement avant qu'il ne retourne chez lui.

Il faut également toujours penser à lui demander par quels moyens. En effet, les impacts émotionnels et physiologiques de ces séances pourraient diminuer les capacités de concentration du patient. Aussi est-il toujours préférable, dans le cas d'un retour en cyclomoteur, ou en vélo, de lui conseiller de marcher et de se détendre quelque temps avant de reprendre la route.

Ce qui laisse à dire que pour soigner efficacement et en toute sécurité des patients souffrant d'un stress post traumatique, il est préférable d'avoir été formé autant à l'EMDR qu'à l'hypnose thérapeutique Ericksonienne.

Pourquoi l'EMDR est-elle si efficace ?

La différenciation des deux hémisphères cérébraux et un constat que tout le monde peut faire au quotidien.

Non seulement par le fait que nous sommes soit droitiers, soit gauchers, ou plus rarement ambidextres ; mais aussi en regardant simplement une page internet sur un ordinateur. On s'apercevra alors (ce que prouvent toutes les observations scientifiques), que la plupart d'entre nous regardons et captons principalement les informations qui se trouvent à droite de l'écran, alors que celles de gauche sont, soit non perçues, soit ignorées.

De la même manière, si vous consultez par exemple un livre scolaire d'histoire comprenant des images, le texte informationnel sera beaucoup mieux identifié et mémorisé s'il se trouve sur la page droite du livre ; alors que si le texte est à gauche et l'image à droite, cette dernière risque de vous pousser à vous évader dans sa contemplation.

Raison pour laquelle, lorsque vous expliquez quelque chose de complexe à quelqu'un ou que vous faîtes travailler scolairement un enfant, il est toujours préférable de se mettre à sa droite (même si ce n'est pas toujours pratique pour écrire si vous êtes droitier). En effet, cela permet d'éviter que l'enfant ne s'évade psychologiquement en essayant de se concentrer et de vous écouter si vous vous mettez à sa gauche. Même conseils à propos de l'apprentissage du piano...

De la même manière, nous ne voyons pas de la même façon avec notre œil gauche et notre œil droit (d'où le constat d'un « œil directeur » pour les personnes qui tirent à la carabine ou à l'arc). Nous n'entendons pas non plus de la même façon à gauche et à droite...

Nous n'avons également pas les mêmes sensations avec notre main gauche ou notre main droite ; ni la même facilité à tourner notre main non directrice dans le sens antihoraire que dans le sens des aiguilles d'une montre.

Le test psychométrique « Kabc » exploite cette différenciation cérébrale, car il évalue d'une part les aptitudes « synthétiques » propres à l'hémisphère droit, ce dernier percevant plutôt l'ensemble d'un dessin que chacune de ses parties, ou encore l'ensemble d'une problématique ou d'un discours avec une sensibilité plus spécifique à l'humour et à la métaphore...

D'autre part ce test évalue aussi les aptitudes « analytiques » qui sont quant à elles spécifiques de l'hémisphère gauche, plus sensible à l'analyse du détail, au raisonnement mathématique et à la mémorisation séquentielle. Raison pour laquelle nous disions qu'il était préférable de se mettre à droite de toute personne à qui nous expliquons ou démontrons quelque chose.

Ce test permet par ailleurs de repérer des difficultés importantes de mémorisation séquentielle, qui pourront la plupart du temps expliquer des difficultés cognitives, tant chez l'adulte que chez l'enfant, et engendrer ultérieurement chez ce dernier des troubles dyslexiques qui sont dans la plupart des cas associés à une mémorisation séquentielle défaillante.

En ce qui concerne cette différenciation des deux hémisphères, un autre exemple est celui de la conduite automobile. Nous pouvons remarquer que la plupart du temps, en abordant un passage pour piétons, le conducteur peut être plus facilement alerté par une personne qui aborde la traversée à partir du trottoir de droite, alors que l'arrivée d'un piéton par la gauche l'obligera à une vigilance accrue.

Autre exemple : si vous observez des couples qui marchent côte à côte, vous remarquerez que dans la plupart des cas l'homme marche à gauche de sa compagne. Ce qui lui permet de lui offrir sa main droite, et de surveiller en même temps l'environnement qui se trouve à sa droite.

Par contre, lorsque c'est une femme qui se met à gauche de son compagnon en lui offrant sa main droite, nous pouvons faire l'hypothèse que ce serait elle qui aurait toujours le dernier mot dans le couple, voire qui dominerait son conjoint... (sans pour autant supposer que tous les hommes soient des mâles dominants dans un couple lorsqu'ils marchent à gauche de leur compagne...).

De la même manière, l'alliance, témoin d'un engagement affectif, est traditionnellement portée à l'annulaire de la main gauche ; et lors de la marche d'un couple (que nous évoquions précédemment), la femme, si elle marche à la droite de son compagnon, peut alors lui offrir sa main gauche portant l'alliance, témoignage de son abandon affectif.

On dit aussi que la plupart des hommes utiliseraient plus abondamment leur « cerveau gauche » que les femmes, alors que ces dernières bénéficieraient de l'avantage d'une communication plus importante entre leurs deux hémisphères. Ce qui expliquerait le fait que les hommes soient plus à l'aise pour se repérer sur une carte et que la plupart d'entre eux ont bien du mal à faire deux choses en même temps ; alors que la majorité des femmes les surpassent par leurs capacités « multitâches ».

Enfin, dernier exemple : dans l'interprétation des dessins d'enfants ou dans l'analyse graphologique d'un adulte, la gauche représente toujours le passé émotionnel et personnel, alors que la droite représente la maîtrise et l'avenir *(voir l'utilisation de ce constat dans les techniques thérapeutiques concernant l'anorexie, évoquées dans le chapitre 9c page 190).*

Cette différenciation des deux hémisphères cérébraux a été abondamment documentée scientifiquement, par exemple grâce aux observations de « split brain » faîtes par Roger Sperry en 1981 ; ou encore grâce à la cartographie de la latéralisation par IRM, effectuée en 2019 par l'équipe de Michel Thiebaut de Schotten.

Voir aussi à ce sujet les ouvrages très instructifs et humoristiques de Barbara et Allan Pease : *« Pourquoi les hommes mentent et les femmes pleurent » ; « Pourquoi les hommes n'écoutent jamais rien et les femmes ne savent pas lire les cartes routières » ; « Pourquoi les hommes veulent du sexe et les femmes de l'amour » ; « Pourquoi les hommes se grattent l'oreille et les femmes tournent leur alliance », etc.).*

Sachant que la perception de notre corps est croisée par rapport à notre cerveau, ce que nous percevons à droite sera traité par notre hémisphère gauche, et réciproquement. Raison pour laquelle, lorsque nous débutons une séquence d'EMDR (il peut y en avoir plusieurs durant une séance), nous commençons toujours par la partie gauche du corps du patient (c'est-à-dire à droite du thérapeute), activant ainsi l'hémisphère droit du patient, sensible aux émotions.

De la même manière, nous terminons toujours par la partie droite du corps du patient (c'est-à-dire à gauche du thérapeute), activant ainsi l'hémisphère gauche du patient, plus apte à analyser et à maîtriser l'aspect factuel des évènements.

L'EMDR permet ainsi aux souvenirs traumatiques de passer de l'hémisphère droit à l'hémisphère gauche (siège du contrôle et de l'analyse), et d'être alors traité de la même manière qu'un souvenir « comme les autres ». En effet, à cause de sa violence et de sa dangerosité pour l'équilibre psychique de la victime, on suppose que le souvenir traumatisant aurait été « bloqué » dans son hémisphère droit, siège des émotions.

Certaines patientes qui n'avaient aucune connaissance précise du changement physiologique que provoque l'EMDR, nous ont même parfois dit à la fin des séances qu'elles avaient ressenti quelque chose qui avait circulé dans leur tête...

On constate aussi que ces stimulations des hémisphères droit et gauche par l'EMDR, **fonctionnent également avec des signaux sonores, lorsqu'ils alternent de gauche à droite** dans des enregistrements en stéréo.

Par ailleurs, l'IRM effectuée avant et après un traitement EMDR, montre une diminution de l'hyperactivité de l'amygdale (centre des émotions, dont la peur), qui a alors cessé d'envoyer au corps du patient des signaux de détresse. On observe également une augmentation de l'activité de l'hippocampe (siège de la mémoire) qui va alors dater différemment les souvenirs dans le temps, et les ranger dans la case « passé », au lieu d'être traités comme auparavant dans la case « présent ».

L'IRM met également en évidence une meilleure régulation du cortex préfrontal, ce dernier étant le siège des fonctions exécutives, du contrôle et de la régulation émotionnelle, de la personnalité et des relations sociales (jugement moral, empathie, conscience de soi) ; ainsi que de la pensée complexe.

L'amygdale, l'hippocampe (siège de la mémoire et des émotions), le thalamus, l'hypothalamus et le gyrus cingulaire, constituent le « système limbique » ; système qui se situe profondément au centre du cerveau, et non pas dans l'hémisphère droit ou gauche.

Aussi, peut-on raisonnablement évoquer les cerveaux gauche et droit dans la pratique et l'efficacité de l'EMDR, si l'anatomie nous dit que les organes responsables du TSPT se trouvent dans le cerveau profond ?

En fait (sauf erreur de notre part), ce paradoxe physiologique n'en n'est pas vraiment un, dans la mesure où l'ensemble de ces structures existe en double, c'est-à-dire qu'il y a un hippocampe et un hypothalamus à gauche, mais aussi un hippocampe et un hypothalamus à droite du cerveau, et ce à partir du centre.

Les stimulations bilatérales gauche-droite en alternance, qu'elles soient visuelles, sensorielles ou auditives, vont donc forcer ces structures cérébrales dédoublées à communiquer plus intensément entre elles pour traiter l'information qu'elles ont emmagasinées.

Pour le dire plus trivialement : l'EMDR dit au cerveau du patient : « à droite on déstocke et on oublie, à gauche on trie et on évacue... ».

Aussi, lorsqu'une adolescente se scarifie, il serait intéressant de repérer sur quelle partie du corps elle le fait le plus souvent, car (au-delà du côté pratique si elle est droitière), nous avons vu que la partie gauche du corps est porteuse du passé et des émotions cachées. Aussi, cette partie gauche du corps est-elle chargée de culpabilité, eu égard à d'éventuels traumatismes sexuels subis contre son gré ; et son bras droit pourra alors infliger les punitions nécessaires à cette victime « idiote » qui se serait « laissée faire ».

Pommereau, Brun et Moutte (in « *l'adolescence scarifiée* »), mentionnent également l'agressivité de l'adolescente à l'égard de son entourage familial ; et l'acte scarificatoire serait selon eux « la mise en acte des fantasmes de haine » (page 67).

Aussi, en supposant que ces éléments de colère soient stockés émotionnellement dans la partie droite du cerveau, et donc dans la partie gauche du corps, la thérapie EMDR permettrait à l'adolescente qui se scarifie de se débarrasser de ses émotions négatives, sans avoir constamment recours à l'auto mutilation.

EMDR et TSPT Complexe

Il s'agit ici d'un éventuel « point faible » de l'EMDR.

En effet, l'EMDR est d'une efficacité redoutable dans le cas d'un stress post traumatique « simple », c'est-à-dire quand le patient se souvient qu'il y a bien eu un évènement traumatisant. Il peut d'ailleurs en avoir mémorisé la date et l'heure précises, se souvenir auprès de quelles personnes il se trouvait et qui a été agressé, blessé ou tué ; lors de l'attentat, de l'incendie ou du viol.

Par contre, lorsque le patient a été victime pendant plusieurs années de maltraitances physiques ou morales, ou de viols répétés durant son enfance, ou encore uniquement témoin de ces violences à l'encontre d'une sœur ou d'une mère durant des années, les souvenirs traumatisants deviennent alors peu précis, ou bien ils s'entremêlent, et parfois même semblent avoir disparu...

C'est-à-dire qu'ils peuvent avoir été totalement effacés de la mémoire du sujet pour qu'il puisse s'en protéger ; ou bien n'ont-ils pas été inscrits, notamment dans le cas où ces maltraitances auraient été subies à un âge où le cerveau n'était pas assez mature pour l'enregistrer. Cependant, dans certaines situations, « le corps se souvient » (pour reprendre la formule d'Alice Miller) et continue de hanter les sensations et le mal être du patient.

Peut-être est-ce la raison pour laquelle, devenues adultes, ces personnes vont rechercher dans le réel les traces de ces maltraitances grâce à des témoignages familiaux ou à des articles de presse. Cette recherche de confirmation dans le réel, peut alors permettre au sujet de se « re-souvenir » ; puis de tenter par la suite de faire le deuil de ces évènements *(voir à ce sujet le chapitre 12-3 page 287 : « Le réel comme outil thérapeutique »).*

Cependant, malgré cette difficulté, les études de méta-analyses effectuées entre 2020 et 2024 par Karatzias et collaborateurs, puis les études sur l'EMDR « intensif » réalisées entre 2024 et 2025, et enfin les récentes observations d'imagerie cérébrale, ont toutes démontré également l'efficacité de l'EMDR dans les situations de traumas complexes.

Ces études ont notamment mis en évidence une diminution, voire une disparition des reviviscences (cauchemars et flashbacks) ; accompagnées d'une meilleure régulation émotionnelle (moins de colères soudaines ou d'anesthésie affective) ; et enfin l'élaboration d'une image de soi moins négative et moins « auto culpabilisante ».

On observe également à l'IRM une normalisation du volume de l'hippocampe, ainsi qu'une amélioration des connexions neuronales entre l'amygdale et le cortex préfrontal ; mettant en évidence une meilleure régulation des émotions.

Ce sont les raisons pour lesquelles l'OMS a maintenu l'EMDR comme le traitement le plus recommandé pour tous les TSPT, et que l'ISTSS (International Society for Traumatic Stress Studies) a placé l'EMDR parmi les traitements ayant le plus haut niveau de preuves scientifiques.

La méthodologie EMDR doit cependant être adaptée aux situations de traumas complexes, c'est-à-dire que le thérapeute devra se montrer plus prudent et plus patient, en veillant à ne pas agir trop rapidement afin d'éviter l'apparition d'une dissociation trop grande.

Pour ce faire, il devra effectuer des paliers plus nombreux, en proposant plus fréquemment des plages de réassurance *(voir plus haut page 86 notre pratique de l'hypnothérapie associée à l'EMDR)* ; mais aussi en renforçant l'alliance thérapeutique avec l'adolescent et ses parents *(voir chapitres 4b page 44 et 10c page 219)*.

Il est donc recommandé dans ces situations de « traumas complexes » de procéder « par phases », afin de ne pas exposer de façon trop brutale nos jeunes patients à des souvenirs délétères pouvant amplifier le recours aux scarifications ou à de nouvelles tentatives de suicide ; ou encore déclencher une crise d'angoisse ou un état dissociatif aigu.

Nous ajoutons qu'**il est d'autre part indispensable d'effectuer au préalable un diagnostic différentiel**, afin de ne pas proposer des techniques dissociatives (dont fait partie l'hypnothérapie) à des jeunes patients prépsychotiques ou borderline.

Il est également recommandé de commencer par traiter les comportements à risques (conduites suicidaires, attitudes hétéro agressives, auto mutilations) si le patient en est coutumier ; grâce à des techniques préalables de gestion émotionnelle (identification et régulation des émotions) et de réévaluation des pensées erronées.

C'est en ce sens que les techniques de la TCC peuvent s'avérer pertinentes et efficaces.

Autres méthodes de soins adaptés aux traumas complexes

D'autres techniques de soins adaptées au traitement des traumas complexes sont citées dans « *Le Grand livre du Trauma complexe* », de A. Mengin, J. Rolling et Collaborateurs (chapitres 21 et 22, aux Editions Dunod). Parmi elles : la « Thérapie Cognitivo Comportementale centrée sur le Trauma » ou « TCD Trauma » ; ou encore la « Thérapie Comportementale Dialectique », développée par Martin Bohus à l'Université de Heidelberg en Allemagne.

Le programme « STAIR »

Afin de s'adapter aux traumas complexes, Marylène Cloitre (psychologue et professeure chercheuse spécialisée dans l'étude des TSPT-C, affiliée au département de psychiatrie et des sciences du comportement de l'Université de Standford aux USA), a mis au point une approche thérapeutique dénommée « STAIR » (initiales de : « Skills Training in Affective and Interpersonal Regulation », ou « Formation aux compétences en régulation affective et interpersonnelle »).

« Stair » signifiant par ailleurs « marche », ce mot désigne aussi la façon dont ce programme agit de façon séquentielle, c'est-à-dire « pas à pas » ou « marche après marche », avec deux phases réparties le long de huit à douze séances. Sachant que dans le traitement des TSPT simples, une à trois séances sont parfois largement suffisantes.

Une première phase est d'abord proposée, durant laquelle le thérapeute et son patient se concentrent sur les compétences présentes chez ce dernier (ce que les hypnothérapeutes pratiquent également) ; avec un renforcement de sa confiance en lui (ce qui peut par ailleurs être également réalisé grâce à l'hypnose, comme chez les sportifs de haut niveau).

Une seconde phase est ensuite axée sur le récit de vie et les projets du patient, en les associant progressivement à des souvenirs traumatiques afin de les faire intégrer dans son évolution personnelle et dans sa capacité à gérer les souvenirs pénibles, en les mettant de côté ou en les supprimant.

Le premier objectif de cette adaptation est d'aboutir à une régulation affective et à un contrôle de soi plus efficace (renforcement des fonctions du cortex préfrontal), en amenant le patient à pouvoir identifier ses émotions et à mettre des mots sur des sensations vécues comme un « chaos psychique ». Il vise aussi à **apprendre au patient comment gérer l'intensité de ses réactions** afin qu'il ne cède pas à la colère, la culpabilité, la honte ou la peur.

Ce programme a également pour objectif d'apprendre au patient à apprivoiser progressivement la survenue de ses émotions, et donc aussi à gérer la détresse qui en résulte, c'est-à-dire : l'attendre, la ressentir, puis la laisser décroître, tout comme un nageur aborde et franchit une vague.

Le deuxième objectif est d'apprendre au patient à mieux gérer ses relations sociales, en identifiant ce qui l'amène par exemple à accepter ou à répéter des relations toxiques pour lui, afin de lui éviter de répéter les situations provoquant de la maltraitance.

Un troisième objectif est que le patient apprenne à dire « non », à exprimer ses besoins et à poser des limites, sans agressions ni attitudes de soumission envers autrui, afin de ne pas répéter les schémas qu'il a subis durant l'enfance. Et enfin, que le patient soit capable d'évaluer ce qu'il attend des autres et de lui-même, dans une relation sociale ou intime.

Marylène Cloitre a publié « *Traiter les victimes de la maltraitance infantil*e » aux Editions Dunod, et « *Skills Training in Affective and Interpersonal Regulation for Girls, STAIR-A* » (aux Editions Guilford Press) ; ainsi que plus d'une centaine d'articles au sujet du TSPT-C et du programme STAIR.

Les exercices d'ancrage

Depuis les années 50, plusieurs thérapeutes et plusieurs courants de thérapie ont imaginé et mis au point des « techniques d'ancrage » (« grounding » en anglais), notamment : Alexander Lowen (« *L'analyse Bioénergétique* », Editions Grasset Marabout) ; afin de permettre aux patients traumatisés de « garder les pieds sur terre » lors des séances de thérapie.

Beaucoup de ces exercices semblent s'inspirer des techniques ancestrales chinoises du Qi Gong, qui consistent à adopter des postures et des mouvements dont les effets sur l'esprit sont absolument indéniables pour ceux qui l'ont pratiqué, ne serait-ce que par moment.

Ces techniques ont donc été reprises et modernisées dans le contexte du soin aux victimes d'un traumatisme psychologique, notamment par Judith Herman (« *Traumatismes et guérison* », Editions Labor) et Bessel Van der Kolk (« *Le corps n'oublie rien* », Editions Pocket).

En effet, tous les thérapeutes spécialisés dans le soin aux victimes d'un traumatisme, ont observé la façon dont ces personnes se dissocient ; comme si leur cerveau n'était plus connecté à leur corps. Aussi se sont-ils attachés à proposer à leurs patients des techniques leur permettant de rester dans le présent, sans être aspirés par leurs souvenirs douloureux.

La PNL (Programmation Neuro Linguistique) a par la suite développé et amplifié ces techniques, mentionnées dans les ouvrages de Richard Bandler et John Grinder (« *Un Cerveau pour Changer* », et « *Les Secrets de la Communication* »).

« **L'ancrage** » consiste à demander à son patient d'activer la vue, l'audition et le toucher ; dans des exercices lui permettant de ressentir concrètement que son corps est bien présent « ici et maintenant » ; par exemple en décrivant 5 choses autour de soi, 3 objets à toucher, etc.

Ces exercices, associés évidemment aux techniques d'EMDR et d'hypnothérapie mentionnées précédemment, ont pour objectif de désangoisser le patient qui se sentirait partir comme s'il perdait la raison, au moment où les souvenirs anxiogènes refont surface.

Voici page suivante la liste de quelques ouvrages concernant les techniques d'ancrage, rangés par ordre alphabétique des noms d'auteurs :

- *Un Cerveau pour Changer*, **Bandler et Grinder**, Editions LaTempérance.

- *Les Secrets de la Communication*, **Bandler et Grinder**, Editions Pocket.

- *Le Corps n'oublie rien*, **Bessel Van der Kolk**, Editions Albin Michel.

- *Unwinding Anxiety, Train your Brain to Heal your mind*, **Judson Brewer** (Kindle Amazon).

- *Le Guide de l'Ancrage*, **Chrystel Herbeaux Del Pino**, Editions Animae ou Kindl Amazon.

- *Traumatismes et guérison*, **Judith Herman**, Editions Labor.

- *L'analyse Bioénergétique*, **Alexander Lowen**, Editions Grasset Marabout.

- *Le Corps Bafoué*, **Alexander Lowen**, Editions Tchou.

- *L'Ancrage, 12 Techniques pour s'enraciner au quotidien*, **Mary Laure Teyssedre**, Editions Jouvence.

Ces techniques d'ancrage permettent aux patients d'imaginer un lieu sûr lorsque leur anxiété devient intolérable. En voici quelques exemples :

Techniques d'ancrage **centrées sur le corps** :

- J'étire fort chacun de mes membres, je serre les poings, je les desserre en me concentrant.

- Je fais de l'exercice (marche, vélo) pour penser à autre chose.

Techniques d'ancrage **centrées sur l'imagination** :

- Je me remémore en détails un souvenir neutre ou agréable.

- Je m'imagine être protégé par des barrières, un pouvoir, une image, une pensée, un objet…

Techniques d'ancrage **centrées sur l'orientation** :

- Je nomme le lieu dans lequel je suis, ou dans lequel je me sentais détendu, ainsi que l'heure ou la date correspondant à ces lieux et ces souvenirs.

- Je nomme cinq choses que je peux voir, ou dont je peux me souvenir dans mon environnement.

- Je nomme cinq choses que je peux entendre, ou que je peux écouter dans mes souvenirs.

Techniques d'ancrage **centrées sur un objet** :

Cette technique de réassurance est déjà utilisée en hypnothérapie ; elle consiste à demander à son patient d'imaginer ou de choisir dans la réalité, un objet ayant une signification positive et qui peut tenir dans sa poche ou dans sa main.

Lorsque l'anxiété devient difficilement supportable ou qu'émerge un flashback du traumatisme, ou encore un début de dissociation ; on conseille alors à son jeune patient de se concentrer sur cet objet, de le serrer dans sa main, de décrire sa structure sa forme et sa texture, ainsi que les souvenirs ou les images positives qui y sont associées.

Une autre méthode complémentaire consiste à aider nos jeunes patients à reconnaître leurs émotions, à les identifier et à savoir les gérer. Pour ce faire, de nombreux exercices et images peuvent se trouver et être téléchargées sur internet.

Proposition d'une stratégie de soins adaptée à la situation de chaque adolescente

Nous avons largement observé et prouvé statistiquement l'omniprésence d'un Stress Post Traumatique chez la très grande majorité des adolescentes ayant recours aux scarifications, et dont les idées suicidaires les ont conduites au passage à l'acte *(voir chapitres 5c et 14 pages 77 et 333).*

Raison pour laquelle, nous pensons que notre stratégie thérapeutique devrait en priorité se consacrer à identifier le ou les évènements qui ont pu provoquer ces symptômes, puis de les traiter en fonction de leur **gravité**, de leur **importance psychique**, de leur **durée**, de leur **ancienneté**, ainsi que de la **présence toujours actuelle ou non de leur agresseur** ; et enfin de la **possibilité pour l'adolescente d'accéder ou non à ces souvenirs traumatiques**.

*1 - Dans le cas où **l'adolescente a pu identifier les évènements et les personnes responsables***

Dans ce cas, la priorité est de savoir si le, ou les agresseurs, ont toujours la possibilité de rencontrer ou de communiquer avec cette adolescente, voire même de lui infliger les mêmes souffrances physiques et/ou psychiques dont elle a déjà été victime.

1a) Première situation : **l'agresseur est toujours « en activité ».**

S'il s'agit de harcèlements scolaires ou de violences sexuelles de la part d'agresseurs extérieurs à la famille : la priorité est de les identifier avec l'adolescente et de prévenir les détenteurs de l'autorité parentale, afin qu'une plainte soit déposée.

Puis d'en informer les responsables du collège ou du lycée, pour qu'un aménagement scolaire et un éloignement de l'agresseur ou des agresseurs soit mis en place, afin d'éviter la double peine à l'adolescente : celle des traumatismes subis, et celle de la crainte de les subir à nouveaux.

S'il s'agit de maltraitances intrafamiliales ou d'inceste : il faut en informer le conjoint s'il n'en n'est pas au courant, faire intervenir l'assistante sociale du service afin de rédiger une FRIP (Fiche de Recueil d'Informations Préoccupantes) ; ou (si le thérapeute exerce en libéral), adresser un courrier au procureur, sachant que la peine encourue en cas de non dénonciation de mineur en danger est bien plus lourde que celle consécutive à une violation du secret professionnel.

Dans cette situation, il est également important d'observer les attitudes du conjoint de l'agresseur sexuel, afin de repérer l'existence éventuelle d'une complicité de sa part ; ce que l'on observe souvent lorsque la mère de l'adolescente a elle-même été sexuellement abusée par un membre de sa famille durant son enfance.

La même vigilance est de mise lorsque l'agresseur est un proche parent de l'adolescente : grand père, cousin, oncle, fils, etc.

1b) Seconde situation : **l'agresseur n'est plus un danger actuel** pour l'adolescente

Par exemple si les faits sont anciens et que l'agresseur a cessé ses violences sexuelles : soit parce qu'il a grandi (s'il s'agit d'un frère) ; soit qu'il s'est éloigné de sa victime grâce à un déménagement (s'il s'agit d'un voisin, d'un élève, d'un professeur ou d'un animateur) ; soit qu'il ait arrêté par peur des représailles ; soit également qu'il y ait eu une condamnation (voire une incarcération).

Dans ces situations, la pertinence d'un dépôt de plainte et d'une FRIP se pose (si cela n'a pas encore été fait), selon l'état psychique de l'adolescente. Mais l'objectif est aussi de protéger d'autres éventuelles victimes (les enfants de l'agresseur, les élèves du professeur ou les enfants en contact avec un animateur pédophile, etc.).

Nous évoquons ci-dessus les violences sexuelles, mais les violences physiques sont également concernées, et encore pire : les violences morales (humiliations, insultes, rabaissements), dont les effets sont psychologiquement plus dévastateurs que les violences physiques.

Si le Stress Post Traumatique est avéré, et de surcroît confirmé par les observations cliniques et par des tests appropriés *(voir chapitre 15 page 343)*, l'utilisation de l'EMDR et de l'hypnothérapie Ericksonienne sera alors pertinente.

2 - *Dans le cas où **l'adolescente n'a plus le souvenir précis des évènements ni des personnes responsables** de son traumatisme*

Que la victime soit adolescente ou adulte, c'est évidemment la situation la plus complexe ; car il est difficile d'effacer ce qui n'a pas pu être remémoré, ni même parfois mémorisé, ce qui est souvent le cas si les faits se sont produits lorsque la personne était un très jeune enfant.

Nous évoquerons plus loin, dans le *chapitre 12-3 page 287*, l'importance du réel dans la stratégie de soins. Le premier palier de ce réel soignant est l'existence avérée de troubles significatifs d'un stress post traumatique.

Aussi est-il pertinent **dans un premier temps**, de proposer à l'adolescent la passation d'un auto-test *(voir chapitre 15 page 343)* qui pourra mettre en évidence la présence d'un TSPT. Ceci permettra de donner du sens aux symptômes de l'adolescent, mais aussi s'avérer pertinent pour les parents, afin qu'ils comprennent les raisons pour lesquelles leur enfant n'a de cesse de se scarifier et de vouloir mourir.

La seconde stratégie consiste à proposer à l'adolescente des images « photo langage », l'incitant à se projeter et à exprimer des souvenirs personnels.

Nous pouvons également lui proposer de dessiner, de peindre ou de sculpter avec de l'argile les émotions rattachées aux évènements dont elle ne se souvient plus, ou encore de les écrire. Voir à ce sujet le livre de Catherine Rioult : « *Ados, Scarifications et guérison par l'écriture* », aux Editions Odile Jacob. (*Voir aussi chapitre 6g page 142).*

La troisième stratégie consiste à invoquer les proches dans ce rappel d'éventuels souvenirs traumatiques, car ce sont les seules personnes susceptibles d'en avoir été témoins ; qu'il s'agisse d'un traumatisme provoqué par un membre de la famille, par un voisin, un professeur, un animateur, ou même un chien, ou qu'il s'agisse de tout autre accident de la vie qui aurait pu se produire et dont l'adolescente en aurait perdu le souvenir.

L'approche EMDR appropriée aux traumatismes *(voir chapitres précédents)* peut ensuite être tentée même si le souvenir n'est pas identifiable, en le nommant de la façon suivante : « cet évènement que tu as subi... »

Si, malgré l'EMDR, l'identification du traumatisme n'est toujours pas possible, l'hypnothérapie Ericksonienne peut alors être utilisée, sans avoir à nommer précisément le traumatisme comme dans la phrase énoncée ci-dessus. Voir à ce sujet le remarquable ouvrage de Christian Cheveau : « *Guérir d'un traumatisme psychique par hypnose* », aux Editions Josette Lyon.

Cette hypothèse d'un stress post traumatique et les stratégies de soins qui en découlent, doivent évidemment être portées à la connaissance des parents afin que ces derniers puissent coopérer grâce à leurs propres souvenirs ; mais aussi se sentir moins responsables et coupables de traumatismes dont ils n'étaient le plus souvent pas les auteurs, à moins d'en avoir été complices ou responsables en cas d'inceste ou de viol de la part d'un proche.

6 - Les scarifications comme signaux d'alerte de la part des adolescents

6a - Définitions et Prévalence

Les soignants anglo-saxons utilisent (parmi d'autres), le terme « DSH » (Deliberate Self Harm), c'est-à-dire « automutilation délibérée ». *(Attention, en français il ne faut pas confondre ces initiales avec les « Désordres du Spectre de l' Hypermobilité », qui sont des pathologies qui regroupent un ensemble de troubles liés à l'hypermobilité articulaire).*

La prévalence actuelle du phénomène d'auto mutilation serait estimée entre 1 et 4 % de la population générale, **principalement concentrée au sein de la population des adolescentes**.

On a malheureusement assisté à une progression significative de cette problématique depuis 2021, avec un pic autour de l'âge de 15 ans : en effet, « **le taux d'hospitalisations pour geste auto-infligé de la patientèle féminine âgée de 10 à 19 ans a doublé entre 2012 et 2020, puis doublé de nouveau entre 2020 et 2022** » (Etude de la DRESS N° 1300 publiée en Mai 2024).

6b - Quel sens donner aux scarifications

Dans le *chapitre 10 (page 205)* consacré à l'accompagnement des parents d'adolescents en souffrance, nous ferons référence aux expériences menées par des psychologues américains. En effet, ces derniers ont privé de jeunes macaques et de jeunes chimpanzés de tout contact physique, donc « de peau à peau » avec leurs parents ; privation qui a eu des conséquences irréversibles sur leur équilibre psychologique ultérieur.

La peau, au-delà d'être une protection physiologique indispensable à la survie de tout mammifère, est évidemment un organe vivant d'échanges et de communication sensorielle, affective et sexuelle.

Didier Anzieu, philosophe, psychologue et psychanalyste, s'est intéressé à la fonction psychologique de cet organe lors d'un stage en dermatologie. Aussi a-t-il publié en 1974 un article dans la Nouvelle revue de psychanalyse intitulé « *Le moi-peau* », puis il a écrit par la suite un ouvrage du même nom. L'intérêt de son travail repose sur des définitions cliniquement utiles pour tenter de comprendre ce qui pousse des adolescentes à se faire souffrir, parfois même de façon gravissime.

Selon cet auteur, la peau n'autorise un processus ultérieur de différenciation d'avec le corps de la mère, que s'il y a eu au préalable l'élaboration d'une « peau commune » entre cet enfant et sa mère (ou son substitut).

La peau, au-delà de son rôle protecteur, aurait également une fonction psychiquement structurante pour la construction du Moi de l'enfant.

Cette « interface psychique » aurait donc trois fonctions : une première fonction **contenante**, permettant de maintenir les pensées et les émotions du nourrisson à l'intérieur de son corps : « c'est le sac qui contient et retient à l'intérieur le bon et le plein ; que l'allaitement, les soins et le bain de paroles y ont accumulés » (« *Le Moi Peau* », Editions Dunod, page 39).

La seconde fonction, « c'est **l'interface qui marque la limite avec le dehors**, et maintient celui-ci à l'extérieur, c'est la barrière qui protège de la pénétration » (opus cité, page 39).

Enfin la troisième fonction est « un **moyen primaire de communication avec autrui** et d'établissement de relations signifiantes ; elle est de plus une surface d'inscription des traces laissées par ceux-ci ».

Didier Anzieu dit aussi que certains de ses patients à fixation masochiste, présentent « des fantasmes plus ou moins conscients de fusion cutanée avec leur mère ».

En résumé, la peau sert de « double paroi » entre l'intérieur (en contact avec la mère,) et l'extérieur (lieu des échanges). Aussi les relations tactiles maternelles serviraient de base sensorielle à la psyché future de l'enfant, puis de l'adolescente. *[Nous emploierons plus souvent le terme « adolescente » dans le texte qui suit, pour signifier que ce sont en majorité des filles qui se scarifient].*

Si le moi de l'adolescente est vécu par elle comme fragile, cette « porosité » pourrait l'emmener à penser que sa substance psychique s'échappe de son corps. Nous verrons ultérieurement l'interprétation que l'on peut faire de ce plaisir scopique *(chapitre 6f page 139)* à regarder ce qui sort de son corps.

Selon Didier Anzieu, l'automutilation servirait à tracer une limite ; et la douleur physique permettrait de sentir les contours d'un corps qui ne serait psychiquement plus « valide », comme une couture qui permettrait d'**engendrer par la suite la fermeture psychique d'un Moi menacé de s'effondrer**.

L'automutilation serait également un « cri de défense » pour se protéger des agressions extérieures du passé, notamment après un viol ou une agression sexuelle. **Se scarifier serait une façon de tenter de se réapproprier une peau personnelle**.

Weierih et Nock, en 2008, témoignaient déjà du fait que « les automutilations permettent aux personnes ayant subi des violences sexuelles dans l'enfance, d'éviter les souvenirs traumatiques » (in : « *Automutiliations, comprendre pour agir* », Vincent Trybou et collaborateurs, page 47, Editions Odile Jacob).

Ces derniers auteurs font aussi l'hypothèse que la libération d'opioïdes endogènes, stimulée par l'automutilation, permettrait de tolérer la douleur et engendrerait un état de bien-être qui, par la suite, renforcerait le comportement scarificatoire en le chronicisant (op. cit., page 77).

La peau deviendrait par ailleurs « un support d'écriture psychique », comme une tentative pour transformer une douleur psychologique en douleur physique, localisée et enfin maîtrisable.

Cette dernière formulation nous semble proche de la réalité clinique, comme si cette automutilation permettrait à l'adolescente de percer la carapace du vide pour vérifier qu'elle est toujours vivante, et pour évacuer une tension interne insupportable.

Nous ajoutons qu'il est aussi important de repérer à quels endroits du corps se font les scarifications, et si elles sont discrètes ou ostensibles.

Des scarifications au ventre sont souvent le témoignage d'un stress consécutif à des viols ou à une tentative de viol. Lorsque le visage est mutilé, la gravité d'une atteinte psychologique chez l'adolescente peut être envisagée.

6c - Scarifications et idées suicidaires chez les adolescentes

Dans la littérature outre-manche et outre atlantique, de nombreuses dénominations associent ou non ces deux comportements.

Aux Etats Unis, le terme : « **non-suicidal self-injury** » **(NSSI)** se réfère à des actes auto-agressifs non létaux, mais qui peuvent être sous-tendus par une intention suicidaire.

En Grande Bretagne, le terme « **self injurious behaviour** » fait référence aux automutilations que s'infligent les personnes souffrant de trouble envahissant du développement, sans intention apparente de vouloir se donner la mort.

La « *Classification Française des Troubles Mentaux de l'Enfant et de l'Adolescent R-2020* » (CFTMEA), dans sa sixième édition publiée en 2020 aux Editions Presses de l'EHESP, classe en catégorie « 7.20 » les conduites suicidaires. Mais elle fait aussi le lien avec les classes « Z91.50 » et « Z91.58 » de la CIM 10 (*Classification Internationale de Maladies*), qui évoquent les « lésions auto-infligées ».

Dans un article de la revue « *La psychiatrie de l'enfant* » publié en 2012 (Vol. 55, pages 637 à 678), nous pouvons lire : « les praticiens ont affirmé la nécessité de distinguer au sein des NSSI, ceux qui relevaient d'une intention suicidaire, de ceux qui ne témoignaient aucunement d'une telle intention, *en arguant que la nature de ces deux types de comportements ne pouvait être assimilée* » (Muehlenkamp, 2005 ; Nock & Kessler, 2006). Conclusion que nous réfutons de par nos propres observations.

En ce qui concerne le diagnostic, à notre connaissance les termes « scarifications », « automutilations » ou « suicide », ne figurent pas dans le « Mini DSM 5 », qui ne comporte que deux sections. Il faut en effet rechercher la présence de ces termes dans la troisième section du DSM sous le nom de « *troubles du comportement suicidaire* » (TCS), introduit il y a une dizaine d'années dans la rubrique « *Affections nécessitant des études complémentaires* » !

Le terme d' « automutilations » y est cependant listé comme l'un des critères diagnostique des « Troubles de la Personnalité », notamment Borderline... Mais force est de constater que la clinique ne semble pas montrer cette équivalence, c'est-à-dire que **sur l'ensemble des adolescentes qui se scarifient** (et leur nombre est très impressionnant !), **peu d'entre elles présentent un tableau de personnalité « borderline »**...

Entre temps, le DSM5 TR a précisé cette distinction cruciale entre « scarifications » et « désir de mourir ». Le terme utilisé est alors : « *Lésions auto infligées non suicidaires* », avec les critères cliniques suivants : « la personne s'est infligée délibérément et au moins à cinq reprises » des lésions superficielles (coupures, brûlures, scarifications).

L'intention doit être de provoquer un dommage physique, « mais sans intention de se donner la mort ».

Pourtant, nous verrons ultérieurement le lien indissociable entre la présence des scarifications et les pensées suicidaires... Il nous faut cependant rester vigilants en ce domaine, dans la mesure où le DSM fait référence aux pathologies présentées par toute la population, **sans distinguer s'il s'agit d'adolescents, et encore moins spécifiquement d'adolescentes**.

Enfin, la description de « la fonction du geste d'auto mutilation » dans le « DSM 5 TR » est très intéressante, car elle corrobore les observations faites par beaucoup d'auteurs sur le sujet. En effet, le DSM souligne que, pour qu'une personne entre dans cette catégorie clinique, les critères suivants doivent être observés :

- **Un effet de « soulagement »**, avec une réduction plus ou moins immédiate des sentiments d'anxiété, de culpabilité ou de colère.
- La recherche de cet acte pour **résoudre une difficulté interpersonnelle**, susciter une attention ou marquer sa détresse.
- **La recherche d'une sensation**, afin de provoquer une décharge d'adrénaline, pouvant contrer le sentiment de vide intérieur.

Cet « effet de soulagement » est évoqué par la plupart des adolescentes qui se scarifient, sans doute corroboré par des critères physiologiques, en raison du fait que le cerveau réagit à la douleur physique en libérant aussitôt des endorphines, opiacés naturels qui procurent une sensation de flottement, de détente, et finalement d'apaisement.

D'autre part, la répétition des actes scarificatoires peuvent aussi stimuler la dopamine en activant le circuit de la récompense, créant un soulagement temporaire face à une détresse émotionnelle insupportable. La convergence de ces deux phénomènes biologiques pourrait ainsi expliquer « l'addiction scarificatoire » que l'on constate chez les adolescentes qui se scarifient.

Certains auteurs français associent les scarifications à un équivalent suicidaire. Dans l'article de la revue « *La psychiatrie de l'enfant* » cité précédemment, les auteurs (Raynaud et Moro) témoignent du fait que **55 à 85 % des adolescents qui ont tenté de se suicider avaient recours à des scarifications**, en évoquant le triptyque : Idées Suicidaires, Tentatives de Suicide et Scarifications (**IS - TS - S**).

Nous avons en effet statistiquement confirmé cette hypothèse du triptyque auquel se rajoute un quatrième terme *(voir chapitres 5c, 6c et 14).*

Pommereau, Brun et Moutte, dans leur ouvrage intitulé « *L'adolescence scarifiée* » (page 45, Editions L'harmattan), font référence à une enquête effectuée en 2001 (« *Les élèves à l'infirmerie scolaire : identification et orientation des jeunes à haut risque suicidaire* », Choquet, Pommereau et Lagadic, aux Editions Inserm), en soulignant le fait que **72,6 % des élèves ayant eu recours à au moins une tentative de suicide, disent qu'ils ont aussi recours à des scarifications**.

Des statisticiens pourraient dire que ces pourcentages ne signifient pas forcément qu'il y aurait un lien avéré entre les deux évènements, sans avoir eu recours préalablement à des calculs prouvant leur dépendance statistique.

Cependant nous avons prouvé que cela était effectivement statistiquement avéré *(voir chapitres 5c et 14 pages 77 et 333)*, signifiant par là qu'**une majorité significative d'adolescentes qui tentent de se suicider s'adonnent aussi à des scarifications**, et la réciproque est également vérifiable : que **la grande majorité des adolescentes qui se scarifient ont des idées suicidaires**.

Nous espérons avoir ainsi modestement contribué à valider les observations effectuées en 2012 par Raynaud et Moro (voir plus haut), car en 2025 nous aboutissons exactement à la même conclusion à propos du triptyque (**IS** - **TS** - **S**) évoqué ci-dessus, en y rajoutant un quatrième terme : les Troubles du Stress Post Traumatique (**TSPT**).

Traumatismes => Troubles du Stress Post Traumatique => Scarifications => Tentatives de Suicide

Ces constats prouvent qu'**il existe bien un lien avéré entre les tentatives de suicide et les scarifications** chez les adolescentes. *(Les données brutes démontrant statistiquement ces liens sont détaillées au chapitre 14 page 333).*

Selon nous, la **différence cruciale entre les tentatives de suicide et les scarifications**, est que **les premières sont la plupart du temps la manifestation d'un vrai désir de mourir**. Alors que **les scarifications sont plutôt « un acte de survie »**, afin de recourir à la sensation d'exister, en tentant de reprendre le contrôle sur son corps.

Raison pour laquelle nous ferons plus loin le parallèle entre l'anorexie et les scarifications, comme étant des manifestations cliniques structurellement inversées mais toutes deux situées à la base du triangle œdipien, et qui font des alliances dynamiques différentes en voulant usurper la place symbolique que nous supposons laissée vide par le père réel *(voir chapitres 9, 13-9 et 13-10).*

En effet, selon nous **la dynamique anorexique, en se positionnant à cette place symbolique vacante, va opérer une alliance « illégitime » avec son imaginaire**, c'est-à-dire contraire à l'alliance légitime *(voir chapitre 10d page 245)* qui aurait dû s'établir si un père symbolique était véritablement présent. Cette alliance illégitime a alors pour effet sur l'adolescente anorexique **de parvenir à se détruire dans le réel, tout en niant sa castration symbolique**, comme le font aussi les personnalités hystériques (*voir chapitre 11-2b page 276 et 277*).

Alors que **l'adolescente qui se scarifie, en occupant également cette place symbolique illégitime cherchera à établir une alliance pseudo perverse avec le réel de son propre corps, afin d'échapper à son imaginaire** *(voir chapitre 10d page 250 et 13-17 page 327),* comme le font les personnalités à dominante obsessionnelle *(voir chapitre 11-2a page 274)* ; jusqu'à parvenir - si les scarifications ne suffisent plus à la soulager - à mettre fin à ses jours ; comme l'adolescente anorexique, mais en se suicidant.

Nous parlons ici d'une « **alliance** » pseudo-perverse « **temporaire** » durant l'adolescence, et non pas d'une « **structure** » perverse, sachant que même dans un jeu peuvent se nouer plusieurs types d'alliances temporaires. A ce sujet, **il est important que vous preniez le temps de lire attentivement le chapitre 13-17 (page 327)**.

Le suicide et l'anorexie cherchent à éteindre la vie ; **l'auto mutilation est quant à elle un cri de détresse existentielle pour tenter de survivre « malgré tout »**, c'est-à-dire malgré les réminiscences des traumatismes du passé ou les souffrances du présent *(voir le chapitre 5b précédent page 72, consacré aux stress post traumatiques).*

C'est ici que se rejoignent ces trois manifestations de détresse que sont le suicide, l'anorexie et les scarifications. C'est-à-dire qu'elles ont une genèse mortifère sans doute identique : les harcèlements, le viol, l'inceste ou les maltraitances, mais elles aboutissent à des passages à l'acte aux finalités différentes.

En effet chez l'adolescente qui tente de se suicider, il y a la plupart du temps un vrai désir de mourir, tandis que les scarifications laissent encore à l'adolescente qui les pratique la possibilité de gérer au mieux ses capacités de résilience. Elle choisirait alors de « **souffrir pour se sentir vivre** », **plutôt que de se laisser mourir** (la dépression qui l'accompagne étant aussi un avant-goût inconscient du désir de mourir, en cessant d'avoir envie de vivre) ; jusqu'à ce que ce répit psychologique ne soit plus suffisamment efficace et qu'elle passe à l'acte suicidaire.

Cependant, chez l'adolescente anorexique, ce désir implacable d'effacer sa féminité en niant sa castration symbolique aboutit inexorablement à mettre sa vie en exergue.

Ces différences cliniques expliqueraient-elles la présence majoritaire des scarifications chez les adolescentes et non pas chez les adolescents ? Nous avons pu répondre à cette question par des statistiques, et ce « lien statistique » est donc numériquement avéré, confirmant les constats suivants :

Les adolescentes tentent plus souvent que les garçons de se suicider, sans mettre heureusement réellement fin à leurs jours pour la plupart d'entre elles ; mais leurs tentatives de suicide s'accompagnent le plus souvent de gestes scarificatoires.

Aussi, dans la mesure où il existe effectivement un lien clinique entre les scarifications et les tentatives de suicides non létales chez les adolescentes, **nous supposons que les actes de scarifications seraient une échappatoire efficace à l'encontre de leur détresse psychologique**.

Nous faisons donc l'hypothèse que : **plus l'adolescente aurait recours aux scarifications => moins elle céderait à la tentation du passage à l'acte suicidaire** ? Ce qui souligne alors l'aspect salutaire de cette pratique, omniprésente chez les adolescentes en souffrance psychique.

Aussi serait-il utile d'interroger un nombre significatif de ces adolescentes qui se scarifient mais qui sont tout de même passées à l'acte, afin de découvrir ce que leur apportaient les scarifications avant qu'elles ne se décident à se donner la mort ; et si les scarifications leur ont effectivement permis de différer leur passage à l'acte suicidaire ? Et si c'était le cas, pour quelles raisons cela n'a plus fonctionné, et pourquoi ont-elles finalement décidé de mettre fin à leurs jours, en dépit de la pratique des scarifications ?

D'un point de vue quantitatif, il est confirmé qu'effectivement la très grande majorité des adolescentes suicidaires ont fréquemment recours aux scarifications. D'un point de vue qualitatif, nos entretiens cliniques quotidiens avec ces adolescentes montrent un lien évident entre ces deux comportements, ou plus exactement un « parallélisme clinique » entre la tentative de suicide et les scarifications.

Nous sommes cependant obligés de raisonner en termes quantitatifs approximatifs, car chaque adolescente, de par sa personnalité et son histoire, peut appréhender de façon différente l'utilisation des scarifications. Cependant toutes nous disent à quel point se scarifier les soulage…

Cependant, d'une part nous avons statistiquement mis en évidence le lien avéré entre la pratique scarificatoire et les tentations suicidaires. D'autre part, ces adolescentes expriment que leur désir de mourir est parfois réfréné par leur attachement à leur famille. Cependant, pour ne pas causer trop de chagrin à leurs parents et à leurs frères et sœurs, elles vont renoncer à se suicider et se tourner vers la pratique des scarifications, afin de se soulager sur le moment de leur détresse psychologique, surtout lorsque l'envie de mourir se fait trop pressante.

Cette détresse, comme nous l'avons déjà énoncé, trouve la plupart du temps son origine dans de graves évènements traumatiques : harcèlements, maltraitances, agressions sexuelles, viols, inceste...

Dans l'ouvrage collectif intitulé « *L'adolescence scarifiée* » de Pommereau, Brun et Moutte, nous trouvons le même constat : « dans un grand nombre de cas, nous retrouvons dans les antécédents de nos jeunes patient(e)s une constante [...] : presque tous les adolescents en question sont ou ont été victimes de violences sexuelles (environ une jeune fille sur trois dans la population accueillie en hospitalisation) ou de traumas de différents ordres » (op. cit. page 70). Ce constat objectif est malheureusement aussitôt suivi d'un doute subjectif à son sujet : « Outre la réalité objective des traumas *éventuellement subis* par nos jeunes patients... ».

Cependant, les scarifications sont loin d'être suffisamment efficaces contre les souvenirs obsédants, les cauchemars, les sentiments de honte et de culpabilité, la mésestime de soi, les sensations de déréalisation, etc. (Voir à ce sujet l'excellent livre du Dr François Louboff : « *__J'aimerais tant tourner la page__* », aux Editions Les Arènes).

Aussi, nous faisons l'hypothèse que lorsque le désir de mourir comme ultime recours à la souffrance psychique devient trop envahissant, et que les scarifications ne suffisent plus à les soulager, l'adolescente décide alors de passer à l'acte suicidaire.

Cependant, certaines adolescentes (moins nombreuses), n'éprouvent pas le besoin de se scarifier pour échapper à la tentation de mourir, même si elles y avaient régulièrement recours. Elles peuvent donc passer soudainement à l'acte, sans autre considération pour leur famille, et rien ne semble malheureusement pouvoir les arrêter...

Aussi, dans notre expérience clinique auprès d'une centaine de jeunes ayant tenté de se suicider, il apparaît que les scarifications sont omniprésentes chez elles, mais que **leur utilisation est différenciée selon que la jeune a, ou non, la possibilité d'être à proximité de « personnes recours »** au sein de leur famille, ou encore dans leur cercle amical.

Ce constat semble par ailleurs assez logique, d'une part en raison de la solitude éventuelle dont peut souffrir une adolescente sans véritable amie ni affection suffisante au sein de sa famille. Mais aussi, dans le cas d'un inceste, l'adolescente peut alors se retrouver désignée par les membres de sa famille (notamment par sa mère), comme étant la responsable du désastre et de la honte familiale ; donc également coupable d'avoir descendu de son piédestal le père symbolique.

En ce qui concerne la signification du geste scarificatoire pour les familles de ces adolescentes : si nous nous référons à la description des familles « en inertie » que nous faisons dans le *chapitre 10a page 210*, nous pouvons faire l'hypothèse que l'automutilation de l'un de ses membres puisse aussi **être un appel au secours**, ou encore **un moyen de faire réagir le système familial** habitué à l'absence d'action et de décisions.

De même, concernant les familles dites « en guerre civile », l'automutilation pourrait être **le témoignage physique auto proclamé de la violence intrafamiliale**.

6d - Hypothèses cliniques concernant les personnes qui se scarifient

Nous faisons l'hypothèse que **les personnes qui se scarifient se serviraient de leur propre réel** (c'est-à-dire de leur peau), **pour fuir leur imaginaire** *(voir aussi chapitre 13-10 page 313)*. Et ce pour échapper au stress lié à des éléments angoissants de leur environnement scolaire ou familial (les harcèlements, les humiliations familiales, les difficultés scolaires) ; mais aussi **avec le bénéfice secondaire de pouvoir fuir la dimension symbolique** (c'est-à-dire l'interdit de se faire du mal).

Nous décrirons plus tard *(dans le chapitre 11-2c page 279)*, que les personnalités à tendance perverse se situent structurellement également à cette jonction de l'imaginaire et du réel, car la souffrance réelle (physique ou morale) d'autrui leur permet de jouir de leur imaginaire. Tandis que les adolescentes qui se scarifient sont quant à elles **temporairement bloquées à la base du triangle œdipien** "SIR" (voir illustration ci-dessous), ne trouvant pas d'autres échappatoires que ce rapport "pseudo pervers" à leur propre corps (et non pas celui d'autrui), comme mesure de sauvegarde à l'encontre de leur imaginaire (et non pas pour en jouir !).

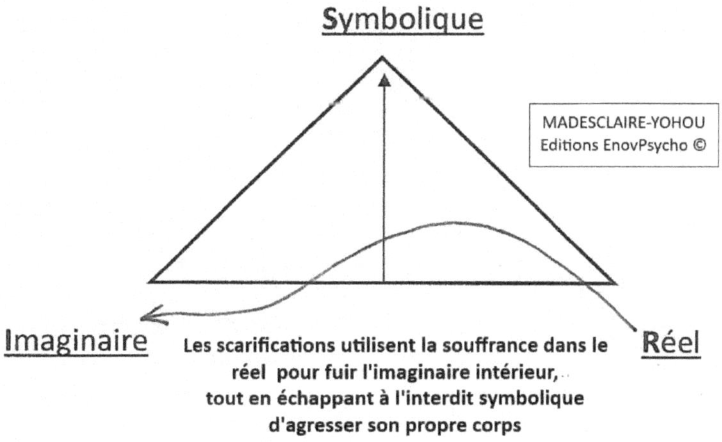

Les scarifications permettraient donc à l'adolescente, grâce à sa souffrance physique bien réelle sur sa peau, de se réfugier temporairement dans l'imaginaire, ou de le maîtriser grâce à ses sensations corporelles et visuelles... *(voir plus loin le chapitre 6f page 139 à propos la « pulsion scopique »).*

D'autre part, en reprenant la thématique de la « double paroi » du 'moi peau' de Didier Anzieu *(voir plus haut chapitre 6b page 112)* et à simple titre d'hypothèse logique, **la scarification permettrait ainsi à l'adolescente de traverser la paroi externe de sa peau** (lieu des échanges avec l'autre, mais, malheureusement, parfois aussi le lieu des attouchements ou des viols), **afin de reprendre contact avec une surface interne maternelle**, qui en s'écoulant comme du lait va réparer les dégâts psychiques qu'elle aurait subis. *(Hypothèse évidemment soumise à vérification clinique ultérieure).*

Mais dans le même temps, on assisterait tout de même à une dynamique « pseudo perverse » à l'encontre de **sa propre peau grâce à une souffrance « bien réelle », servant alors de « support » pour pouvoir fuir l'imaginaire intérieur, tout en s'exonérant de l'interdit symbolique de s'agresser soi-même**.

Imaginaire <------- **SCARIFICATION** ------ **Réel**
(Fuite) (Appui)

La pratique de l'automutilation **s'appuie sursa souffrance réelle**,
pour **fuir son imaginaire,**
et **repousser la dimension Symbolique de l'interdit**

Nous reprendrons cette thématique consacrée aux alliances perverses dans les chapitres 10d page 250, et 13-8 page 311.

Attention ! A propos de ces hypothèses que nous faisons au sujet des scarifications, **il est important de lire attentivement le chapitre 13-17 (page 327)**.

Etant donné l'hypothèse d'une fonction symbolique qui leur aurait peut-être manquée dans leur enfance, la psychothérapie individuelle pourrait alors, dans le meilleur des cas, servir de support symbolique de substitution à ces adolescentes, afin qu'elles puissent s'approprier l'interdit d'agresser leur propre corps.

Nous rappelons à ce sujet que l'acte d'auto mutilation a déjà été qualifié par Rosenberg d'« **auto-sadisme** » associé à de la culpabilité, (in « *__Masochisme mortifère et masochisme gardien de la vie__* », Monographie de la Revue Française de Psychanalyse, PUF, 1991).

Cependant, contrairement aux personnalités à dominante perverse qui s'appuient sur la souffrance d'autrui dans le réel pour jouir de leur imaginaire en excluant l'interdit de la Loi réelle et symbolique *(voir chapitres 11-2c, 13-8 et 13-17 ; pages 279, 311 et 327)*, les adolescentes qui se scarifient fuirait aussi le symbolique, mais **c'est leur propre corps et non pas celui d'autrui à qui elles infligent une souffrance qui les apaise.** *(Nous vous incitons à nouveau à lire le chapitre 13-17 page 327 sur le sujet. Quant à un éventuel parallèle avec les comportements masochistes, ce serait peut-être une hypothèse à explorer...)*

Pour résumer : l'adolescente qui se scarifie se situerait donc également à la base du triangle œdipien, avec une flèche dirigée dans le même sens que pour celle des organisations perverses *(voir schéma page précédente)* ; c'est-à-dire qu'**elle prendrait comme support le « réel » d'une auto mutilation consciente et assumée, afin d'expier son imaginaire empreint de culpabilité** (la preuve en serait la façon dont certaines adolescentes s'adonnent à des scarifications en groupe, avec une pulsion scopique partagée).

Ainsi ce positionnement « **pseudo-pervers temporaire** » exclurait de fait la Loi Symbolique pouvant lui signifier l'interdit d'agresser son propre corps. Aussi notre hypothèse serait que : **la place paternelle laissée symboliquement vide par le père réel, servirait de tremplin identificatoire pour ces adolescentes en détresse psychique.**

Elles seraient alors tentées par l'appropriation de la puissance symbolique que cette place incarnerait, et dont l'alliance pseudo perverse « temporaire » avec la souffrance de leur corps réel leur permettrait alors de contrôler leur imaginaire émotionnel. *(Voir page 250 l'illustration d'une « alliance perverse »).*

Nous verrons ultérieurement *(dans les chapitres 9b et 13-9 pages 177 et 311),* le parallèle que nous faisons entre les comportements scarificatoires et les conduites anorexiques. En effet, ces dernières sembleraient se situer également à la base perverse du triangle œdipien. Mais **dans une dynamique inversée** par rapport aux comportements scarificatoires dans laquelle l'imaginaire est supérieur au réel, alors que **dans l'acte d'auto mutilation, c'est la puissance du réel (la souffrance de la scarification) qui serait utilisée pour supplanter celle de l'imaginaire**, conduisant ces adolescentes à tenter de se suicider si cette stratégie ne fonctionne plus...

Cependant, malgré toutes les hypothèses décrites ci-dessus, beaucoup de questions restent en suspens, notamment celles concernant les raisons pour lesquelles ce sont en très grande majorité des adolescentes qui se scarifient, et donc évidemment très peu souvent des adolescents.

Cela voudrait-il dire (selon les travaux de Lacan), que les identifications féminines œdipiennes (différentes de celles du garçon à l'égard de la castration symbolique), assigneraient l'adolescente à une place spécifique, la conduisant à recourir beaucoup plus que les garçons à une alliance pseudo perverse temporaire avec leur corps ? Nous tenterons d'y répondre dans le chapitre suivant.

Cependant, **nous vous encourageons à nouveau à lire le *chapitre 13-17 (page 327)*** pour ne pas entretenir de confusion entre une hypothèse théorique et une observation clinique. En effet, à de très rares exceptions près, nous constatons que **les adolescentes qui se scarifient ne font pas du tout partie des personnalités à dominante perverse**, mais qu'elles utilisent « **temporairement** » cette **dynamique adaptative de survie psychique**.

6e - Hypothèses concernant la scarification, principalement chez les adolescentes

Tout comme les comportements anorexiques, l'étiologie des scarifications pourrait être multifactorielle, à la fois environnementale et psychologique. Raison pour laquelle la dynamique familiale et la psychodynamique individuelle peuvent être évoquées, sans que nous puissions déterminer s'il s'agirait de la cause ou de la conséquence.

En effet, de nombreux cliniciens avertis témoignent des traumatismes sexuels subis par ces adolescentes (Pommereau, Brunet et Moutte in : « *L'adolescence scarifiée* », pages 70 et suivantes) ; laissant alors supposer d'une part que les dynamiques familiales et individuelles auraient pu en être affectées, et que d'autre part les dynamiques psychiques décrites ci-dessous aient pu fragiliser les capacités de résilience de ces jeunes filles.

Ce qui expliqueraient par ailleurs le fait que les adolescentes soient principalement concernées, car sans doute plus sujettes à subir des attouchements et des violences sexuelles que les garçons ?

Mais pour quelles raisons ces adolescentes seraient-elles spécifiquement conviées par la suite à occuper cette place à la base du triangle œdipien, comme nous en faisions la démonstration dans le chapitre précédent ?

Afin de compléter la théorisation décrite précédemment, il nous a paru utile de développer la théorie lacanienne de l'élaboration du complexe d'œdipe chez la fille, dans la mesure où elle semblerait assez bien correspondre à l'observation clinique.

Jacques Lacan a développé ses théories d'une construction différenciée de l'œdipe chez la fille et chez le garçon, principalement dans trois séminaires : « *La relation d'objet* » (Séminaire 4) ; « *Les formations de l'inconscient* » (Séminaire 5) ; et enfin « *Encore* » (Séminaire 20).

Selon ses travaux, l'évolution psychologique « normale » de l'enfant a pour objectif d'accéder et d'intégrer la « **castration symbolique** » œdipienne *(abordée dans le chapitre 11-1c page 264).*

Pour résumer, nous avons représenté cette « **castration symbolique** » de la façon suivante :

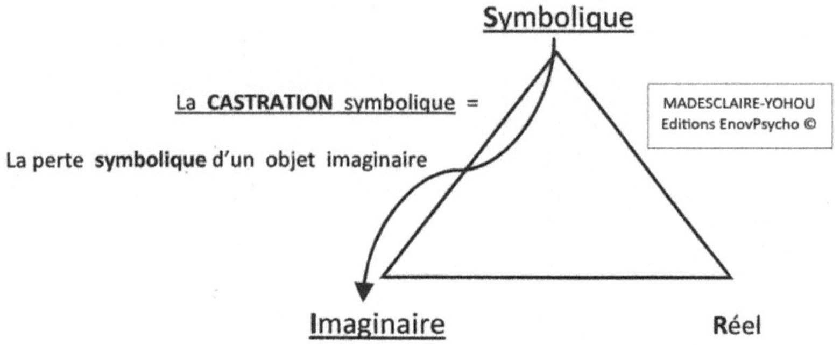

Dans ce schéma, le « Père **Symbolique** » se situe au sommet du triangle, le « Phallus **Imaginaire** » à gauche de la base du triangle, et le « pénis **Réel** » à droite de cette base.

En effet, le « Phallus » ne représente pas l'organe « pénis » réel, mais plutôt la « puissance », ou encore « l'autorité » détenue par le père symbolique.

Le « père symbolique » n'est pas non plus forcément le père réel ou biologique, car il peut être représenté par une autre personne que le père réel (un beau-père, un oncle, un conjoint féminin, etc.). Lacan nous dit qu'il s'agit d'une métaphore...

Pourquoi situer cette dimension « **Symbolique** » au sommet de ce triangle ?

Lacan a écrit : « **Il n'y a pas de question d'œdipe s'il n'y a pas le père**, et inversement, **parler d'œdipe, c'est introduire comme essentielle la fonction du père** » (« *La métaphore paternelle* », in « *Les formations de l'inconscient* », page 166, Editions du Seuil).

C'est donc à cette place que s'exerce la fonction symbolique paternelle dans le triangle œdipien constitué du Père (ou de son substitut), de la Mère (ou de son substitut), et de leur Enfant.

Lorsque nous aborderons « la stratégie des alliances » (dans le chapitre 10d page 243), nous verrons que ces trois instances peuvent être positionnées de la même façon.

Lors de la **première phase de l'œdipe** :

Grâce à ses observations et aux contacts physiques avec sa mère, **le « nourrisson fille » imagine que cette dernière possède ce « phallus imaginaire »** par sa capacité à la nourrir et à prendre soin d'elle au bon moment ; concept qui pourrait aussi se rapprocher de ce que Winnicott a appelé « la phase de l'illusion » d'une mère « totalement bonne ».

Cependant, cette enfant s'aperçoit un peu plus tard que sa mère est désireuse d'un phallus qu'elle ne possède pas, c'est-à-dire qu'elle est « manquante ». *(Voir à ce sujet, aux chapitres 11-1a et 11-1b pages 259 et 262, nos développements concernant la « frustration » et la « désillusion »).*

L'enfant fille va donc s'imaginer pouvoir combler le désir maternel en étant elle-même ce « phallus imaginaire », c'est-à-dire en étant « tout » pour sa mère dans une relation fusionnelle. *(Voir à ce sujet, au chapitre 9b page 177, les développements concernant l'anorexie).*

« Le sujet s'identifie en miroir à ce qui est l'objet du désir de la mère. **C'est l'étape phallique primitive**, celle ou la métaphore paternelle agit en soi ». « Pour plaire à la mère [...] il faut et il suffit d'être le phallus » (Jacques Lacan, « *Le Séminaire Livre V, Les Formations de l'inconscient* », page 192, Editions du Seuil).

Le père réel devra alors jouer son rôle symbolique en « castrant » la mère de sa toute-puissance imaginaire, c'est-à-dire en lui interdisant de « posséder » sa fille comme un objet de jouissance au sein d'une relation fusionnelle, et en imposant également à cette enfant de ne plus s'imaginer pouvoir combler « totalement » le désir de sa mère.

Cette **phase de « castration symbolique » de la mère** est donc primordiale dans l'apparition de la triangulation œdipienne ; c'est peut-être aussi ce à quoi fait allusion Winnicott quand il parle de la nécessaire « désillusion ».

Françoise Dolto a également décrit dans son livre « *Au jeu du désir* », l'élaboration des castrations symboliques orales et anales. Nous résumons ses propos de la façon suivante : **la « castration orale »** effectuée par le père consiste à **interdire le corps à corps prolongé entre la mère et son enfant**, sous peine que cette proximité fusionnelle empêche l'avènement d'une triangulation œdipienne normative.

Quant à **la « castration anale »**, elle **consiste à intégrer le fait que : « le 'dire' n'est pas le 'faire' »** ; et c'est d'ailleurs souvent l'enfant elle-même (ou lui-même) qui va opérer cette castration à l'encontre de sa mère en refusant d'obéir à toutes ses injonctions, que ce soit au sujet de la propreté anale ou de l'absorption de nourriture.

C'est aussi cette « castration anale » qui va poser l'interdit de l'agression du corps d'autrui ou de son propre corps, pour permettre à l'enfant de vivre avec les autres en les respectant et en se respectant.

L'interdit de mordre signifié à un jeune enfant, imprime donc la jonction des castrations orale et anale, que certains enfants n'ont pas encore assimilées lorsqu'on les observe mordant les autres dans une crèche ou un jardin public. Aussi, **cette dynamique de la « castration anale symbolique » de la mère, par son enfant elle-même ou lui-même, est également une étape essentielle du développement et de l'individuation psychologique de l'enfant.**

C'est-à-dire que la mère (ou celui ou celle qui tient ce rôle), doit assimiler le fait qu'il ne suffit pas qu'elle dise à sa fille : « soit propre ! », « soit sage ! », « obéit moi ! », ou encore pire : « soit comme moi ou comme je voudrais être ! », pour que cette dernière obtempère.

Si sa fille s'autorise alors à refuser de coller au désir maternel en lui signifiant que son corps d'enfant ne lui appartient pas, ce refus signera alors l'accomplissement d'une castration symboligène pour cette mère, enfin castrée symboliquement de son enfant.

Par ailleurs, nous remarquons que **cette dynamique œdipienne pourrait également être utilisée dans la compréhension de la problématique anorexique** pour ce qui concerne la relation à la nourriture : l'adolescente cherchant alors, soit à coller au désir maternel d'être mince à tout prix *(voir dans le chapitre 6e pages 137 et 138 la relation féminine à l'apparence corporelle)* ; soit, à contrario, en voulant **s'exonérer du désir maternel en s'affirmant être elle-même détentrice d'une toute puissance phallique à l'encontre de son propre corps**. *(Voir la problématique anorexique au chapitre 9b pages 177 et suivantes).* Disant alors à sa mère : « Je ne serai pas féminine comme tu voudrais que je le sois, ou comme tu voudrais l'être ou l'avoir été » *(voir la notion de « double contrainte négative » évoquée page 52).*

Lors de la **seconde phase de l'œdipe** :

Selon les propos de Jacques Lacan : « **Le père intervient bel et bien comme un 'privateur' de la mère** ». « Ce qui revient à l'enfant est purement et simplement **'la loi du père' en tant qu'elle est imaginairement conçue par le sujet comme privant la mère** ». « Ce qui en fait le caractère décisif est à isoler comme **relation, non pas au père mais à la parole du père**. » (Jacques Lacan, « *Le Séminaire Livre V, Les Formations de l'inconscient* » page 192, Editions du Seuil).

Le père symboliquement « castrateur » sera donc investi par l'enfant comme étant lui-même la « toute-puissance phallique ». L'enfant fille va alors réaliser que sa mère ne possède pas ce phallus imaginaire, c'est-à-dire que cette dernière sera maintenant perçue comme « manquante ». Elle s'aperçoit dans le même temps que sa mère désire et recherche également ce phallus imaginaire chez son père (réel ou symbolique).

Elle va donc cesser de vouloir « être » ce phallus pour sa mère, et accéder par là au registre du « vouloir » ce phallus que sa mère désire aussi ; **et donc le rechercher chez son père réel**. D'où l'**apparition de la rivalité féminine entre mère et fille**, pour l'accession au statut d'être « celle que le père désire ».

Lors de la **troisième phase de l'œdipe** :

La fille va maintenant réaliser que son père réel n'est pas le phallus, mais aussi qu'il ne détient, pas plus que sa mère, ce « phallus imaginaire », si ce n'est de façon symbolique et non pas réelle.

C'est-à-dire que si le père réel (ou son substitut) assume effectivement sa castration symbolique, sa fille pourra alors intégrer le fait que ce fameux « phallus » n'est qu'un objet « imaginaire ». Et par la même, réaliser et intégrer la dure et nécessaire réalité de la castration symbolique, à savoir qu'**aucune personne réelle n'est, ni ne possède ce phallus imaginaire** ; même si son père réel fait semblant de l'avoir.

Selon nous, si à ce stade de l'œdipe cette acceptation de la castration symbolique ne s'est pas opérée correctement, cette enfant risquera de développer ultérieurement une névrose hystérique *(cf. Chapitre 11-2b page 276 et chapitre 13-5 page 307).*

Ayant pu accepter sa propre castration et réaliser que son père réel est également symboliquement castré (comme tout être humain « raisonnable » et soumis à la Loi sociale et à la loi du désir), la fille va pouvoir accepter qu'elle ne soit pas ce phallus que sa mère désire, car elle ne le possède pas ; pas plus d'ailleurs que son père réel ne le possède s'il est symboliquement castré.

Cette fille, maintenant symboliquement castrée elle aussi, va alors désirer et rechercher ce phallus imaginaire, non plus chez son père réel, mais chez une figure paternante extérieure au couple parental. Le père réel, s'il est parvenu à remplir sa fonction de castration œdipienne à l'égard de sa compagne et de sa fille, pourra alors occuper une place uniquement symbolique et sexuellement interdite pour sa fille.

Les garçons, quant à eux, vont rechercher à la fin de l'œdipe à « devenir » le phallus imaginaire masculin pour des figures féminines extérieures à leur famille, en tentant d'occuper pour elles, dans une rivalité avec leurs pairs, la place symbolique située au sommet du triangle œdipien. C'est peut-être ce qui expliquerait leur appétence à faire de l'alpinisme ou, jeunes enfants, à monter sur tous les promontoires ?...

Cependant, nous observons que chez les garçons, le fantasme de possession d'un phallus imaginaire est également accolé à celui de « l'apparence » dans la réalité. Raison pour laquelle beaucoup d'hommes fantasment sur la possession d'une voiture de sport, dont l'apparence extérieure disparaît pourtant à leur regard aussitôt qu'ils sont assis à l'intérieur, les conviant à avoir alors recours à leur imaginaire.

Il s'agit donc bien dans cet exemple de l'importance du regard des autres, susceptibles de s'extasier devant la beauté de leur voiture, mais aussi à propos de son prix supposé et de la puissance de son moteur ; évoquant ainsi la possession par son propriétaire d'un phallus réel : l'argent et la puissance des 6 cylindres en V !

Par contre, la dynamique œdipienne différenciée de la fille par rapport au garçon, va avoir quant à elle pour fonction de propulser l'adolescente à la place du réel, à droite du triangle œdipien *(voir schéma SIR page 258)* ; dans une alliance avec l'imaginaire (à gauche du triangle), dans l'espoir que le réel viendra combler son imaginaire et l'aider à supporter son absence de pénis dans la réalité.

Aussi, notre hypothèse (à vérifier évidemment), serait que **le garçon**, détenteur d'un pénis réel visible et à géométrie variable, malgré sa castration symbolique, **a besoin de l'imaginaire pour conforter sa puissance dans la réalité** ; **alors que la fille**, non détentrice d'un tel appendice mais d'un organe récepteur en creux, **a besoin du réel pour soutenir son imaginaire**.

Ce qui pourrait expliquer alors l'importance pour les adolescentes de l'apparence, des bijoux et du maquillage, ainsi que de l'attrait de certaines d'entre elles pour les Barbie et les concours de « miss », mais aussi de leur appétence pour les vêtements et les bijoux, qui sont des objets bien réels mais à vocation imaginaire ; alors que les garçons auraient besoin d'objets symboliques pour afficher leur puissance dans le réel (les voitures, le statut, les récompenses et les médailles).

C'est sans doute la raison pour laquelle, afin de pouvoir établir une relation particulière avec cet « imaginaire » tant recherché, les adolescentes peuvent se rendre alors dépendantes du réel, à savoir : l'apparence physique et les accessoires vestimentaires.

Mais elles sont aussi, pour la plupart, très préoccupées de la couleur de leur peau. Alors qu'au 17ème siècle en France il était recommandé aux femmes d'avoir la peau la plus blanche possible, il faudrait maintenant pour les femmes d'origine européenne qu'elles soient « la plus bronzée possible », surtout si elles sont nées « blanches ». Et même si elles ont la chance d'être nées avec une peau déjà métissée, certaines d'entre elles vont jusqu'à payer pour se « faire cuire » artificiellement la peau pour la rendre encore plus bronzée, comme le font certaines brésiliennes.

Mais on peut aussi assister au mouvement inverse, et observer que la plupart des femmes d'Afrique ou d'origine africaine, rêveraient d'avoir la peau blanche, acceptant de se faire blanchir la peau avec des produits dangereux pour leur santé, dans l'espoir de paraître « la moins noire possible ». Elles introduisent de ce fait **une relation que l'on pourrait qualifier à juste titre de « perverse » à l'encontre de l'intégrité de leur peau** et de leur identité, au mépris de leur santé et des risques avérés de cancers auxquels ces produits les exposent.

Pas moins d'ailleurs que ceux auxquels s'exposent certaines « blanches » qui se font cuire au soleil, badigeonnées d'huile bronzante à effet de loupe. Sans parler du Botox et des opérations esthétiques chirurgicales répétées, conduisant finalement certaines jolies femmes à ressembler plus à des zombies qu'à des déesses...

Sans compter également la demande des femmes d'origine asiatique qui veulent se faire débrider les yeux pour pouvoir ressembler aux occidentales, au mépris de leur identité et de leur beauté d'origine... **Le corps et la peau semblent donc bien des vecteurs dynamiques d'une relation spécifiquement féminine à l'imaginaire, utilisant le réel corporel comme arme de séduction, mais aussi, pour certaines d'entre elles, comme objet d'une relation pseudo-perverse à leur corps**.

Aussi, s'il s'avérait exact que cette dynamique féminine soit universelle, cela laisserait entendre que les femmes ne pourraient séduire les hommes que par du réel (leur corps et leurs parures) ; alors que les hommes doivent le faire avec de l'imaginaire, mais aussi du réel (la puissance et l'argent). Raison pour laquelle les femmes en vieillissant seraient plus handicapées que les hommes pour séduire, alors que certains hommes peuvent encore conserver la séduction de l'imaginaire, de l'argent ou de la célébrité, en vieillissant.

Mais cette différence de genre peut aussi s'estomper chez certains hommes, convaincus que l'imaginaire ne se voit que dans le réel, et qui vont jusqu'à subir des opérations de « distraction ostéogénique » extrêmement risquées et douloureuses pour se faire agrandir les jambes, confirmant par là leur besoin de paraître « plus grand » aux yeux des femmes.

Est-ce également la raison pour laquelle une femme très intelligente, compétente et cultivée, ferait parfois fuir les hommes de part cette rivalité de puissance imaginaire entre hommes et femmes ?

Car si **les femmes ont besoin du réel pour séduire**, alors que **les hommes ont besoin de l'imaginaire pour survivre**, nous pensons que **les femmes ont alors l'obligation d'« être » les plus belles dans le réel** ; alors que **les hommes subissent quant à eux l'injonction de « paraître » et de se convaincre d'être les plus grands dans l'imaginaire**.

Cette dynamique féminine qui serait universelle, pourrait-elle également expliquer la façon dont les adolescentes anorexiques s'emparent aussi facilement de leur souffrance corporelle contre leur imaginaire ? C'est théoriquement une hypothèse valide, mais qui selon nous ne pourrait s'expliquer que par la **présence d'un réel traumatique perverti et d'une fonction symbolique paternelle défaillante**, comme nous cherchons à le démontrer tout au long de cet ouvrage à propos d'un « **syndrome d'auto agression** » dans lequel s'enchaînent inexorablement : les traumatismes, les TSPT, les pensées suicidaires, les scarifications, ainsi que l'anorexie ou les tentatives de suicide...

6f - __La « pulsion scopique » comme soutien de l'acte scarificatoire__

Ce concept a été développé dans le séminaire 11 de Jacques Lacan, intitulé : « *__Les quatre concepts fondamentaux de la psychanalyse__* », aux Editions Points Essais.

Cette pulsion se traduit évidemment par le plaisir de regarder. La présence fréquente de badauds lors d'un accident, d'une agression physique ou d'un incendie, associée la plupart du temps à l'usage de smartphones (qui n'existaient pas encore lors de la rédaction des séminaires de Lacan), viennent aisément en témoigner.

Dans cette approche théorique de Jacques Lacan, il nous est dit que l'œil humain, au-delà de la perception, fonctionnerait comme un organe de « capture psychique » associée à du plaisir. Ce que démontre par ailleurs l'importance du « montré - caché » dans l'usage des sous-vêtements féminins ou des mini jupes. Dans ses excès, la version « active » de la pulsion scopique aboutit au voyeurisme, alors que sa version « passive » conduit à l'exhibitionnisme.

Dans un célèbre schéma intitulé « *Expérience du bouquet renversé* », cité dans les **Séminaires** : « *__Les écrits techniques de Freud__* » et « *__L'angoisse__* », Lacan démontre que nous ne voyons pas réellement l'image qui se trouve physiquement à la surface d'un miroir concave, mais plutôt derrière lui, comme le démontre le comportement des chimpanzés qui cherchent à saisir l'image d'un congénère qui se trouverait derrière.

Lacan nomme alors cet objet vu « derrière le miroir », comme étant non pas « le moi réel », mais plutôt « **le moi imaginaire** », qu'il nomme « l'objet petit a ».

*6f - **Pulsion scopique** et scarifications*

Cette dynamique scopique pourrait alors expliquer les comportements des personnalités hystériques, qui se réfugient dans l'imaginaire, et qui en jouissent en se montrant ostensiblement en spectacle ; ou encore les personnes souffrant d'anorexie, qui ne voient leur corps réel que sous l'apparence exagérée d'une grosseur imaginaire.

Nous avons évoqué plus haut le rapprochement que nous faisions entre la dynamique scarificatoire et la dynamique anorexique, toutes deux positionnées à la base du triangle œdipien, entre le réel et l'imaginaire.

Les propos de Jacques Lacan concernant la pulsion scopique viendrait ici confirmer cette hypothèse, dans la mesure où les adolescentes qui se scarifient expriment clairement leur plaisir à voir couler leur sang, tout en ressentant la douleur qui y est associée. Nous avons également fait l'hypothèse que ce sang pourrait aussi signifier la vue du lait maternel qui s'écoule sur leur peau ? *(Cependant cette dernière hypothèse exotique et spéculative, nécessiterait d'être vérifiée et n'expliquerait nullement la prépondérance des filles dans l'usage de la scarification).*

Nos observations cliniques rejoignent aussi celles d'autres thérapeutes, notamment Pommereau, Brun et Moutte, dans leur ouvrage collectif : « *L'adolescence scarifiée* » (Editions L'harmattan).

Ces derniers rapportent le plaisir éprouvé par les adolescentes qui se scarifient et qui témoignent de la fascination visuelle qui accompagne l'acte de scarification : « c'est bien la vision qui est le sens le plus sollicité ; tous nos patients rapportent en effet cette focalisation de la vision sur l'action : 'je ne voyais que mon bras, je ne faisais pas attention à ce que j'avais autour, je le zappais complètement' » (op. cit., page 58).

Ces auteurs poursuivent en disant : « En participant de visu à ce qu'il s'inflige, le sujet met en forme et précise les contours de blessures intérieures qu'il perçoit comme confuses ». « Les voir signifie en prendre le contrôle ; leur donner forme y contribue également et permet de les circonscrire, ce qui est un important facteur de réassurance ». Ces mêmes auteurs observent que cette « captation visuelle » s'accompagne souvent d'un « mur sonore », permettant de focaliser l'attention et la vision de l'adolescente sur l'acte de scarification.

Lorsque ces auteurs parlent de « blessures intérieures », cela correspond à ce que nous nommons : « l'imaginaire intérieur » dont l'adolescente espère prendre le contrôle, dans une alliance que nous avons qualifiée précédemment de « pseudo perverse » *(voir schéma du chapitre 6d page 125)* à l'encontre de son « moi corporel (pour faire allusion au « moi peau » de Didier Anzieu).

Cependant, **cette alliance dite « pseudo perverse » est utilisée de façon temporaire, conduisant ensuite au regret, à la honte et à la culpabilité**, ce qui n'a évidemment rien à voir avec les comportements programmés d'une personne perverse, chez qui les sentiments de honte et de culpabilité sont la plupart du temps absents ou inexistants. *(Voir à ce sujet le chapitre 13-17 page 327).*

Le réel scarificatoire ferait donc émerger « l'imaginaire émotionnel » qui, en s'écoulant de ses plaies béantes, permettrait à l'adolescente de se débarrasser pour un moment de ses traumatismes.

Pour ces auteurs, regarder le sang s'écouler est aussi l'expérience d'un « plaisir scopique » que relatent les adolescentes de la façon suivante : « J'éprouvais un réel plaisir à voir mon sang couler. Voir ce liquide d'une couleur sombre sortir de mon corps, c'était génial, indescriptible, tellement çà me faisait du bien » (op. cit., page 58).

6g - Approches thérapeutiques que l'on peut proposer aux adolescentes qui se scarifient

Xavier Pommereau nous dit dans son livre « *L'adolescent suicidaire* », qu'**il faut toujours prendre au sérieux toute conduite suicidaire** *(op. cit., page 46)*.

Etant donné le **lien indissociable que nous avons mis en évidence entre les tentatives de suicide et les scarifications** chez les adolescentes *(voir chapitres 6c et 13-10 pages 119 et 313)*, nous ajoutons qu'**il faut toujours prendre très au sérieux la présence de scarifications chez une adolescente**, et **lui proposer dès que possible des consultations auprès d'un thérapeute ou une hospitalisation en pédopsychiatrie**.

Ultérieurement *(dans les données du chapitre 14 page 333)*, nous détaillerons la **preuve statistique des liens étroits qui existent entre le Stress Post Traumatique et les Scarifications**, ce qui nous amène à présenter à nouveau la suite significative déjà précédemment évoquée :

Traumatismes => Troubles du Stress Post Traumatique => Scarifications => Tentatives de Suicide

S'il en était besoin et que cela soit déontologiquement acceptable, cet enchaînement mortifère serait encore plus irréfutable si nous disposions de données concernant les adolescentes qui présentaient un TSPT, qui se scarifiaient, et qui, malheureusement, sont parvenues à mettre fin à leurs jours. Confirmation statistique qui évidemment ne se fera jamais, pour des raisons éthiques évidentes.

Aussi est-il essentiel de soigner autant que possible la cause du mal être de ces jeunes filles, tout en tentant de leur apporter un soulagement concernant les symptômes dont elles souffrent.

Cependant, étant donné les difficultés que la majorité des adolescents et adolescentes ont à accepter de faire confiance à un adulte *(voir à ce sujet le chapitre 4b page 44)*, ainsi que la douleur psychique que leur impose la reviviscence de certains souvenirs traumatiques intolérables (harcèlements, viols, incestes), **il est important que le thérapeute qui les reçoit se serve d'une alliance thérapeutique en cours d'élaboration, pour s'autoriser à leur poser les questions pertinentes et nécessaires à ce sujet**.

Ce qui permettra de donner rapidement sens à leurs symptômes, de consolider la relation de confiance thérapeutique naissante, et de leur proposer une stratégie de soin qui soit pertinente.

En haut de la page de garde de ce livre, nous avons mis en valeur la phrase de Jean-David Nasio : « **Quand vous recevez pour la première fois et en urgence un adolescent en difficulté, dîtes-vous bien que c'est une chance pour lui et une responsabilité pour vous** ». (Op. cit., in « *__Comment agir avec un adolescent difficile ? Conseils aux parents et aux professionnels__* », op. cit., page 87).

C'est-à-dire que, si un adolescent vous fait confiance en tant que thérapeute, **vous ne devez pas le décevoir en évitant** (par prudence ou par déni), **de le questionner habilement, mais avec insistance, sur les évènements qui auraient pu être à l'origine de son mal être**, de ses scarifications et de ses tentatives de suicide.

Aussi, comme nous l'évoquerons également à propos des adolescents qui souffrent de phobie scolaire, **la première démarche du thérapeute devrait consister à proposer aux adolescentes qui se scarifient une mise en sens de cette pratique**, c'est-à-dire de les aider à découvrir ce que signifie ce geste pour elles, en quoi et pourquoi parvient-il à les soulager, et à quels évènements traumatisants pourrait-il renvoyer.

On s'aperçoit alors qu'émerge le plus souvent la confirmation de la présence d'un traumatisme récent ou ancien ; qui a par la suite engendré une énorme culpabilité, de l'agressivité, mais aussi une honte et un stress difficilement canalisables, si ce n'est par cet acte chirurgical ou impulsif qui va littéralement vider leur corps de sa substance honteuse et méprisable.

La découverte de la cause des comportements scarificatoires nous semble donc consubstantielle du soin à apporter à ces adolescentes, eu égard aux effets et aux symptômes du stress post traumatique, à savoir : les scarifications et les idées suicidaires.

L'utilisation clinique d'images et de tests projectifs, comme les dessins et les phrases imprimées incitant au dialogue, permettront soit la redécouverte du ou des traumatismes, soit son expression explicite si l'adolescente en a encore le souvenir *(voir chapitre 15 page343)*.

Enfin la pratique de l'EMDR associée à l'hypnose thérapeutique Ericksonienne *(voir chapitre 5d page 86)* pratiquées par un thérapeute aguerri, peuvent d'une part faire émerger ces souvenirs, et d'autre part les soigner en les apaisant ; l'hypnothérapie offrant à l'adolescente une autre alternative que celle des scarifications ou du passage à l'acte suicidaire.

Il existe également une méthode que nous utilisons (et que d'autres thérapeutes pratiquent également), permettant aux adolescentes de passer outre la pulsion scarificatoire grâce à l'utilisation d'élastiques ou de balles de massage (avec ou sans picots) *(voir chapitre 12-3g page 299)*.

Ces objets leur permettent d'y avoir recours lorsque la pulsion scarificatoire devient difficilement contrôlable, avec un soulagement dû aux sensations de tapotements, de pressions et de picotements sur la peau, ce qui, selon leurs témoignages, les soulagent suffisamment. Ce sont alors des sensations bien « réelles » qui vont soulager leur imaginaire, tout en leur permettant de respecter l'interdit symbolique d'agresser leur propre corps.

Nous leur proposons également d'utiliser autant que possible leurs ressources personnelles, aussi bien grâce au sport, au dessin, à la musique, la danse ou la peinture... Dessiner, écouter de la musique (non déprimante), et appeler ses amies pour se confier à elles ou pour organiser une sortie cinéma ou shopping, et parfois suffisant pour les dissuader de se scarifier ou de tenter de se suicider, en détournant leur attention de l'impulsion du moment.

Enfin, étant donné l'hypothèse de l'addiction due aux effets de bien-être et de soulagement provoqués par les scarifications, une autre approche serait la même que celle que l'on utilise pour les personnes addictes au tabac, à savoir l'association de l'hypnothérapie et des techniques de remédiation cognitivo comportementales. A ce sujet, la lecture du livre d'Allen Carr : « *__La méthode simple pour en finir avec la cigarette__* » (Editions Pocket) peut être instructive...

D'autre part, nous avons souligné dans les chapitres 6d et 9b, la convergence inversée des symptômes scarificatoires et anorexiques dans leurs rapports à l'imaginaire et au réel.

Dans ces deux situations pathologiques (scarifications et anorexie), nous retrouvons l'omniprésence d'un stress post traumatique ; ce qui, par voie de conséquence engendre également une dévalorisation de soi exponentielle, car elle s'auto entretient ensuite par la pratique des scarifications.

Raison pour laquelle **nous préconisons d'utiliser dès que possible des techniques concrètes d'art thérapie**, qui permettront à l'adolescente qui se scarifie d'**__introduire de l'imaginaire dans le réel__**, afin d'acquérir progressivement une image d'elle-même plus réaliste, moins dévalorisante, et plus à même d'augmenter son estime d'elle-même. *(Ces propositions seront également développées dans le chapitre 9c page 185, consacré aux soins à proposer aux adolescents anorexiques).*

Un exemple d'introduction de l'imaginaire dans le réel : **la sculpture sur argile**, en veillant à faire cuire les productions céramiques de l'adolescente afin de les pérenniser ; mais aussi **la sculpture sur stéatite** extrêmement accessible à quiconque, et qui permet d'obtenir de très beaux objets artistique après polissage et huilage ; et enfin **la photographie**, modifiable par des logiciels spécifiques.

Nous avons suggéré ces pratiques dans le roman de science-fiction écrit par l'une d'entre nous et intitulé « **AETEHL** » (publié aux Editions EnovPsycho), qui met en scène des adolescentes qui présentent des troubles scarificatoires, anorexiques et obsessionnels.

D'autres techniques de soins sont proposés dans l'ouvrage collectif : « *Automutilations, comprendre et soigner* » de Vincent Trybou et collaborateurs (Editions Odile Jacob), inspirées des schémas de Young (op. cit., pages 81 à 89). Ces auteurs préconisent une 'analyse fonctionnelle' préalable des comportements d'automutilation (op. cit., pages 120 à 122), en utilisant les items du **SITBI** (*Self-Injurious Thoughts and Behaviours Interview*, Nock et al, 2007) ; et du **SASII** (*Suicide Attempt Self-Injury Interview*, Linehan et al, 2006).

Ils font également référence à la « **thérapie des schémas** » de Young, (citée dans la « Technique n° 11 » pages 205 et suivantes de l'ouvrage op. cit.) ; avec l'utilisation d'une « **roue des sentiments** » (op. cit., page 208) ; arguant du fait que la majorité des adolescentes qui se scarifient ont du mal à identifier leurs émotions, et encore moins à les réguler...

Il faut aussi souligner l'importance que ces auteurs accordent au comportement du thérapeute à l'égard d'une patiente qui se scarifie. *(Voir aussi le chapitre 4d page 59 à ce sujet).*

En effet, dans l'ouvrage cité ci-dessus, les auteurs insistent à juste titre sur les exigences suivantes :

- Ne pas renforcer les comportements auto-mutilatoires, en les observant ou en les commentant outre mesure.
- Ne pas exprimer verbalement ou non verbalement le dégoût ou le rejet à la vue des cicatrices.
- Ne pas s'attendre, et encore moins « exiger », une guérison rapide.
- Ne pas vouloir « sauver » la patiente à tout prix.
- Ne pas exprimer d'emblée trop d'attachement affectif à la patiente, car elle risquerait de ne plus vouloir guérir, afin de prolonger autant que possible la relation avec son ou sa thérapeute.
- Abandonner tout usage d'un « contrat », car, selon ces auteurs, il n'aurait jamais démontré son utilité thérapeutique. *Cependant, tout dépend aussi du contenu de ce contrat, puisque les thérapeutes familiaux systémiques l'utilisent fréquemment comme injonctions positives...*
- Renforcer positivement tous les comportements expressifs de sa patiente, afin de les prendre en considération comme étant valides, légitimes et cohérents dans l'expression de sa colère, de sa honte ou de sa culpabilité.
- Evidemment, ne porter aucun jugement de valeur au sujet des comportements scarificatoires.

- Multiplier autant que possible les feed-back positifs, en validant et en encourageant le moindre petit effort de changement ou de maîtrise de la pulsion scarificatoire.

Nous avons déjà fait de nombreux parallèles cliniques entre les comportements scarificatoires et anorexiques. Aussi faut-il remarquer que toutes les recommandations éthiques faites aux thérapeutes par ces auteurs dans le cadre du soin aux personnes qui se scarifient, peuvent tout à fait s'appliquer aussi à l'accompagnement thérapeutique des personnes souffrant d'anorexie...

Nous avons également fait l'hypothèse que les personnes qui s'automutilent se situent (comme celles qui souffrent d'un grave trouble alimentaire mettant leur vie en danger), à la base du triangle œdipien, à la jonction entre l'imaginaire et le réel.

En effet, chez les personnes anorexiques, l'excroissance exponentielle de l'imaginaire masque petit à petit tout accès objectif au réel (en l'occurrence leur corps tel qu'il est).

Alors que **chez les personnes qui se scarifient**, nous faisons l'hypothèse que le schéma est inverse, c'est-à-dire que **le réel** (en l'occurrence la douleur infligée au corps), **sert à masquer l'imaginaire émotionnel**.

Raison pour laquelle, concernant les automutilations, nous préconisons comme stratégie thérapeutique d'**introduire de l'imaginaire dans le réel** ; alors qu'il faudrait faire l'inverse avec les adolescentes soumises à leurs conduite anorexique *(voir chapitre 9c page 185).*

Il s'agit concrètement d'utiliser des outils et des matériaux bien réels : la peinture, le crayon, le papier, l'argile, la stéatite, le maquillage artistique, l'appareil photo ou la caméra de leur portable, un handpan ou tout autre instrument de musique. Si la création musicale sur une guitare ou un instrument à vent nécessite un apprentissage, le piano et le handpan autorisent quant à eux une expression spontanée, sans aucune connaissance musicale préalable.

A partir de ces supports à vocation artistique, le thérapeute aura pour objectif d'__**introduire progressivement de l'imaginaire dans le réel**__ en proposant à l'adolescente de réaliser ses propres créations (en excluant évidemment tout critère de beauté et de jugement), y compris sur elle (par exemple avec le maquillage artistique, ou encore le dessin ou l'écriture éphémère sur son bras). Le résultat sera toujours valorisé par le thérapeute comme étant l'expression intime et sincère de son état d'âme du moment, de ses angoisses et de ses colères du passé, ou encore de ses projets d'avenir.

Il en est de même de la peinture, du modelage avec de l'argile, de la sculpture sur stéatite, voire même du dessin... Certains thérapeutes proposent aussi des ateliers d'écriture aux personnes qui se scarifient.

Quant à la création d'images et de vidéos grâce à son smartphone, les logiciels de retouche d'images sont maintenant accessibles gratuitement, auxquels s'ajoutent l'aide (également gratuite sur internet), de Gemini ou de ChatGPT.

Observations qui suscitent l'interrogation

Nous constatons que certaines adolescentes qui se scarifient, ont tendance à diminuer cette pratique à partir du moment où elles se mettent à fumer des puffs (maintenant interdits à la vente).

Ces derniers contiennent du Propylène Glycol provoquant le « hit » (sensation irritante dans la gorge) ; de la Glycérine végétale servant à produire une épaisse vapeur ; des sels de nicotine à des taux moins élevés que la nicotine pure. Ce qui permet d'en absorber des doses très élevées (jusqu'à 20mg/ml) ; ainsi que des agents de saveur, qui chauffés à haute température, provoquent un effet de « givre » dans la gorge, mais ont aussi un potentiel cancérogène sur les poumons. Sans parler des métaux lourds...

Pour quelles raisons l'usage de ces puffs diminuerait-il la pratique scarificatoire ? Est-ce à cause des sensations irritantes, du danger qu'ils représentent pour la santé, de la libération de dopamine et d'endorphines que provoque la nicotine, ou encore du contrôle du souffle qu'exige l'absorption de ces produits dans les poumons de l'adolescente ? Ou bien le fait de pouvoir l'avoir sur soi, y compris en public, comme un doudou transitionnel admis et toléré par ses pairs ?

Nous n'avons pour l'instant ni réponse, ni certitude ou hypothèse en la matière...

7 - Passages à l'acte et idées suicidaires chez les adolescents

Tout comme pour la dépression, les passages à l'acte suicidaire chez les adolescents font l'objet d'une multitude d'observations et de publications. Il n'est donc pas utile et nécessaire que nous en fassions le résumé, et nous n'avons par ailleurs aucune prétention à apporter des éléments complémentaires de compréhension en ce domaine. *(voir bibliographie essentielle page 347).*

L'un des ouvrages qui nous a paru le plus complet en termes de descriptions sémiologiques et d'hypothèses diagnostiques, est celui de Daniel Marcelli et Elise Berthaut : « *Dépression et tentatives de suicide à l'adolescence* », aux Editions Masson.

Nous avions déjà fait remarquer que Xavier Pommereau, dans son livre intitulé : « *L'adolescent suicidaire* » (Editions Dunod), insiste à juste titre sur la nécessité de toujours prendre au sérieux une tentative de suicide chez les adolescents (op. cit., page 46). En effet, selon l'Observatoire National du Suicide, les garçons de 15 à 24 ans décédés par suicide représentent 15 à 20 % de la mortalité totale, juste après les accidents de la route.

Cependant, nous constatons que la gravité de cet acte ultime s'accompagne le plus souvent de ce que les médecins appellent « le paradoxe du genre ». C'est-à-dire que statistiquement, **les adolescentes font trois à quatre fois plus de tentatives de suicide que les adolescents**, ce qui explique qu'elles soient majoritaires dans nos consultations.

Par contre, ce sont **les adolescents qui décèdent trois fois plus par suicide que les adolescentes**. C'est-à-dire que sur 100 tentatives de suicide chez les adolescents, **on constate 10 à 15 % de décès chez les garçons**, et **seulement 1 à 2 % chez les filles** !

L'une des explications de ce phénomène serait que les filles auraient plus de facilités que les garçons à exprimer leur détresse psychique, y compris par des passages à l'acte suicidaires non létaux. Mais aussi que les garçons utiliseraient des moyens plus radicaux que les médicaments : par armes à feu, pendaison ou autres méthodes laissant peu de chances de survie malgré l'intervention des pompiers.

Nous avons également décrit les symptômes du trauma complexe *(dans le chapitre 5b page 72),* en évoquant de nombreux indices qui confirment le lien entre les traumatismes du passé et les tentatives de suicide du présent, et de nombreuses études l'ont également démontré (voir « *Le grand livre du Trauma Complexe* », page 38).

Raison pour laquelle nous nous sommes focalisés dans cet ouvrage sur le traitement thérapeutique des souvenirs traumatisants, car ils sont la cause principale des TSPT, des scarifications, et au final des tentatives de suicide.

Nous avons souligné *(dans les chapitres 5c, 6 et 14 ; pages 77, 111 et 333)* les **liens étroits entre les traumatismes, le stress post traumatique, les scarifications et les passages à l'acte suicidaires**. Aussi, comme nous le mentionnions dans les soins psychologiques au sujet des comportements scarificatoires *(chapitre 6g page 142),* **il nous semble essentiel de traiter autant que possible et en priorité, la ou les causes des passages à l'acte suicidaires**.

Sachant que **les scarifications sont les prémisses symptomatiques d'un risque suicidaire**, le chapitre 6g cité ci-dessus décrit les soins qui nous semblent les plus appropriés à l'adolescent qui veut mettre fin à ses jours, à savoir : dans un premier temps, découvrir avec l'adolescent(e) et sa famille les évènements qui ont pu le conduire à vouloir mettre fin à ces jours ; puis dans un deuxième temps : lui proposer des soins appropriés, notamment l'EMDR *(voir le protocole détaillé dans le chapitre 5d page 83),* et l'hypnothérapie Ericksonienne *(page 86).*

Si l'adolescente présente un tableau dépressif majeur, au-delà d'un éventuel traitement anti dépresseur prescrit par un médecin pédopsychiatre, il nous semble essentiel que le thérapeute agisse également sur l'étiologie traumatique qui aurait conduit cette jeune à passer à l'acte suicidaire. Mais aussi sur l'assiduité scolaire, comme colonne vertébrale d'une resocialisation indispensable.

La présence très importante des idées suicidaires chez les adolescentes est amplement évoquée dans ce livre *(notamment dans le chapitre 6c page 115 consacré aux scarifications)*, ces dernières servant sans doute de pare-feu au passage à l'acte suicidaire. Mais nous n'avions jusqu'à présent ni spécifié ni quantifié l'omniprésence de la dépression, chez les adolescentes hospitalisées pour un passage à l'acte suicidaire.

En effet, au-delà de dépressions strictement endogènes (relativement rares chez les adolescents, mais que l'on repère souvent en examinant leurs antécédents familiaux), l'état dépressif (bien que non pathognomonique du TSPT) est un symptôme consécutif des traumatismes et des Troubles du Stress Post Traumatique.

Pour nos lecteurs qui ne seraient pas familiarisés avec les critères d'un tableau dépressif chez un adolescent, nous les résumons ci-dessous, sans détailler pour autant tous les critères du DSM 5.

- Une **irritabilité amplifiée** ; au-delà de ce que l'on observe fréquemment chez les adolescents.

- Une **perte d'énergie** et une **fatigue récurrente** ; là aussi à distinguer de la fatigue souvent observée chez les adolescents, en raison de l'énergie requise pour leur grandissement physique, ou encore de leur manque de sommeil ou de vitamine D.

- Une **dévalorisation de soi** ; avec un sentiment d'impuissance et d'indignité incommensurable.

- Des **idées sur la mort** et la tentation de mettre fin à ses jours.
- Des **difficultés d'attention et de concentration**.
- Des **troubles alimentaires** avec **perte d'appétit**.

Dans le *chapitre 15 page 343*, nous répertorierons les auto tests cliniques fréquemment utilisés (dont l'échelle de dépression de Beck), afin de confirmer ou d'infirmer l'hypothèse d'une dépression chez un adolescent, et de préconiser alors une consultation auprès d'un pédopsychiatre et/ou d'un psychothérapeute.

En ce qui concerne les liens entre l'anorexie et les tentatives de suicide.

Nous aurions tendance à penser que la mortalité chez ces adolescentes soit uniquement due à des causes physiologiques. En effet, si la moitié d'entre elles guérissent et 21 % en gardent des séquelles chroniques, 5 à 6 % en décèdent à leur sortie d'hospitalisation pour des raisons somatiques (données publiées sur le site de l'INSERM en octobre 2020, dans l'article intitulé : « *Anorexie mentale : un trouble essentiellement féminin, à la frontière de la médecine somatique et de la psychiatrie* ».

Par contre, ce que cet article nous apprend c'est que les décès des personnes souffrant d'anorexie chronique sont également dus à des suicides dans 27 % des cas, c'est-à-dire que « ***le taux de suicide associé à l'anorexie est le plus important de toutes les maladies psychiatriques*** ».

Cette observation conforte à nouveau notre hypothèse sur les liens cliniques existant entre les TSPT, les scarifications, l'anorexie et les tentatives de suicide...

8 - Les phobies scolaires chez les adolescents

Bien que beaucoup moins anxiogène que les comportements suicidaires, et moins spectaculaire que les scarifications, la phobie scolaire est un symptôme extrêmement fréquent chez les adolescents et adolescentes qui viennent consulter en pédopsychiatrie.

Il n'en demeure pas moins que ce trouble du comportement est beaucoup plus invalidant 'socialement' que les scarifications, mais aussi 'psychologiquement', dans la mesure où il induit et entérine un isolement qui peut se révéler à long terme profondément préjudiciable à l'équilibre présent et futur de l'adolescent.

De nombreux livres ont paru sur le sujet, sans doute avec une recrudescence accrue depuis la crise du Covid. Aussi allons-nous laisser le lecteur se reporter à tous ces ouvrages, et nous contenter de résumer ce qui nous semble essentiel dans les stratégies thérapeutiques à adopter au regard des symptômes multiples que présentent les adolescents, avant ou après une tentative de suicide.

Il nous faut tout d'abord préciser la signification exacte de ce mot en termes de diagnostic et de sémiologie, et considérer les causes probables qui ont conduit ces jeunes à souffrir de cette phobie.

Nous allons ensuite analyser les conséquences sociales et psychologiques de ce retrait scolaire ; et enfin tenter d'appréhender les stratégies thérapeutiques et éducatives les plus pertinentes en ce domaine.

8a - Diagnostic et sémiologie des phobies scolaires

Sans vouloir perdre le lecteur dans des détails diagnostiques, il nous a tout de même semblé utile de tenter de préciser ce que ces termes sous entendaient.

En effet, dans l'ouvrage très complet et très intéressant qu'elles ont écrit sur le sujet : (« *Comprendre et soigner le refus scolaire anxieux* », aux Editions Dunod), Marie Gallé-Tessoneau et Laetizia Dahéron nous disent que l'appellation « phobie scolaire » n'a pas lieu d'être, dans la mesure où il ne s'agit pas (selon elles) d'une phobie « de » l'école, mais d'une anxiété qui se produit « à » l'école. Elles ont donc préféré utiliser le terme « **refus scolaire anxieux** ».

Bien qu'admettant la justesse de leurs propos pour lesquels nous apporterons des précisions par la suite, il nous a semblé plus simple de garder le terme de « phobie scolaire », partagé et compris par la plupart des professionnels, et surtout des parents.

D'autant plus que le diagnostic de « refus scolaire anxieux » ne figure pas encore à ce jour dans la dernière version du DSM-5, pas plus qu'il ne figure dans la CFTMEA R-2020 (« *Classification Française des Troubles Mentaux de l'enfant et de l'adolescent* », Editions Presses de l'EHESP).

Dans la catégorie des « troubles anxieux », le **DSM-5** propose la description de l'« anxiété de séparation », de la « phobie spécifique » et enfin de l' « anxiété sociale ».

Il est vrai que chez le jeune enfant à l'âge de l'école maternelle ou élémentaire, il n'est pas aisé de déterminer laquelle de ces catégories serait spécifique de son angoisse à se rendre à l'école, sachant qu'il faudrait alors tenir compte de nombreux facteurs : l'environnement affectif maternel et familial, le passé de l'enfant, l'environnement social sur le trajet de l'école, le comportement des autres élèves, l'attitude de la professeure à l'égard de cet enfant, etc.

Par contre, chez les adolescents, sauf en de très rares cas de pathologie autistique ou d'un syndrome fusionnel avec la mère, « l'anxiété de séparation » ne semble pas pertinente à utiliser. Le terme « **phobie spécifique** » semble déjà plus approprié, puisque le DSM-5 décrit que : « la peur, l'anxiété ou l'évitement, causent une souffrance cliniquement significative ou une altération du fonctionnement social ».

Vient ensuite, dans cette catégorie des « troubles anxieux », le symptôme d'« **Anxiété ou Phobie Sociale** », avec, entre autres, « la peur d'être observé ». Il est vrai que de nombreuses adolescentes qui viennent consulter après une tentative de suicide, présentent une anxiété sociale qui les handicape dans de nombreuses situations du quotidien pour : se rendre au collège ou au lycée, sortir avec ses amies, aller au cinéma, faire du sport, faire du shopping, etc.

Cependant, dans nos échanges avec elles, la différenciation est bien claire entre « j'ai peur de prendre le bus pour me rendre au collège », et « je suis terriblement angoissée, aussitôt que je dois franchir le portail du collège ».

Il s'agit donc bien d'un symptôme à dominante phobique, qui se produit à propos ou à proximité du cadre scolaire, associée de surcroît le plus souvent à une phobie sociale généralisée.

Aussi, nous verrons par la suite l'importance à découvrir ce qui a pu déclencher ces angoisses à propos de l'école, et de quelle façon le thérapeute peut se saisir de ces informations pour tenter d'apaiser les troubles anxieux qui en ont découlés, ou de développer des techniques de remédiation qui permettront à ces adolescentes d'apprendre à mieux les gérer. Nous disons « les adolescentes », car, là encore, il semblerait qu'il y aurait (comme pour les tentatives de suicide, les scarifications et l'anorexie), une prédominance des filles dans ce domaine.

Pour conclure à propos des termes diagnostiques, la CFTMEA (op. cit.,) inclut les « phobies scolaires » (*catégorie 9.22*) dans une catégorie « complémentaire » à celle des « *organisations névrotiques à dominante phobique* » (*catégorie 2.2*), en les différentiant des « phobies spécifiques ». Etant donné que ce terme générique de « phobie » est abondamment utilisé, nous avons choisi de le garder par simplicité, tout en veillant à circonscrire sa dynamique dans un cadre scolaire.

Prenons pour exemple l'une des phobies les plus communes, comme la peur des araignées, des souris ou des serpents. Il s'agit bien là d'une peur irrationnelle et incontrôlée lorsque la personne se trouve malgré elle en contact avec un insecte ou un animal phobogène.

Une cristallisation phobique peut aussi s'observer dans le cadre d'expériences personnelles négatives, concernant notamment les phobies alimentaires et leurs variations (à ne pas confondre évidemment avec les troubles anorexiques). En effet, la peur de vomir ou de manger une certaine catégorie d'aliments peut renvoyer à une éducation forcée du nourrissage, à une expérience de choc allergique ou d'étouffement, avec pour cette dernière dimension la présence d'un élément mortifère.

De la même manière, la peur des araignées, des scorpions, des serpents, des ponts, des accidents de voiture, des tunnels, des chiens, des avions ou des ascenseurs..., renvoie expressément à l'existence probable d'un danger potentiellement létal : d'écroulement, de chute, de crash ou de morsures... En effet, l'expérience clinique montre que très souvent ces types de phobies ont débuté à la suite d'expériences traumatisantes réellement vécues par la personne (enfermement dans un ascenseur en panne, présence sur pont qui s'est écroulé, etc.). Mais aussi vécues à l'encontre d'un proche, comme pour les morsures de chiens.

Un symptôme phobique peut également débuter après avoir entendu aux informations la recrudescence des crashs d'avions, ou la répétition d'attentats... C'est à ce moment-là que **l'imaginaire va prendre l'ascendant sur le réel**, et que la personne va déclencher des symptômes d'anxiété incontrôlés.

Dans cette catégorie des troubles phobiques avec angoisses mortifères, nous verrons que la stratégie thérapeutique à adopter est très proche de celle qui s'applique au stress post traumatique.

8b - Hypothèses sur les origines de la « phobie scolaire »

1) Il peut s'agir d'évènements qui se sont produits ou qui se produisent encore, et qui ont précédé l'apparition des angoisses ressenties par l'adolescent. Les adolescentes qui consultent évoquent le plus souvent des harcèlements à leur encontre, qui se manifestent sous forme de remarques et de critiques négatives, notamment à propos de leur apparence physique ou vestimentaire, ou encore concernant leurs comportements sexuels, réels ou supposés.

Ces remarques ou injures peuvent s'exprimer directement dans l'enceinte du collège ou du lycée, mais également par l'intermédiaire de messages répétés sur les réseaux sociaux, associés ou non à des vidéos.

2) Des violences verbales et morales de la part d'un jeune, ou d'un groupe d'élèves, qui peuvent aller jusqu'au stade des violences physiques, notamment à la sortie de l'enceinte scolaire. Cette problématique des violences physiques est sans doute plus fréquente durant la scolarité élémentaire ; cependant, même si elle s'est produite il y a longtemps, l'adolescent ou l'adolescente en gardera des traces indélébiles, y compris à l'âge adulte, sous la forme d'un stress post traumatique.

3) Il ne faut pas non plus négliger l'existence, plus rare, d'un harcèlement moral de la part d'un ou plusieurs professeurs, avec des critiques négatives concernant les compétences de l'enfant ou du jeune, allant jusqu'aux moqueries en public (y compris lorsqu'il s'adresse à un enfant surdoué). Ces maltraitances d'un professeur pouvant aller jusqu'aux corrections physiques, ont récemment défrayé la chronique en France s'agissant d'une enseignante en maternelle ; mais elles étaient ou elles sont parfois fréquemment utilisées dans un environnement culturel différent, comme on peut le constater dans certains pays d'Afrique ou dans certains collèges anglais.

4) Il peut aussi exister un autre facteur déclenchant exprimé par certains adolescents à Haut Potentiel Intellectuel et perfectionnistes : la peur d'échouer, la peur des notes, la peur de ne pas y arriver...

5) Dans le cas des adolescents surdoués (HPI), la présence d'un ennui persistant peut également provoquer un stress tout à fait réel, par absence d'enjeux cognitifs et de découvertes intellectuelles.

6) Il arrive aussi que l'adolescent ou l'adolescente se mette soudainement à rejeter toute intégration dans son milieu scolaire si ce dernier a brusquement changé ; par exemple après un déménagement, ou si elle se retrouve brutalement ou progressivement isolée par le départ ou le rejet de l'une ou de plusieurs de ses copines.

7) Il ne faut pas non plus négliger la dynamique familiale, parfois plus prégnante auprès des jeunes enfants, par exemple dans une relation mère enfant fusionnelle. En effet, la « culture familiale » peut parfois devenir étouffante, par l'exigence excessive d'au moins l'un des deux parents concernant des notes qui doivent toutes être très supérieures à la moyenne, sous peine de sanctions verbales ou physiques. Peut-être aussi, parfois, en raison de la jalousie de l'un des parents qui ne supporte pas les capacités et la réussite de son enfant.

Ou encore le parent qui projette ses échecs ou ses ambitions ratées sur son enfant, en lui intimant l'ordre de réussir à sa place. Et enfin, également dans la situation d'une culture familiale qui négligerait ou rabaisserait les ambitions scolaires ou intellectuelles de leur enfant, parce que contraires aux limites que la famille s'est imposée *(voir à ce sujet dans le chapitre 10a page 210, la description des familles « en inertie »).*

8) Le stress et la phobie scolaire peuvent aussi se pérenniser dans le cas d'agressions physiques ou sexuelles de la part d'un élève. L'adolescent ou l'adolescente qui en aura été victime sera alors dans l'obligation de retrouver son agresseur au quotidien, soit dans sa classe, soit dans l'enceinte du collège ou du lycée.

9) Dans le *chapitre 6e page 129,* consacré à la différenciation clinique entre les garçons et les filles à propos des scarifications, nous avons décrit les trois étapes de l'élaboration œdipienne.

Daniel Marcelli et Elise Berthaut font part d'un cas clinique intitulé : « Thomas, un équivalent dépressif : la phobie scolaire » (in « *Dépression et tentatives de suicide à l'adolescence* », op. cit., aux Editions Masson). Dans cette situation clinique, ces auteurs font l'hypothèse que **les conduites phobiques masqueraient une dépression** due au fait que **l'adolescent « redouterait une prise de conscience qui pourrait engager un double travail de 'déidéalisation' de l'image paternelle d'un côté, et de l'image de l'enfant idéal comblant le désir maternel de l'autre.** [...] Les conduites phobiques le préservent de ces transformations redoutées ».

« Il est possible que les symptômes 'angoisses et phobies scolaires', soient des équivalents dépressifs masquant la dépression sous-jacente » et « empêchent le travail de deuil auquel cet adolescent devra nécessairement s'affronter pour accéder à des identifications acceptables. » (Op. cit., page 20).

Les formulations de ces auteurs sont ici très proches de ce que nous décrivions concernant le développement œdipien : l'acquisition d'un savoir et d'une maîtrise scolaire pouvant équivaloir à la possession phallique d'une puissance imaginaire, souhaitée et redoutée en même temps...

Cette dynamique du refus de la castration symbolique peut aussi se mettre en place avec la complicité de la mère, qui en retirerait alors un bénéfice secondaire en laissant son enfant faire le choix de rester proche d'elle le plus longtemps possible ; et aussi par la complaisance du père réel, qui se refuserait à intervenir pour rompre cette relation fusionnelle. Une belle illustration littéraire de ce phénomène est représentée par le personnage de « Dudley », le fils des Dursley, décrit dans le premier volume de « Harry Potter ».

Chez l'adolescent, le refus scolaire peut aussi signifier l'inquiétude à l'égard de la nécessité d'affronter à plus ou moins court terme le monde du travail et des adultes, par l'acquisition de savoir-faire et de diplômes lui permettant de quitter le cocon familial. « Tanguy » en est l'illustration française cinématographique.

10) La peur d'échouer peut aussi faire partie des motivations de l'adolescent à ne plus pouvoir affronter les défis scolaires. Le plus grand paradoxe que nous avons pu observer en tant que psychologue lors de nos consultations auprès de personnes HPI, est que cette problématique s'observe assez souvent chez les adolescents surdoués, qui, bien que bénéficiant d'une intelligence hors norme, sont intimement convaincus de ne pas être capables de réussir ; ou pire, ils se vivent assez souvent comme « nuls », ou encore « non légitimes » à pouvoir acquérir des diplômes par leurs seules facilités intellectuelles.

Cette conviction est alimentée par le fait que la scolarité classique et l'apprentissage « par cœur » les ennuient, qu'ils ne trouvent pas plaisir à échanger avec des camarades de classe qui n'ont pas les mêmes centres d'intérêts qu'eux, mais aussi qu'ils ont toujours su maîtriser les connaissances par eux-mêmes, sans avoir à fournir le moindre effort ; et qu'à partir des classes terminales la contrainte de travail et du « par cœur » devient prépondérante.

11) Nous avions déjà évoqué l'impact intellectuel négatif d'internet et des réseaux sociaux, ayant déjà contribué à la baisse mondiale du quotient intellectuel ; mais aussi à la prévalence du « principe de plaisir » sur le « principe de réalité ».

En effet, la facilité avec laquelle nous avons maintenant accès à l'information sans avoir à nous rendre dans des bibliothèques et à ouvrir des livres ; ou à s'imaginer pouvoir facilement maîtriser la pratique d'un instrument de musique ou d'une langue étrangère grâce à la fréquentation de sites internet, font que les exigences scolaires vont bousculer cette illusion en confrontant l'adolescent à la nécessité de l'effort intellectuel.

Il sera alors contraint à fournir un vrai travail de recherche, d'analyse et de synthèse, accompagné d'une maîtrise du vocabulaire et de l'orthographe qui par ailleurs se dégradent de plus en plus (ce que tous les correcteurs d'examens constatent).

Aussi, face à ces exigences, certains adolescents choisissent de renoncer à espérer y parvenir, aussi, soit ils acceptent de s'orienter vers des formations moins scolaires, soit ils renoncent à relever le défi et développent alors une phobie qui va leur offrir un échappatoire névrotique efficace.

8c - Approches thérapeutiques que l'on peut proposer aux adolescents qui souffrent de phobie scolaire

Concernant les soins à apporter aux adolescents qui souffrent d'une phobie scolaire, nous avons précédemment mis en évidence l'importance à rechercher quelle en aurait pu être la cause principale, sachant l'aspect multifactoriel et complexe de ces angoisses spécifiques.

Il faut aussi y rajouter la vigilance à l'égard des troubles psychologiques qui l'accompagnent, notamment les sentiments dépressifs et les risques suicidaires.

Aussi, contrairement aux phobies banales des araignées ou des fourmis, **la plupart des phobies invalidantes socialement nécessitent selon nous l'intervention d'un thérapeute** pour que l'anxiété incontrôlable prenne du sens ; et puisse, dans le meilleur des cas, être soit jugulée au moment des crises, soit être efficacement gérée pour ne plus handicaper la personne qui en souffre.

Dans le cas d'une phobie scolaire, la nécessité de soins appropriés nous paraît d'autant plus pertinente que **c'est une problématique fréquemment mise en avant chez les adolescents ayant tenté de mettre fin à leurs jours**. Aussi, la première démarche du thérapeute consiste à rechercher avec son patient adolescent les évènements qui ont pu déclencher ou contribuer à l'apparition du phénomène anxieux, en rapport avec la scolarité.

C'est-à-dire l'aider à répondre aux questions : quand, où, qui et comment ?

Lors de cette recherche et en accord avec l'adolescent, la présence des parents peut évidemment être sollicitée, dans la mesure où leurs observations attentives auraient pu repérer et retenir la date d'apparition des symptômes, la présence d'évènements familiaux particulièrement significatifs (déménagement, maladie, décès, accidents) ; ou tout autre évènement qui ce serait produit durant la scolarisation ou la vie sociale de leur enfant (harcèlements, agressions, rejets, déménagement ou décès d'un ou d'une amie).

Cependant, les parents pourraient ne pas avoir eu connaissance d'un évènement particulier, parce que leur enfant leur aurait caché ou qu'il n'aurait pas jugé utile de leur en parler. Cette hypothèse peut alors concerner l'ensemble des évènements probables dont nous avons fait la liste ci-dessus, ou plus spécifiquement : les viols, les agressions sexuelles et les tentatives de suicide, que beaucoup d'adolescents gardent secrètes.

Dans cette situation, le thérapeute pourra utiliser dans un premier temps tous les outils et tests projectifs qu'il peut avoir à disposition (images, questions, questionnaires, dessins, peintures, modelages, test projectif, TAT, etc.).

Cependant, si l'adolescent ne parvenait toujours pas à se souvenir de ce qui a pu lui arriver ou de ce qu'il s'est passé dans son environnement scolaire ou familial, nous pouvons lui proposer, avec l'accord de ses parents, une thérapie EMDR, dans l'espoir de mettre à jour un ou plusieurs évènements ayant agi comme un traumatisme.

D'autre part, si la famille pense avoir oblitéré certains souvenirs pénibles, le thérapeute peut aussi leur proposer de réaliser une « sculpturation » familiale (fréquemment utilisée par les thérapeutes familiaux systémiques, dont Virginia Satir), c'est-à-dire que l'adolescent demande aux autres membres de sa famille d'adopter des postures corporelles, pour figurer un tableau vivant susceptible de représenter une problématique spécifique qu'il aurait eu à subir.

Aussi « étrange » que puisse paraître cette méthode aux yeux de thérapeutes « classiques », il n'en demeure pas moins qu'elle est redoutablement efficace pour faire ressurgir d'anciens souvenirs traumatiques enfouis chez chacun des membres de la famille, confortant en cela la formule qu'utilisent certains psychothérapeutes spécialisés dans les maltraitances infantiles : « le corps n'oublie jamais rien »...

Il existe aussi d'autres méthodes proches des thérapies cognitivo-comportementales, que nous aborderons dans le chapitre consacré au stress post traumatique. Gallé-Tessonneau et Dahéron, cités au début de ce chapitre, détaillent également plusieurs techniques de remédiation visant à obtenir un changement significatif dans les attitudes du jeune à l'égard de la scolarisation.

Enfin, dans l'attente d'une compréhension et d'une amélioration des symptômes et afin que l'isolement social de l'adolescent n'empire et ne se chronicise, le thérapeute peut et doit joindre le conseiller d'éducation ou le responsable du collège ou du lycée, afin d'exposer la problématique du jeune concerné (tout en respectant le secret professionnel quant aux détails cliniques), et d'obtenir un aménagement à temps partiel de sa scolarisation.

Lors des entretiens cliniques avec ces jeunes en déperdition scolaire, nous constatons à quel point la phobie scolaire risque d'entériner irrémédiablement l'isolement social qui accompagne souvent ces adolescents.

Ce qui conforte par ailleurs leur crainte de la séparation d'avec le milieu familial et la peur d'affronter le monde réel des adultes.

9 - L'anorexie comme tentative de contrôle désespérée

9a - Hypothèses concernant l'anorexie, présente principalement chez les adolescentes

Nous disons "adolescentes", car ce sont en majorité des filles qui en souffrent.

Les mécanismes de défense dont se servent les adolescentes anorexiques pourraient être les suivants : **le déni du réel** (dans leur façon de ne pas se voir maigre dans la réalité) ; **l'intellectualisation** (dont témoigne leur appétence fréquente pour les études) ; et enfin **la mise à distance**.

Ce dernier mécanisme de défense engendre par ailleurs **des stratégies d'attaques** (ce dont témoignent les agressions contre leur propre corps, que ce soit en le privant de nourriture qu'en le scarifiant). Mais aussi ce qu'Alex Muchielli appelle : des « **mises à mort** » (voir « *Les mécanismes de défense* » , Editions Payot PBP, 1981, page 81).

En ce qui concerne « **le déni de la réalité** », Alex Muchielli (cité précédemment), le rapproche du « **déni de la castration** » : « Le déni de castration est donc une défense contre une représentation interne », Alex Muchielli, op. cit., page 17). Cette citation d'Alex Muchielli nous conforte à nouveau dans l'hypothèse que nous faisons ci-dessous.

En effet, nous supposons que la structuration anorexique serait également comparable à celle d'un **positionnement pseudo pervers sur l'axe situe entre l'imaginaire et le réel**, afin de mettre à distance l'interdit symbolique d'agresser son propre corps ; **c'est donc un refus et une mise à distance de la castration symbolique**.

Ce comportement s'observe aussi chez le jeune enfant aux alentours de sa quatrième année, affirmant alors son refus de la castration par des manifestations de toute-puissance imaginaire à l'encontre du réel. Nous pouvons également l'observer chez certains hommes ou adolescents qui, avec un « masculinisme » assumé, utilisent les réseaux sociaux pour dénigrer et agresser verbalement les femmes, confortant ainsi leur peur de la castration par des sentiments d'omnipotence infantile à l'encontre du réel.

Dynamique anorexique et identification œdipienne

Dans le chapitre 6e page 132, nous avons fait allusion à la « castration orale » théorisée par Françoise Dolto, qui consiste pour le père à interdire le corps à corps prolongé entre la mère et sa fille ; ce qui favorise alors la différenciation corporelle entre elles, et fait émerger chez leur enfant le désir de parler comme moyen symbolique de communiquer autrement que par un corps à corps fusionnel prolongé. Pour ce faire, la mère doit aussi accepter cette castration orale, et être capable de communiquer avec sa fille autrement que par des baisers ou des soins corporels.

De la même manière, la préoccupation exagérée de la mère à l'égard du nourrissage de sa fille, peut aussi signifier sa difficulté à intégrer cette séparation.

Dans ce même chapitre *(page 129)* concernant les conditions de l'aboutissement de la castration œdipienne dans la théorie de Jacques Lacan, nous avons décrit les trois étapes du développement œdipien chez la fille, et fait des hypothèses quant aux raisons pour lesquelles nous observons des pratiques de scarifications essentiellement chez les adolescentes.

9a - Anorexie et identification œdipienne

Force est de constater les correspondances frappantes entre nos hypothèses et les descriptions cliniques faites par Philippe Jeammet (pédopsychiatre), dans son ouvrage intitulé « *Anorexie, Boulimie* » publié aux éditions Pluriel. Notamment lorsque Philippe Jeammet évoque la situation d'Anabelle, il dit que cette dernière ne supportait pas de se séparer de sa mère pour se coucher ou aller à l'école ; et que vers l'âge de 5 ans, elle s'est beaucoup plus rapprochée de son père, pour s'en éloigner ensuite brusquement après que son anorexie ait débuté.

Nous avons également souligné que durant son développement œdipien, la fille se positionnait comme pouvant « être » le phallus imaginaire recherché par sa mère. Cette identification fusionnelle à l'imago maternelle pourrait être ressentie par ces adolescentes comme à la fois inéluctable et attirante, et en même temps effrayante, parce que mortifère pour leur développement psychique.

Philippe Jeammet nous dit aussi que « l'avidité de l'anorexique, nourrie de l'intensité de ses attentes affectives, ne lui permet pas d'exprimer directement l'agressivité à l'égard de sa mère, parce qu'elle la vit comme trop dangereuse, voire meurtrière, et craint en retour la vengeance maternelle ». « Ne pouvant intérioriser la mère en s'identifiant à elle, l'adolescente reste dépendante de sa présence physique réelle, dans une relation dominée par un mélange de passivité et d'opposition active, l'une servant souvent à masquer l'autre. » (op. cit., page 200).

Dans cet extrait, tout semble dit de la problématique œdipienne que nous avons détaillée dans le chapitre précédent, à savoir : que les adolescentes souffrant d'anorexie n'auraient pas pu accéder à la dernière étape de leur développement œdipien.

Elles resteraient donc bloquées dans une problématique phallique imaginaire, en refusant toute castration symbolique ayant pu les autoriser à féminiser leur corps afin de pouvoir séduire un garçon supposé être détenteur de ce phallus imaginaire.

Ces adolescentes vont donc barrer leur corps de toute possibilité d'accéder à la féminité, et encore moins à la maternité, puisque l'anorexie est le plus souvent accompagnée d'une aménorrhée permanente, jusqu'à ce que leur physiologie reprenne parfois ses droits lorsque l'adolescente anorexique s'autorise à se nourrir normalement.

Henri Chabrol, dans son livre : « *L'anorexie et la Boulimie de l'adolescente* » (Editions PUF, Que Sais-Je), fait selon nous également allusion à cette « identification phallique toute-puissante » lorsqu'il nous dit : « Pouvoir résister à la sensation de faim conditionne un **sentiment de fierté, de supériorité et de puissance** ». « La victoire sur la faim, ces sensations nouvelles (de déréalisation plaisante) procurent à l'adolescente un sentiment grisant de singularité : elle se sent devenir une personne spéciale, exceptionnelle, hors du commun » (op. cit., page 10).

Ou encore : « à la motivation de perdre du poids, à la crainte de le reprendre, s'est généralement ajouté **le sentiment de supériorité que donne le contrôle de soi**, qui est devenu un enjeu et un défi primordial » (op. cit., page 12).

Afin de compléter cette exploration d'hypothèses pouvant nous aider à mieux appréhender les pathologies anorexiques, il est également intéressant de revenir sur la « pulsion scopique » dont nous parlions *dans le chapitre 6f consacré aux scarifications (page 139).*

En effet, les personnes souffrant d'anorexie ne semblent voir de leur corps qu'une apparente grosseur. L'image réelle qui serait physiquement présente sur la surface d'un miroir concave n'est alors plus du tout perçue comme telle, mais totalement remplacée par « l'image imaginaire » de leur corps (que Jacques Lacan a nommé « l'objet petit a »).

Ce remplacement de l'image réelle de leur corps par celle reconstruite par leur imaginaire, semble si prégnant chez les adolescentes engagées dans la descente anorexique mortifère, qu'il s'apparenterait presque à une hallucination...

Une autre hypothèse pourrait aussi être faite quant à la nécessité vitale pour ces adolescentes de garder un contrôle absolu sur leur corps, quand nous observons que la majorité d'entre elles se scarifient, et que les scarifications sont le plus souvent dues aux séquelles post traumatiques d'abus sexuels (voir notre argumentation page 129).

Aussi, comme nous l'évoquions à propos des conduites scarificatoires, le fait que les adolescentes seraient plus sujettes à subir des maltraitances sexuelles ou des incestes, associé à une dynamique psychique œdipienne spécifique, pourrait éventuellement expliquer le fait qu'elles soient beaucoup plus nombreuses que les garçons à se scarifier et à souffrir d'anorexie.

Tandis que les garçons ayant été abusés vont peut-être passer directement à l'acte suicidaire létal, et ne pas faire partie des adolescents hospitalisés aux urgences pédopsychiatriques ?

Dynamique anorexique et syndrome familial

L'anorexie est une pathologie multifactorielle, complexe, déconcertante et déroutante pour tout thérapeute. Aussi, faisons-nous ici **uniquement des hypothèses** de correspondances entre cette pathologie et le fonctionnement de certaines familles.

Nous ne sommes pas de ceux qui affirment que les parents, et les mères en particulier, seraient à l'origine exclusive de la pathologie anorexique ; ni que la thérapie familiale systémique pourrait expliquer et résoudre tous les problèmes de ce type...

Lorsque nous évoquions plus haut la position maternelle dans les blocages du développement œdipien, cela sous-entendait que le père réel n'avait pas pu, ou pas su intervenir au bon moment, afin de castrer symboliquement la mère de son enfant et de lui signifier que sa fille ne pouvait et ne devait pas lui servir de « phallus imaginaire ».

Ou peut-être n'aurait-il pas pu par la suite endosser la fonction d'un « père symbolique », pour que sa fille puisse s'identifier à sa mère comme « désirante de ce père réel, susceptible d'être détenteur d'un phallus imaginaire ».

Cette fonction paternelle symboliquement vide, deviendrait alors un tremplin identificatoire pour des adolescentes tentées par la toute-puissance illégitime que cette place incarnerait, dont l'alliance avec leur imaginaire pourra alors asservir leur corps réel.

Cette hypothèse psychanalytique pourrait aussi s'observer durant le déroulement d'une thérapie familiale systémique, afin de souligner le rôle de la fonction paternelle au sein d'une famille ; car, lorsque cette fonction (qu'elle soit réelle ou symbolique) se révèle défaillante ou absente, l'ensemble du système familial peut dysfonctionner, voire même s'effondrer.

Les familles dites « enchevêtrées », mais aussi « en inertie » *(voir plus loin dans le chapitre 10a pages 210 et 215)*, pourraient favoriser cette stagnation négative du processus d'individuation de l'adolescente. D'autant plus que cette dernière va s'accorder un pouvoir sans limites, autant à l'encontre de son corps qu'à l'égard d'autres membres de sa famille, notamment à l'encontre de sa mère.

De la détention du phallus imaginaire, nous glissons alors vers une sorte de « **captation du symbolisme paternel** » par désertion du père ou du beau-père réel, qui n'aurait pu assumer cette fonction...

Confirmant cette hypothèse, Henri Chabrol nous dit aussi dans « *L'anorexie et la Boulimie de l'adolescente* » que « les pères sont souvent dépeints comme effacés, soumis à leur femme, absents ou exclus, mais ils peuvent être quelquefois tyranniques » (op. cit., page 90).

La capacité des adolescentes anorexiques à maîtriser leur maigreur, à s'évertuer à faire du sport à outrance et à s'abstenir d'ingérer de la nourriture (qui est cependant vitale pour la plupart des êtres humains), peut aussi provoquer - au-delà de l'effarement - une certaine admiration de la part du père comme de la mère.

Ce contrôle absolu de l'adolescente sur son propre corps peut alors susciter le respect et l'estime des autres membres de sa famille, mais aussi leur effarement de voir cette adolescente autrefois jolie et enjouée, devenue si maigre et sur le point de se laisser mourir. Ce qui fait dire à Henri Chabrol que « les comportements de l'adolescente deviennent la préoccupation principale, sinon exclusive des parents » (op. cit., page 10).

En ce sens, le témoignage de Philippe Jeammet est également assez éloquent : « On est parfois surpris de constater [...] une certaine jubilation à l'évocation de la maladie de l'adolescente. Les parents surenchérissent entre eux, comme pour savoir laquelle de leurs filles sera la plus performante et la plus excentrique dans ses attitudes. » (in « *__Anorexie Boulimie__* », Editions Pluriel page 120).

C'est alors l'adolescente anorexique elle-même qui devra soutenir le narcissisme parfois défaillant de sa mère, **assumant par cette action la fonction normalement dévolue au conjoint de la mère**.

Associés à cette captation de l'identification phallique que le père réel n'arrive pas à assumer, les professionnels notent également les bénéfices secondaires que peut en retirer l'adolescente à se comporter comme une enfant qui refuse de se nourrir ; et qui va donc, par ses comportements, pouvoir capter toute l'attention de ses parents, comme si elle avait choisi de rester une jeune enfant, ou encore plus : « un » jeune enfant, dans son refus d'être sexuée.

Le second bénéfice secondaire que nous pouvons observer (en plus du contrôle suscitant l'estime, voire la vénération des membres de sa famille comme nous l'évoquions précédemment), est celui du plaisir associé aux sensations corporelles de déréalisation, de dépersonnalisation et de légèreté physique, qui va bien au-delà de la sensation de faim. Certains auteurs évoquent même « l'orgasme de la faim ».

Débat concernant l'étiologie de l'anorexie

De très nombreuses hypothèses tentent d'expliquer cette pathologie, dont celles de la génétique ou de la physiologie en rapport avec le microbiote intestinal. Voir l'article intitulé : « Anorexie mentale : un trouble essentiellement féminin, à la frontière de la médecine somatique et de la psychiatrie » publié sur le site de l'INSERM en octobre 2020.

Cependant, si la cause de ces troubles était essentiellement d'origine génétique ou biologique, comment expliquer que la moitié de ces personnes arrivent à en guérir (selon les données issues du même article cité ci-dessus), et aussi pourquoi seules les adolescentes seraient victimes de cette bactérie intestinale ?

D'autre part, nous avions déjà souligné (page 154) que **les personnes souffrant d'anorexie ont un taux de suicide** de 27 %, « **le plus important de toutes les maladies psychiatriques** » disent les auteurs de ce même article.

Aussi, selon nous **ces données objectives confortent à nouveau notre hypothèse concernant la parenté clinique entre les comportements scarificatoires, les TSPT et les conduites anorexiques**, car on constate également chez les adolescentes anorexiques : des évènements traumatiques, des symptômes scarificatoires, le désir de mourir, des taux de suicide élevés, et enfin le positionnement à la base du triangle œdipien, avec le désir de toute-puissance phallique à l'encontre de son corps en l'utilisant comme faire-valoir de son imaginaire (voir pages précédentes).

9b - Hypothèses psychanalytiques concernant l'anorexie, élaborées à partir des travaux de Jacques Lacan

Hypothèse d'un positionnement temporaire à la base du triangle œdipien

Nous avons exploré les raisons pour lesquelles ce sont majoritairement des filles qui se scarifient (page 129), mais la même question se pose à propos des conduites anorexiques qui concernent principalement des adolescentes. Selon nous, **ces dernières se serviraient de leur imaginaire pour transformer leur corps réel**, en fuyant (comme les adolescentes qui se scarifient), la dimension symbolique de l'interdit de se détruire, parfois de façon définitive.

Elles seraient également **prisonnières d'une collaboration mortifère** (située à la base du triangle œdipien « SIR » reproduit ci-dessous) **entre le Réel et leur Imaginaire**, leur octroyant un pouvoir tout puissant sur leur corps réel, niant alors toute « Frustration » et toute « Désillusion » (concernant la perte réelle d'un phallus imaginaire, voir pages 259 et262), et défiant alors la loi symbolique de l'interdit d'agresser son propre corps (représenté par la flèche verticale dirigée vers l'instance symbolique).

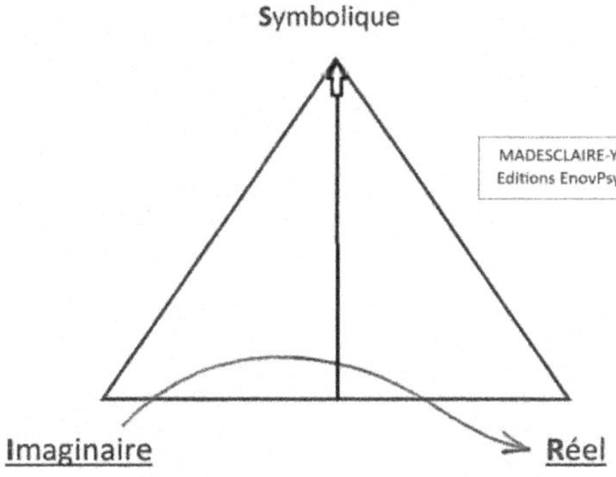

La conduite Anorexique résulterait de l'emprise de l'Imaginaire sur le réel, dans le refus d'accepter la frustration d'une castration symbolique et de se soumettre à l'interdit d'agresser son propre corps

Si l'on compare le schéma précédent à celui des personnalités à dominante perverse *(chapitre 11-2c page 279)*, on constate que la structuration perverse s'appuie sur la souffrance d'autrui dans le réel pour jouir de son imaginaire, en excluant l'interdit d'une Loi réelle ou symbolique.

Par contre, le comportement anorexique est quant à lui différent sous plusieurs aspects : **l'agression de leur corps ne vise évidemment pas une personne extérieure à elle**, **il n'y a pas de jouissance de la souffrance de l'autre**, et enfin **l'axe entre le réel et l'imaginaire est inversé par rapport à celui qui caractérise la personnalité à dominante perverse** *(voir aussi les chapitres 13-8 page 311 et 13-17 page 327)*.

En effet, si l'adolescente anorexique se situe également à la base de ce triangle œdipien, **la flèche que nous avons dessinée est dirigée dans l'autre sens que celle de la personnalité perverse**. C'est-à-dire qu'elle s'appuie sur l'imaginaire pour imposer sa loi à son propre corps réel, et non l'inverse.

Imaginaire ------- ANOREXIE ---→ **Réel**
(Appui) (Fuite)

La pratique anorexique s'appuie sur l'imaginaire pour fuir le réel corporel,
en se passant de la dimension symbolique de l'interdit.

En effet, ce corps réel, né comme étant biologiquement sexué, devient alors inacceptable dans l'imaginaire de ces jeunes filles anorexiques lorsqu'il se féminise à l'adolescence. Ce qui les conduit à tout faire pour éradiquer ces formes trop visiblement sexuées pour elles, jugées comme des entités extérieures « trop grosses » ou « trop féminines », en dépit de leur extrême maigreur. Cependant **cette dynamique psychique n'exclue nullement l'hypothèse de l'étiologie traumatique de l'anorexie** *(voir page 186)*.

Aussi, dans la conduite anorexique, ce serait l'imaginaire qui servirait d' « appui » à la soumission du réel pour qu'il se plie à la volonté implacable de ne jamais paraitre trop féminin, aussi plat qu'un « corps imaginaire », parfaitement asexué et donc **peut-être aussi « non désirable » aux regards des agresseurs anciens, actuels ou potentiels**...

Ce positionnement à la base du triangle œdipien servirait alors de « refuge temporaire », pour s'autoriser à fuir la dimension symbolique de l'interdit d'agresser son propre corps, et à nier toute castration symbolique l'assignant à une place « féminine » *(voir le chapitre 6e page 129, explicitant la différence entre adolescente et adolescent selon les théories de Jacques Lacan).*

Il permet également de **fuir la Frustration et la Désillusion** (voir pages 259 et 262) qui sont les conséquences de la perte imaginaire d'un objet réel (à savoir pour une fille : le pénis), mais aussi la perte réelle d'un phallus imaginaire.

Cependant, ce « refuge » entre l'imaginaire et le réel, à la même place que celle occupée par les personnalités à tendance perverse *(voir schéma page 279)*, ne peut que nous interroger...

Sachant d'autant plus que certains cliniciens, dont Philippe Jeammet, évoquent aussi « un aménagement pervers de la relation », et que « **l'une des facettes de cet aménagement pervers, consiste à surinvestir le domaine des sensations** », associé à un comportement d'emprise inéluctable ; et il ajoute : que ce serait « la peur du pouvoir de l'autre sur soi, qui rendrait si difficile l'abandon de la conduite anorexique » (in « *Anorexie, Boulimie* » op. cit. pages 102 et 103). Cette **appétence pour la toute puissance** est également évoquée par Y. Simon et F. Nef dans leur ouvrage : « *Comment sortir de l'anorexie* » : « La personne anorexique cultive son anorexie, la défend comme un bien précieux, presque comme un trésor »...

Le questionnement qui en résulte est alors le suivant : pourquoi et comment ce refuge dans la toute-puissance a pu advenir ? Notre réponse est dans l'hypothèse abordée dans le chapitre suivant.

Hypothèse d'une alliance « illégitime » dans la dynamique anorexique, s'apparentant à la dynamique des personnalités hystériques

Cette façon d'être **psychologiquement dépendante du pouvoir sur son propre corps**, pourrait confirmer notre **hypothèse de l'appropriation par la personne anorexique de la place symbolique laissée vacante par le père réel**, **constituant ainsi une alliance « illégitime » entre son imaginaire et cette fonction symbolique manquante**, **au détriment de sa survie dans le réel** *(voir schéma page ci-contre, ainsi que celui de la page 313)* ; ce qui pourrait aussi expliquer l'acharnement de l'adolescente à résister aux soins qu'on lui propose.

On assiste également à un **refus de la castration symbolique**, comme le font les personnalités à dominante hystérique *(voir chapitre 11-2b, page 276)* ; ce qui illustre bien la plupart des exemples donnés par d'autres auteurs qui constatent que les pères réels des adolescentes anorexiques semblent le plus souvent peu enclins à assumer leur fonction symbolique paternelle, obérant ainsi la nécessaire castration symbolique de la mère à l'égard de son enfant...

Détestant le réel féminin en devenir de leur corps réel, on assisterait d'une part à un **positionnement pseudo-pervers à la base du triangle œdipien** (entre l'Imaginaire et le Réel) ; et d'autre part à une migration vers une **alliance « illégitime » entre leur imaginaire pathologique** *(en position « **2** » sur le schéma ci-contre)* **et une place symbolique** *(en position « **3** » sur le schéma ci-contre)*, **dont elles s'approprient alors la fonction manquante dans la réalité, afin d'imposer leur propre loi à leur corps réel asexué** *(en position « **1** » sur le schéma ci-contre).*

Ce serait donc une hypothèse clinique valide d'affirmer que **la dynamique psychologique des adolescentes anorexiques donnerait satisfaction à leur imaginaire, en faisant une OPA sur la dimension symbolique qui semblerait défaillante au sein de leur dynamique parentale**.

Raison pour laquelle nous avons appelé ce comportement comme constituant une « **alliance illégitime** », contrairement à une alliance « légitime » *(voir chapitre 10d page 245)* qui nécessiterait quant à elle une fonction paternelle symboliquement bien présente.

En effet, dans une dynamique œdipienne normative, le père symbolique est située à la position « **3** », détenteur de la puissance phallique imaginaire. L'alliance « légitime » est donc celle qui relie cette fonction symbolique (en position « **3** ») à l'imaginaire (en position « **2** »).

Aussi, **par appropriation d'une fonction symbolique absente ou ressentie comme « manquante »**, l'adolescente anorexique réaliserait alors une alliance « illégitime » entre cette fonction symbolique usurpée (en position « **3** ») et son imaginaire (en position « **2** »), afin de pouvoir agir contre son corps dans le réel (en position « **1** »).

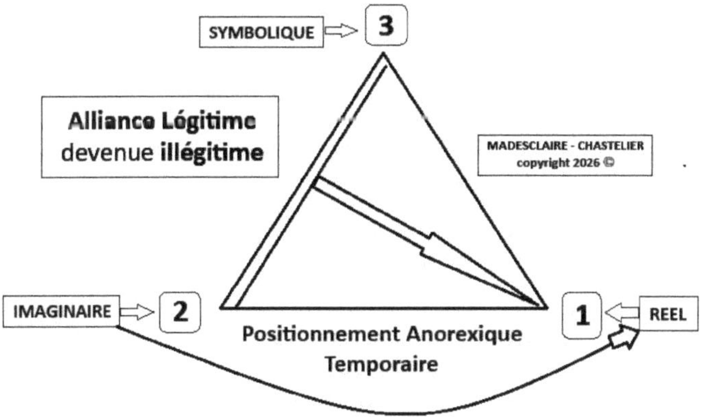

Cette alliance illégitime (**3** + **2** = **5**) sera alors toujours plus puissante contre le réel (positionné à la place « **1** ») ; et cette toute-puissance imaginaire permettra alors à l'adolescente anorexique de **nier toute acceptation d'une castration symbolique** *(voir chapitre 11-1c page 264).*

Elle lui accorderait également le droit d'échapper à la « **castration anale** » visant à interdire la destruction du corps d'autrui et de son propre corps *(voir Françoise Dolto à ce sujet, présentée dans le chapitre 6e page 132),* comme le ferait un dictateur après un coup d'état, rendant légitimes les interdits qui étaient auparavant légitimes.

Aussi, de par sa capacité à gérer l'improbable et à maîtriser la pulsion de survie jusqu'à sa mort, **l'adolescente anorexique choisirait de se placer d'emblée dans cette position de toute-puissance phallique,** tant vis-à-vis de ses sensations corporelles et de sa physiologie (l'arrêt des règles), que du réel visuel où elle s'évertue à n'y voir qu'un « reflet imaginaire » du corps pseudo-réel aperçu dans le miroir. Ce à quoi elle parvient effectivement et de façon méthodique, en faisant cette alliance contre son réel corporel jusqu'à la disparition de ce dernier dans la mort.

Nous avions déjà démontré que la pulsion scarificatoire et la pulsion anorexique se positionnaient toutes les deux à la base perverse du triangle œdipien ; mais alors que la première témoigne de la puissance du réel (la coupure et le sang qui coule) sur l'imaginaire (les traumatismes émotionnels) ; **chez l'anorexique, c'est l'imaginaire qui s'affirme concrètement supérieur au réel**. Nous le constatons par exemple pour ce qui concerne l'alimentation et le sport intensif, afin de contrôler sa maigreur et son apparence masculine.

Cependant **ces mécanismes sont pour nous des phénomènes d'adaptation à des séquelles traumatiques, notamment incestueuses**, ce dont témoignent d'autres cliniciens sur le sujet (voir « *L'adolescence scarifiée* » de Pommereau, Brun et Moutte pages 70, 78, 80, 82 et 84 ; déjà cité à la page 123 de cet ouvrage).

Par ailleurs, un certain nombre d'études font le constat de la **présence également fréquente de comportements scarificatoires chez les adolescentes anorexiques** ; ce qui confirme à nouveau notre hypothèse d'une similitude étiologique entre ces deux troubles, omniprésents chez les adolescentes qui tentent, avec des procédés différents, de mettre fin à leurs jours.

Vincent Trybou et collaborateurs y font référence à la page 43 de leur ouvrage « *Automutilations, comprendre et soigner* » aux éditions Odile Jacob, en constatant que : « 40 % des personnes souffrant de troubles alimentaires ont des automutilations. Les personnes boulimiques disent le faire pour se punir de leurs crises, et les patientes anorexiques [*l'utilisent comme*] conduites de purge **pour augmenter leur impression de contrôle et de maîtrise** ».

D'autres auteurs (Conterio, Lader, Nagata et Levitt ; cités à la page 44 du même ouvrage), décrivent les automutilations comme « l'anorexie des temps moderne », et constatent également que chez 80 % des sujets souffrant de troubles alimentaires, **les « automutilations et tentatives de suicide étaient présentes avant les troubles de comportement alimentaire** ».

Les auteurs de l'ouvrage cité ci-dessus, rajoutent alors que : « le fait que les troubles alimentaires et les comportements auto-agressifs se retrouvent souvent chez les mêmes patientes, montre que **ces pathologies pourraient reposer sur des mécanismes psychologiques similaires** ».

Enfin, nos propres observations cliniques et les liens statistiques que nous avons mis en évidence *(voir chapitres 5c page 80 et 14-2 page 339)*, confirment la parenté entre le Stress Post Traumatique, les comportements scarificatoires et le désir de mourir, **ce à quoi aspirent également les adolescentes anorexiques avec une méthode plus lente mais redoutablement efficace** *(voir le chapitre 13-16 page 323, au sujet de l'adéquation entre les objectifs visés, les moyens utilisés et les résultats obtenus).*

En effet, les adolescentes ayant des pensées suicidaires ou étant effectivement passé à l'acte, ont pour la plupart subi des traumatismes, et ont toutes pour objectif de mettre fin à leurs jours ; par un suicide lent chez l'anorexique, ou par une méthode plus brutale chez l'adolescente qui tente de se suicider, avec pour parallèle la souffrance infligée à leur corps.

Sachant d'autant plus que la pratique de la scarification est (ou a été) présente, autant chez les personnes anorexiques que chez les adolescentes suicidaires, et que les taux de suicide sont aussi très importants chez les personnes anorexiques *(voir données de l'INSERM à ce sujet)*.

Il n'est donc pas surprenant que nous fassions ces **parallèles cliniques entre les conduites anorexiques et l'usage des scarifications, toutes deux menant au suicide : lent pour l'adolescente au comportement anorexique, ou brutal si le palliatif des scarifications ne suffit plus à calmer les tentations suicidaires chez les adolescentes qui le pratiquent assidument**.

Il est donc logique d'en déduire que ces quatre tableaux symptomatiques : **TSPT, scarifications, anorexie et pensées suicidaires, appartiennent au même « syndrome d'auto-agression** », qui, selon la personnalité, les traumatismes ou l'évolution de l'adolescente, aboutira soit aux comportements anorexiques et au suicide lent, soit aux scarifications, puis à la tentative d'un suicide brutal si les scarifications ne suffisent plus à endiguer les pensées suicidaires de l'adolescente qui y a eu recours..

Pour le prouver, il faudrait effectuer de nouveaux recoupements statistiques entre ces quatre types de troubles (TSPT, Scarifications, Tentatives de Suicide, Anorexie) auprès d'un échantillon numériquement significatif d'adolescentes anorexiques, ce que nous n'avons pas pu faire au jour de la rédaction de cet ouvrage...

9c - Quelques approches thérapeutiques que l'on peut proposer aux adolescentes anorexiques

« L'anorexie n'est pas une maladie incurable. On peut donc en guérir... Cependant, cette guérison n'est possible que si l'anorexique reconnaît sa maladie et accepte des soins appropriés. Elle est également favorisée par l'attitude de la famille », (in : « *Comment sortir de l'anorexie* », de Y. Simon et F. Nef).

Cette pathologie complexe et redoutable a malheureusement longtemps échappé aux succès psychothérapeutiques autres que les soins physiques destinés à tenter d'empêcher ces personnes de mourir.

Françoise Dolto, interviewée sur ce sujet dans les émissions radiophoniques intitulée « *Lorsque l'enfant paraît* » de 1976 à 1978 sur France Inter avec Jacques Pradel (*émissions que l'on peut retrouver éditée en 9 Cd, EAN : 61302522227*), avouait ne rien comprendre à cette pathologie et n'avoir jamais su comment la soigner.

Nous ne prétendons évidemment pas nous substituer à tous les professionnels spécialisés sur le sujet, mais seulement tirer des conclusions modestes de certaines de nos hypothèses théoriques énoncées précédemment.

De nombreuses thèses de médecine ont abordé ce sujet, tant du point de l'étiologie que des soins à proposer, et leurs hypothèses sembleraient rejoindre les nôtres en ce qui concerne la dynamique intra familiale (et donc la pertinence des thérapies familiales systémique en ce domaine), et sur l'utilisation des techniques d'art thérapie *(voir bibliographie page 346)*.

D'autre part nous avons précédemment témoigné des **liens cliniques entre l'anorexie, les tentatives de suicide, les scarifications et les troubles d'un stress post traumatique**, et proposer de regrouper ces symptômes sous la dénomination d'un « **syndrome d'auto-agression** ».

Sachant également que notre hypothèse de l'étiologie traumatique des conduites scarificatoires est largement relayée par d'autres observations cliniques (déjà citées page 123), notamment dans l'ouvrage collectif intitulé : « *L'adolescence scarifiée* » dans lequel nous pouvons lire que :

- « Presque tous les adolescents en question sont, ou ont été victimes de violences sexuelles - environ une jeune fille sur trois dans la population accueillie en hospitalisation. » (page 70).

- « Au cours de son hospitalisation, Oriane révèle avoir subi des attouchements sexuels à l'âge de 8 ans en compagnie de sa sœur, de la part d'un garçon alors âgé de 16 ans. Ses parents n'auraient pas eu connaissance de ces évènements. » (page 80).

- « Les scarifications jalonnent toute l'hospitalisation, mais c'est après les révélations qu'elle fait au sujet du traumatisme survenu dans l'enfance, que ce type de conduite s'intensifie. » (page 82).

- « La question des abus sexuels sera à nouveau posée pendant le séjour, puisque Elisabeth révèlera avoir été abusée par un voisin des parents, adolescent, vers l'âge de six ou huit ans. » (page 84).

Etant donné que les conduites anorexiques s'accompagnent la plupart du temps de scarifications et d'idées suicidaires, l'étiologie traumatique des troubles anorexiques reste donc tout à fait valide.

Et comme nous l'avions fait à propos des comportements scarificatoires *(pages 142 et 143)*, nous préconisons également de **découvrir les causes de leur mal-être** ; si possible **agir pour que ces traumatismes cessent**, notamment dans le cas de harcèlements, d'agressions sexuelles, physiques ou morales *(voir page 105 le chapitre consacré aux « soins adaptés à chaque adolescente »)* ; et enfin proposer de traiter les conséquences psychologiques des TSPT par des techniques spécifiques et la plupart du temps efficaces, comme **l'EMDR** associée à l'**hypnothérapie Ericksonienne** *(voir pages 81 et suivantes)*.

Le présent chapitre propose également des techniques d'art thérapie en liaison avec nos hypothèses étiologiques, à savoir : **introduire du réel dans l'imaginaire** pour ce qui concerne les adolescentes aux comportements anorexiques, et **introduire de l'imaginaire dans le réel**, pour ce concerne les scarifications, sachant par ailleurs que beaucoup d'adolescente anorexiques se scarifient également.

Concernant la dynamique familiale

Que nous ne cédions évidemment pas à la tentation d'accuser, et encore moins de culpabiliser les parents d'une adolescente anorexique, n'exclue pas la nécessité de prendre en compte les bouleversements que vont provoquer ses comportements autodestructeurs sur les parents ; ni la détresse engendrée chez ces derniers par la volonté de leur enfant de s'effacer progressivement de leur existence, au sens littéral du terme.

Raison pour laquelle l'approche systémique des thérapies familiales nous semble également indiquée comme l'une des possibilités de soins dans ce contexte, afin de mettre en évidence la crise qu'engendrent inévitablement ces évènements au sein de la dynamique familiale, et comment chacun de ses membres va pouvoir la supporter et y survivre.

Nous avons fait précédemment des hypothèses à propos d'une castration symbolique non assumée par l'adolescente anorexique, qui met alors en évidence une identification phallique la conduisant à une conduite pseudo-perverse à l'encontre de son propre corps.

En effet, les organisations perverses sont par essence un défi à la Loi Symbolique (mais aussi à la Loi réelle). Aussi pourrait-on imaginer pouvoir introduire dans les entretiens familiaux cette dimension symbolique de « **l'interdit d'agresser son propre corps** », interdit devant être exprimé et porté, si possible, par le père réel ou son substitut.

Egalement convaincue de l'importance des relations familiales dans la gestion des troubles anorexiques, Solange Cook Darzens a décrit dans son ouvrage « *Approches familiales des troubles du comportement alimentaire de l'enfant et de l'adolescent* » (aux éditions Erès), la façon dont l'alliance thérapeutique avec les parents permet d'acter des changements durables chez leur enfant.

Par ailleurs, la thérapie familiales systémique semblerait tout à fait pertinentes et efficaces, selon les témoignages de ceux qui l'ont proposée.

Photos et image de soi objective

La déconnexion de l'image de soi par rapport à la réalité chez les adolescentes anorexiques est telle, qu'on pourrait presque imaginer, comme nous l'exprimions plus haut, qu'il s'agirait d'une hallucination visuelle.

Nous avons tenté plus haut de répondre à cette question en faisant l'hypothèse d'une « contamination du réel par l'imaginaire ».

Aussi, afin que le réel reprenne sa place dans la vision de l'adolescente, nous pouvons lui proposer de l'invoquer concrètement dans son champ de perception de la réalité grâce à des séances photos (que ce soit avec un smartphone ou chez un professionnel), de manière à obtenir dans un premier temps des photos « réalistes » de son 'corps réel' amaigri.

Puis faire ensuite regarder ces photos par un nombre suffisamment grand de personnes, mais pas uniquement de sa famille, afin que l'adolescente puisse entendre un discours objectif de la réalité de son corps. C'est ce que nous nommons : « **l'introduction progressive du réel dans l'imaginaire** ».

Enfin, si l'adolescente parvient à juguler ses tendances anorexiques sur le long terme, une fois qu'elle aura repris une apparence physique proche de la normale, nous pourrions utiliser la même méthode pour valoriser sa nouvelle image, afin qu'elle parvienne à se trouver enfin « suffisamment belle ».

Cette « renarcissisation » indispensable est également évoquée dans l'ouvrage précédemment cité : « *Automutilations, comprendre et réagir* » de Vincent Trybou et collaborateurs (Editions Odile Jacob), comme objectif de leur Technique n°12 : « *Travail sur le rapport au corps et sur l'image corporelle* » (page 229).

L'ACT

L'ACT (en français : « Thérapie d'acceptation et d'engagement »), est une approche cognitivo-comportementale dite « trans-diagnostique », élaborée par Steven Hayes dans les années 90, et qui propose au patient d'accepter ce sur quoi nous n'avons pas de contrôle, et qui souligne que la souffrance n'est pas intrinsèquement pathologique, mais résulte plutôt de la situation dans laquelle se trouve le patient.

Le thérapeute ACT amène son patient à cultiver la « flexibilité psychologique » nécessaire à se désengager de ses contraintes environnementales, en cultivant 6 compétences : la pleine conscience, l'acceptation, la « défusion cognitive », les valeurs, l'action engagée et le « soi-en-contexte ».

Nous citons cette pratique, mais sans certifier qu'elle puisse être adaptée et efficace avec des adolescentes anorexiques, à moins que l'imagination créatrice d'un thérapeute puisse s'en inspirer.

L'image de soi

Les thérapeutes peuvent également travailler avec ces adolescentes sur leurs émotions, leurs projets, et surtout l'image qu'elles ont d'elles-mêmes ; grâce à des dessins pouvant leur permettre de se projeter sans trop de risques dans un présent ou un avenir proche.

Pour ce faire, nous pouvons utiliser l'espace projectif d'une feuille A4 ou A3, et demander à notre patiente de **dessiner dans un coin de cette feuille soit son portrait actuel, soit écrire ce qui la caractérise dans le présent** si elle ne peut pas, ou ne veut pas se dessiner.

Etant donné la dimension symbolique de l'espace *(telle que nous l'avions déjà évoquée dans le chapitre 5d page 87 consacré à l'EMDR),* si l'adolescente se dessine à gauche de sa feuille, cela signifie que cette image d'elle-même appartiendrait au passé.

Par contre, si elle s'est dessinée à droite de la feuille, il se pourrait que cette représentation d'elle-même appartienne déjà à l'avenir, ce qui serait une indication positive de ses capacités de résilience, que le thérapeute pourra mettre en valeur et en évidence pour aider sa patiente à progresser dans son combat contre sa maladie anorexique.

Dans le cas d'un dessin d'elle-même exécuté à sa gauche, il faut ensuite demander à notre patiente de **se dessiner sur le côté droit de la feuille** (comme l'illustration d'un « moi idéal »), **ou de se décrire par des phrases telle qu'elle se voit et s'imagine dans l'avenir** une fois qu'elle sera parvenue à résoudre sa problématique anorexique ; de la même façon que lorsque nous marchons nous avons un pied devant en direction de notre objectif, et un pied encore derrière, prêt à se soulever...

En effet, si cette adolescente a accepté de rencontrer un thérapeute, cela signifie qu'elle a l'espoir d'une guérison. A moins qu'elle n'ait décidé d'engager un bras de fer avec ce dernier, ce qui nécessitera de l'interpréter aussitôt que le thérapeute en aura eu conscience ; et d'adopter par la suite « la position basse » *(telle que nous l'expliquerons dans le chapitre 10c page 219 consacré à l'approche systémique des thérapies familiales).*

En effet, le thérapeute n'a pas à se positionner en tant que détenteur d'un phallus imaginaire, mais il devra au contraire témoigner à l'adolescente qu'il assume sa castration symbolique, et qu'il a pour mission de permettre au père réel de l'adolescente (ou son substitut), d'occuper cette place paternelle symbolique, dont l'adolescente se serait emparée grâce à son symptôme anorexique... *(Voir illustration précédente dans le chapitre 9b page 181).*

Il est important ensuite d'observer le dessin ou la description que l'adolescente aura faite de son image « à venir » ; et de voir si, sur son dessin du futur, elle est autant, voire « encore plus maigre » que l'image du présent qu'elle aura dessinée précédemment ; ou si elle serait parvenue dans ce second dessin, à s'imaginer avoir une corpulence normale, ou tout du moins « moins maigre » que dans la première représentation d'elle-même.

Nous lui demanderons ensuite de tracer un chemin qui va du premier dessin du passé (à gauche), vers le second dessin à sa droite (celui de l'avenir).

Sur ce chemin, nous lui demanderons d'illustrer les obstacles qu'elle pourrait rencontrer pour parvenir à concrétiser son projet de vie, en les dessinant ou en les écrivant.

Enfin, nous lui demanderons d'illustrer sur ce chemin les personnes ou les évènements « ressources », qui lui permettraient de franchir les obstacles qu'elle aura désignés.

Ce dessin, réalisé lors d'un des premiers entretiens avec l'adolescente, pourra servir à la fois de repère d'une situation qui pourra évoluer dans l'avenir ; mais pourra aussi permettre la comparaison ultérieure avec un autre dessin qui sera demandé quelques mois plus tard ; et pourrait servir également d'illustration du projet de soin pour cette adolescente.

Plus tard dans la thérapie, nous pourrons utiliser de vraies photos d'elle prises au début de la thérapie (devenues maintenant des photos du passé) ; à comparer avec celle du présent, afin de lui faire « réellement » prendre conscience du chemin parcouru.

On peut aussi utiliser cette méthode avec chacun des membres de sa famille, afin de mettre en évidence les différences de positionnement de chacun d'eux à l'égard de la pathologie de l'adolescente, ainsi qu'au sujet de la façon dont il la voit physiquement.

Nous pourrions également reprendre l'utilisation de la photo que nous proposions précédemment. Cette photo que l'adolescente pourra retoucher et embellir (grâce à l'intelligence artificielle, (Photoshop, Paint, Canva, ou tout autre logiciel de retouche d'images), pourrait alors servir d'image « transitionnelle », tout comme le dessin idéal d'elle-même que l'adolescente pourrait aussi réaliser.

De la même manière que Lacan décrivait dans le premier volume de ses séminaires que l'image de soi se situe « derrière » le miroir concave, et non pas « sur » le miroir, et nommait cette image comme un « petit a » imaginaire, l'adolescente anorexique pourrait également percevoir cette photo retouchée comme un « idéal du moi » imaginaire.

Nous pourrions alors proposer à l'adolescente que ce dessin, ou cette photo retouchée et embellie d'elle-même, puisse remplacer le miroir…

Ce serait alors comme une étape intermédiaire entre l'image réelle devant le miroir (qui serait le « moi idéal » de l'adolescente), et l'objectif imaginaire qui se déplacerait progressivement vers l'image retouchée (telle que l'adolescente la voit sur la photo), afin que celle-ci puisse se reconnecter à la réalité (c'est-à-dire son « moi réel »).

L'image retouchée devenant alors un nouvel « idéal du moi » potentiel, plus réaliste et moins mortifère que l'imaginaire précédent, puis se transformant progressivement en un « moi idéal », ancré maintenant dans le réel et dans le présent.

Nous avons précédemment fait l'hypothèse que la dynamique identificatoire serait inversée chez les personnes anorexiques par rapport aux comportement scarificatoires, c'est-à-dire que l'excroissance exponentielle de leur imaginaire masquerait petit à petit tout accès objectif au réel (en l'occurrence leur corps tel qu'il est).

Raison pour laquelle nous préconisions à nouveau comme stratégie thérapeutique auprès des adolescentes anorexiques l'inverse de celle proposée pour soigner les conduites scarificatoires, c'est-à-dire : « **introduire du réel dans l'imaginaire** ».

Ce qu'illustre la dynamique thérapeutique que nous proposons : introduire du réel (les photos d'elle-même), comparées aux photos retouchées qui représenteraient l'imaginaire de l'adolescente anorexique.

En d'autres termes, il s'agit concrètement d'utiliser des outils à vocation imaginaire : la photo retouchée, le dessin libre ou le modelage avec de l'argile de son image projetée dans le futur, ; puis de proposer à l'adolescente de modifier ses créations en y introduisant du réel : par exemple utiliser sa propre photo non retouchée ou une vidéo d'elle qui montrerait ses formes réelles, afin de les comparer à ses créations imaginaires, en positivant autant que possible cette « renarcissisation » de son image réelle.

En effet, le résultat de cette comparaison objective doit évidemment être valorisé par le thérapeute comme étant l'expression intime du décalage observé, mais aussi des frustrations éventuelles de l'adolescente à l'égard de ses projets d'amaigrissement.

Nous évoquions la photo, mais selon les talents que l'adolescente pourra se découvrir en les réalisant, le thérapeute peut aussi lui proposer d'utiliser le dessin, les modelages avec de l'argile, la peinture, ou encore l'utilisation de la Stéatite (ou pierre à talc), comme supports d'expression spontanée, afin de faire émerger la frustration, la honte ou la colère, concernant d'éventuelles maltraitances subies dans le passé comme dans le présent.

Cette reconnexion positive et ce déplacement du réel vers l'imaginaire (sans y associer cette fois-ci de l'auto destruction), pourrait se faire grâce à ces étapes successives d'appropriation de l'apparence objective de l'adolescente, débarrassée de l'imaginaire mortifère précédent. Cet imaginaire mortifère étant souvent consécutif des traumatismes subis (psychologiques, physiques ou sexuels).

Concernant l'usage de la Stéatite, cette technique est quant à elle tout à fait appropriée, puisqu'elle permet de réaliser facilement et rapidement des sculptures avec des outils simples, illustrant notre théorie selon laquelle **le réel serait un support indispensable à la restauration des traumatismes** *(voir les chapitres 12-3 et 13-15 pages 287 et 321)*.

En effet, à partir d'une pierre brute de stéatite d'apparence vulgaire, le fait de la découper, de la sculpter, de la polir, puis de l'enduire d'huile, aboutit à réalisation d'un bel objet, ne serait-ce que par ses couleurs et ses reflets ; peu importe la façon dont l'adolescente l'aura sculptée…

Cela témoigne alors du fait que, quel que soit l'état de la pierre initiale, **le réel de l'action de l'adolescente sur ce réel brut, aboutira sans conditions préalables : à l'exposition d'un réel sublimé**, susceptible de pouvoir alors être intégré à la personnalité de l'adolescente.

Cette dernière technique utilise, sans la nommer explicitement, la « **pulsion scopique** » que nous observions chez les adolescentes qui se scarifient *(voir chapitre 6f page 139)* ; elle peut donc être utilisée de façon positive, afin de soutenir l'imaginaire dans sa confrontation au réel.

On pourra évidemment utiliser également les mêmes méthodes décrites ci-dessus avec les adolescentes qui se scarifient, ou qui ont des pensées suicidaires, afin d'inscrire de l'imaginaire dans le réel, un imaginaire le plus souvent hanté par des souffrances et des traumatismes dont l'adolescente pourra se débarrasser progressivement, grâce à la créativité suscitée par une pratique à dominante artistique.

Moi idéal et Idéal du Moi

Les méthodes de remédiation de l'image et de l'estime de soi évoquées précédemment, font référence au rapport au réel déformé par l'imaginaire chez les adolescentes ayant des conduites anorexiques.

Dans les pages précédentes, nous avons évoqué le rôle de l'élaboration œdipienne dans l'étiologie de ce syndrome, en l'illustrant avec le triangle « Symbolique, Imaginaire et Réel », comme illustration universelle de la représentation de la réalité.

Selon les théorisations de Lacan, nous pouvons également mettre **« l'Idéal du Moi » à la place du Symbolique** au sommet du triangle œdipien, et **le « Moi idéal » à la place de l'imaginaire**, à gauche de la base de ce triangle, et le « Moir Réel » à sa droite.

Comme nous le précisions dans les paragraphes précédents à propos de l'image vue dans le miroir, ce que l'adolescente voit se situe physiquement derrière le miroir. Il s'agirait donc d'un « moi imaginaire » spécifié selon la théorisation de Lacan. Aussi, ce « Moi imaginaire » (objet « petit a » pour Lacan), correspond selon nous au « Moi idéal » de l'adolescente anorexique, c'est-à-dire déformé par son imaginaire pour devenir alors une « Moi idéal imaginaire ».

Le Réel, inaccessible à toute personne non psychotique, se situerait quant à lui exactement sur la surface du miroir. Cependant, force est de constater que dans la configuration de l'adolescente anorexique se regardant dans un miroir, il manquerait un élément essentiel à la construction névrotique normative de sa personnalité : la dimension symbolique ! Comme si cette dernière échappait totalement à la représentation de sa réalité.

Pourtant, cette dimension symbolique est essentielle à la structuration normative de la réalité, raison pour laquelle son absence se manifeste de façon pathologique chez les personnalités abandonnées *(voir chapitres 11d page 267)* ou abandonniques *(chapitre 11e page 269)*, chez les adolescentes privées de représentation paternelle et sans doute aussi chez les personnes anorexiques.

La dimension symbolique : c'est la présence, le regard, l'attention et la parole de ceux qui l'incarnent, notamment le père ou la personne qui en fait fonction, que ce soit : un oncle, un grand-père, voire même une femme dans le cas d'un couple parental homosexuel.

Cette difficulté des adolescentes anorexiques à se voir dans un miroir telles qu'elles sont dans le réel, tient au fait que « l'être humain ne voit sa forme réalisée, totale, le mirage de lui-même, que hors de lui-même » (Jacques Lacan, *Les écrits techniques de Freud*, Leçon 12, 31 Mars 1954).

Et pour que la personne qui se regarde puisse se voir de façon que ses représentations réelles et imaginaires soit correctement superposées, il faut, nous dit Lacan dans le même article : « que l'inclinaison du miroir plan soit commandée par la voix de l'autre », car « c'est la relation symbolique qui définit la position du sujet comme voyant ».

Aussi avons-nous ajouté une dimension supplémentaire aux propos de Jacques Lacan, en faisant l'hypothèse d'une alliance illégitime que les adolescentes anorexiques entretiennent contre leur corps, au détriment d'une dimension symbolique effective dont elles s'accaparent frauduleusement pour dominer leur apparence corporelle.

Ce serait donc bien cette problématique qui serait en jeu lorsqu'une personne anorexique se regarde dans un miroir, ne voyant que son « Moi idéal » déformé par son imaginaire, et essayant avec toute l'énergie qui lui reste de transformer à tout prix son corps réel pour qu'il puisse correspondre à ce Moi idéal mortifère ; jusqu'à le faire totalement disparaître ; le réel étant alors totalement absorbé dans l'imaginaire « jusqu'à ce que mort s'en suive ».

Mais qu'en est-il de cette dimension symbolique nécessaire à tout être humain normalement castré ?

Etant donné que « l'idéal du Moi » occupe cette fonction symbolique au sommet du triangle œdipien, **notre conclusion est que « l'idéal du Moi » n'existerait plus ou n'aurait jamais existé dans la configuration psychologique d'une adolescente anorexique**. Aussi devrions-nous lui proposer des modèles d'identification pertinents, attractifs et surtout normatifs, en évitant évidemment de lui montrer des photos de mannequins squelettiques !

Cet idéal du Moi peut aussi se trouver chez des actrices bien réelles, des musiciennes, des écrivaines ou des sportives ayant un IMC dans la norme ; et éventuellement aussi chez certains membres de sa famille qui ne souffriraient d'aucun trouble alimentaire.

Ou encore dans un nouvel imaginaire reconstruit grâce à l'intercession symbolique du thérapeute, qui proposerait alors à l'adolescente de dessiner cet idéal, de le peindre, de le modeler, ou encore de le créer en photographie grâce à l'intelligence artificielle ; à condition de procéder par plusieurs étapes identificatoires réalistes.

Le thérapeute peut aussi s'aider des vêtements comme seconde peau identificatoire, en incitant l'adolescente à faire du shopping afin de trouver des habits qui la mettent en valeur par leur ampleur et leur beauté, tout en cachant ses maigreurs éventuellement encore présentes.

L'aquarium thérapeutique

L'une d'entre nous a travaillé au sein d'un service d'urgences pédopsychiatriques, avant de choisir par la suite d'assumer la responsabilité d'accueillir et de soigner les adolescents à la sortie de leur hospitalisation au sein d'une Unité Pour Adolescents.

Elle avait alors initié l'acquisition d'un grand aquarium, qu'elle a fait installer dans la salle de détente des parents.

Elle demandait parfois à plusieurs des adolescentes hospitalisées (pour la plupart pour des tentatives de suicide), de l'accompagner afin de l'aider à nourrir les poissons. Elle incitait également certaines adolescentes anorexiques à se joindre au groupe. A notre grande surprise, alors que ces dernières échangeaient très peu avec les autres adolescentes accueillies dans le service, elles se sont progressivement « apprivoisées », au point de nouer des liens conversationnels et coopératifs, afin d'assumer ensemble la tâche de nourrir les poissons et de nettoyer l'aquarium.

Nous avons cherché à comprendre les raisons pour lesquelles la présence de cet aquarium (dont l'objectif initial était simplement d'être beau à regarder, déstressant et relaxant pour les parents), avait pu susciter un tel engouement auprès d'adolescentes souffrant d'anorexie, et permettre à certaines d'entre elles de se confier à l'adulte qui était présente.

Notre première réflexion fut qu'il s'agissait de procurer du soin à des poissons, qui, sans notre présence et notre bienveillance, ne pouvaient survivre ; suscitant peut-être chez ces jeunes filles l'envie d'exercer une fonction maternelle, alors qu'elles avaient (de par leurs troubles anorexiques), renoncé à ce potentiel de maternité et de maternage.

Cette nouvelle fonction symbolique maternelle pouvait alors s'emparer du réel, pour créer un nouveau « moi idéal » capable de manipuler et de toucher un réel nourricier destiné aux « bébés poissons », arrivant alors à surmonter le dégoût que leur inspirait auparavant cette nourriture.

Une autre raison pourrait être la recherche de la maîtrise de la mort (grâce aux soins à des animaux très petits, fragiles et dépendants), ce qui est une des problématiques principales de ces jeunes filles anorexiques.

Nous pouvons également faire le lien avec la notion d'espace « transitionnel » élaborée par Winnicott, en rapport avec le « soin » à l'égard d'autres êtres vivants, petits et fragiles.

En effet, comme nous le disions précédemment, Winnicott est de culture anglaise, et il distingue donc deux sortes de « soins » : tout d'abord celui qui concerne le **soin du corps (to cure)** : que ce soit pour le laver ou pour le soigner médicalement (terme tout à fait approprié au sein d'un hôpital.

Le second (**to care**), consiste à « **prendre soin** » grâce au « **holding** » (ou portage), dans toute les dimensions possibles (y compris verbale ; comme une mère (ou un père) qui ne se contenterait pas seulement de nourrir ou de laver son enfant, mais qui s'en préoccuperait réellement en prenant le temps nécessaire pour jouer avec lui, pour lui parler, l'observer, le bercer, le consoler, lui faire des câlins et échanger autant que possible avec lui.

A ce sujet, nous pouvons citer Catherine Derouette (in : « *le polyhandicap au quotidien, guide à l'usage des professionnels* », édition Dunod, 2017), qui nous dit : « Prendre soin de l'autre, c'est respecter son autonomie, le faire participer, ne pas faire à sa place ce qu'il peut faire. Le « care » prend donc en compte les compétences de la personne ».

Peut-être que pour certaines de ces adolescentes anorexiques ou suicidaires, cet aquarium leur permettait d'assumer cette fonction parentale « bienveillante et soignante », en la prodiguant par elle-même à de minuscules poissons ; soins qu'elles n'avaient peut-être pas toujours pu recevoir de leurs parents lorsque cela leur été nécessaire ? (Ceci n'étant qu'une hypothèse, à confirmer évidemment ...).

Ou tout simplement, le fait de prendre plaisir à « prendre soin » de ces poissons au sens « Winnicottien » du terme, serait en soi un acte à finalité thérapeutique. Mais ce plaisir qu'elles montraient à accompagner une adulte à l'extérieur de leur service habituel, au-delà de la distraction que cela pouvait leur procurer, n'était-il pas en lien avec cette notion d'espace intermédiaire dont parle Winnicott ?

En effet, dans son article intitulé : « *Objets transitionnels et phénomènes transitionnels* » (in : « *De la pédiatrie à la psychanalyse* ») ; Winnicott écrit ce qui suit :

> « Cette aire [...] existe comme lieu de repos pour l'individu engagé dans cette tâche humaine incessante, qui consiste à maintenir la réalité intérieure et la réalité extérieure distinctes, et néanmoins étroitement reliées l'une à l'autre. ».
>
> « Ce qui m'intéresse, c'est la première 'possession' et l'aire intermédiaire entre le subjectif, et ce qui est perçu objectivement. » (page 171).
>
> « C'est tout cela que je désigne sous le terme de '**phénomènes transitionnels**'. De cet ensemble peut se dégager une chose particulière ou un phénomène qui prend une importance vitale pour un enfant donné. [...] « **c'est une défense contre l'angoisse, et plus particulièrement l'angoisse de type dépressif.** » (page 173).

> « L'adaptation de la mère aux besoins de l'enfant, si elle est adéquate, donne à l'enfant l'illusion qu'il existe une réalité extérieure qui correspond à sa propre capacité de créer. » (page 182).
>
> « **Nous supposons que l'acceptation de la réalité est une tâche inachevée**, et qu'aucun être humain n'est affranchi de la tension que suscite la mise en rapport de la réalité intérieure et de la réalité extérieure ; **nous supposons aussi que cette 'tension' peut être relâchée grâce à l'existence d'une aire intermédiaire d'expériences** qui n'est pas contestable, [comme les arts et les aires ludiques du jeune enfant qui est absorbé par son jeu imaginaire]. » (page 183). « **Cette aire intermédiaire est indispensable à l'instauration d'une relation entre l'enfant et le monde** ». (page 183).

C'est à partir de ces notions d'« aire intermédiaire » et d' « espace potentiel », que certains psychanalystes ont extrapolé la notion d' « espace transitionnel ».

Le terme « espace » ne fait pas ici référence à l'espace dans lequel nous nous déplaçons physiquement, mais celui que nous pourrions parcourir mentalement, ou que nous revendiquerions comme étant « notre espace » psychique : celui dans lequel nous pouvons nous retrouver nous-mêmes, nous permettant de nous détendre, de nous ressourcer, de rêver...

« L'espace de l'aquarium » pourrait donc être perçu par ces adolescentes en souffrance psychique, comme « l'espace intermédiaire » entre l'hôpital et chez elle ; entre la réalité de leur maladie et l'illusion de ne plus en souffrir ; entre l'objectivité de leurs manques affectifs et l'illusion d'en créer une autre (sans souffrances ni manques), grâce aux soins et au nourrissage qu'elles prodiguent aux poissons et aux alevins, ces derniers étant subjectivement perçus comme des bébés à soigner, l'élément aqueux renvoyant peut-être à l'espace utérin ?

Cette hypothèse fut confortée par la persistance avec laquelle certaines d'entre elles, avant de quitter le service de pédopsychiatrie, réclamaient avec insistance de pouvoir repartir chez elles avec un alevin, pour qu'elles puissent en toute autonomie en prendre soin par elle-même.

Cet exemple de l'aquarium que l'on pourrait dire « relationnel », illustre à quel point une activité dans le réel peut servir de « médiateur positif » dans une relation thérapeutique. Il s'agit ici d'une activité aquariophile. Mais on pourrait aussi imaginer d'autres activités également médiatrices comme : le sport, la musique ou la danse.

C'est donc bien de ce lieu extra-familial particulier qu'est l'hôpital, lieu évocateur de la maladie et de l'éloignement d'avec sa famille, que cet aquarium a pu faire office de médiation dans une relation de confiance.

Et pourquoi pas aussi d'outil thérapeutique, dans la mesure où il permettait à des adolescentes anorexiques de surmonter leur dégoût pour oser mettre la main dans l'eau, ou pire encore pour elles : toucher la nourriture destinée aux poissons et les nourrir, alors qu'elles en sont incapables pour elles-mêmes. Ce serait encore l'illustration du fait que l'usage du réel peut aussi avoir un effet thérapeutique *(voir à ce sujet le chapitre 12-3 page 287)*.

Nous avons également découvert un article écrit par Laure Montalembert, paru dans la revue « *Objectifs soins et management* » (2014, N° 224 pages 36 à 39), et qu'elle avait intitulé : « *Un réservoir à créer du lien : l'aquarium thérapeutique* » ; article qui était résumé de la façon suivante : « La présence d'un aquarium dans un service hospitalier joue un rôle thérapeutique, mais aussi crée du lien entre toutes les personnes qui y travaillent ou qui y sont soignées ».

L'aquarium a donc pu servir de médiateur entre des adolescentes suicidaires et anorexiques, qui se sont assemblées pour s'en occuper concrètement. Et force est de constater que les échanges se faisaient dans la coopération afin de « faire ensemble ».

Les jours suivants nous avons pu assister au renforcement de cette coopération avec une augmentation des échanges concernant l'aquarium, car deux adolescentes en possédaient un chez elle, et elles ont donc pris plaisir à faire part de leurs connaissances en ce domaine.

Puis, progressivement, les échanges sont devenus plus personnels (concernant leur famille notamment). Ce n'est pas allé jusqu'à ce qu'elles nouent des relations d'amitié aussi rapidement, mais nous avons observé que cette médiation de l'aquarium avait permis aux adolescentes anorexiques de se faire accepter par les autres jeunes filles, alors que les préoccupations de ces dernières étaient évidemment toutes autres qu'au sujet de la nourriture.

10 - L'accompagnement des parents dans l'acte de soin des adolescents

D.W. Winnicott (pédiatre et psychanalyste britannique kleinien, déjà souvent cité) disait aussi en 1940 : « il n'existe pas de chose telle qu'un bébé ; ce que l'on voit, c'est un bébé et quelqu'un d'autre », sous-entendu : la mère ou la personne qui s'occupe de lui. Propos qui ont été publiés dans « *L'enfant et le monde extérieur* » (Editions Payot).

Autrement dit, pour qu'un enfant existe « humainement », il doit forcément y avoir quelqu'un qui s'est occupé de lui « humainement », c'est-à-dire avec attention, affection et sollicitude.

Nous avons tous entendu parler des expériences menées dans les années 50 à 60 par le psychologue américain Harry Harlow, en privant des bébés macaques d'affection maternelle. Il mettait ces bébés dans une cage avec deux mannequins : l'un d'eux n'était constitué que de fils de fer et pouvait lui prodiguer de la nourriture à volonté, et l'autre était recouvert de peluche, mais ne lui donnait rien à manger.

Il a constaté que ces nourrissons passaient le plus clair de leur temps auprès du mannequin en peluche, et n'allaient voir l'autre mannequin que de temps en temps, lorsqu'ils n'arrivaient plus à supporter la faim. Cela signifie que pour nous (et pour tous les primates, voire même tous les mammifères), le besoin de contacts physiques prime sur le besoin de nourriture.

Après lui, Richard Davenport (un autre psychologue américain), a isolé de façon prolongée des chimpanzés ; se contentant de les nourrir mécaniquement et en les privant de tout contact physique avec leurs parents réels ou de substitution.

Au bout de plusieurs mois, il a constaté que ces jeunes chimpanzés avaient développé un comportement d'agressions ou **d'auto mutilations**. Quelques années plus tard, on s'est aussi aperçu que les femelles ayant participé à cette expérience, étaient alors dans l'incapacité de s'occuper de leurs bébés une fois devenues adultes.

Ces expériences, qui interrogent déontologiquement, mettent en scène les **ravages psychologiques dus à la « privation »** *(voir à ce sujet le chapitre 11-1d page 267)*. Chez les bébés humains, les observations du psychologue américain René Spitz ont, elles aussi, permis de souligner l'importance cruciale de l'affection à prodiguer aux nourrissons, ainsi que les ravages psychologiques de l'hospitalisme au sein des pouponnières de l'époque. Des privations affectives prolongées pouvaient même provoquer le fait que ces nourrissons ne se nourrissaient plus et se laissaient mourir, envahis par une « dépression anaclitique ».

John Bowlby, psychanalyste anglais, a également mis en évidence le fait que les carences affectives précoces et prolongées créent des dommages profonds et irréversibles sur la personnalité infantile, puis adulte.

Ces observations corroborent le fait qu'il nous semble important (voire même nécessaire), d'interroger les parents sur les premières relations qu'ils ont entretenues avec leur enfant maintenant adolescent, ainsi que sur les évènements qui auraient pu par exemple contribuer à l'apparition d'un sentiment éventuel d'abandon (naissance d'un puîné, séparation, maladie, décès, etc.).

Mais aussi à propos de la présence ou non de maltraitances, par négligence ou par agressions physiques ou verbales (entre conjoints et à l'encontre des enfants) ; ou sur tout autre évènement qui pourrait expliquer l'apparition du mal être et du désir de mourir chez leur enfant : harcèlement au sein de l'école ou via les réseaux sociaux, tentatives ou agressions sexuelles caractérisées, maladie ou décès d'un proche ou d'un animal, déménagement, etc.

En effet, comme nous l'avons déjà mis en évidence précédemment, nous avons fait le constat que plus des deux tiers des adolescents hospitalisés pour tentatives de suicide dans un service hospitalier du Grand Est durant l'année 2025, présentaient le tableau clinique d'un stress post traumatique.

10a - Typologie de différents « systèmes » familiaux

Rappel et synthèse de la formalisation de J.P. Amour, pédopsychiatre

Nous reprenons ici une « typologie » des familles proposée par J.P Amour, pédopsychiatre, qu'il a exposé en 1996 dans un article interne à une Maison d'Enfants à Caractère Social située en Eure et Loire, lorsque nous collaborions ensemble à la création d'un « service d'accueil des familles » au sein de cette institution.

La « typologie » décrite ci-dessous se base sur l'observation de différents fonctionnements familiaux selon leur capacité à évoluer ; et sur la possibilité pour les soignants d'instaurer avec elles une action thérapeutique ou éducative efficace.

En voici la description :

1 - Les familles « **en inertie** ». *(Voir page suivante)*
2 - Les familles « **en mouvance** ». *(Voir page suivante)*
3 - Les familles « paria » ou « **en dissidence** ». *(Voir page 211)*
4 - Les familles « **en guerre civile** ». *(Voir page 212)*
5 - Les familles « **en quête de secours** ». *(Voir page 213)*
6 - Les familles « **en reconstruction** ». *(Voir page 214)*
7 - Les familles « **enchevêtrées** ». *(Voir page 215)*
8 - Les familles « **ordinaires** ». *(Voir page 215)*

1- Les familles « en inertie »

Au sein de ces familles, nous observons la plus grande difficulté d'évolution, en raison notamment de l'alcoolisme chronique ou de la toxicomanie d'un ou des deux parents, de déficiences avérées, etc.

Nous rajoutons que ce type de fonctionnement familial caractérise également « l'homéostasie » du système *(voir plus loin dans le chapitre 10c page 222, le sens donné à ce mot).*

« L'inertie » désigne l'incapacité du groupe familial à vouloir ou à pouvoir modifier ses règles de fonctionnement ou ses modes de communication.

On constate que ces familles résistent à tout changement, même quand une crise survient, par exemple après une tentative de suicide de leur enfant, et qu'ils ont les plus grandes difficultés à se projeter dans l'avenir.

2 - Les familles « en mouvance »

Cette dénomination se retrouve également dans le titre du livre intitulé « *Familles en mouvance, quels enjeux éthiques* », publié en 2005 aux Presses de l'Université Laval au Québec, et qui compile les travaux de différents professionnels sur ce sujet.

Nous n'avons pas lu ce dernier livre et ne citons à aucun moment l'un de ses passages, nous contentant de reprendre les propos de J.P. Amour tels que désignés plus haut.

Ces familles sont le plus souvent décrites comme « **instables** », autant à propos des repères au sein du domicile familial que des images identificatoires. Le couple parental varie fréquemment et le système familial se modifie dans une sorte de mouvement perpétuel.

L'enfant voit "circuler" au sein de sa famille différents beaux pères ou différentes belles mères, qui soit l'ignorent ou le méprisent, soit lui demandent de le considérer comme leur "vrai papa" ou leur "vraie maman" ; et qui sont par la suite remplacés ou s'en vont quelques mois ou quelques semaines plus tard.

Pour l'adolescent, l'insécurité affective est alors grande, car la séparation est devenue son unique préoccupation psychique. Il ne peut que la craindre ou la souhaiter, selon ses engagements affectifs. En effet, un enfant ne peut construire ses identifications qu'à partir d'une relation qui se prolonge suffisamment longtemps, et avec une personne qui l'accompagne et l'éduque réellement. Il n'est pas rare non plus que cette mouvance se manifeste également au plan géographique, avec de fréquents déménagements...

3 - *Les familles « paria » ou « en dissidence »*

J.P. Amour utilise ce terme pour décrire des familles en guerre et en opposition avec toutes les normes sociales et morales qui régissent notre société. Elles s'en tiennent donc à l'écart... Leur système fonctionne uniquement en circuit fermé avec quelques intimes, ou bien totalement replié sur lui-même.

Leur comportement principal est celui de la marginalité et du repli sur soi ; et l'énergie du système familial vise essentiellement à s'auto-protéger de l'extérieur, voire à l'attaquer s'il se sent menacé. A l'extérieur de ce système, tout est donc perçu comme menaçant et dangereux. Aussi ces familles se sentent souvent persécutées et injustement traitées par les instances éducatives et sociales, voire judiciaires, mais aussi par les professionnels de santé.

Lorsqu'elles cherchent à être reconnues et à montrer leur souci de s'intégrer, c'est généralement pour obtenir gain de cause dans leurs conflits avec les pouvoirs institués.

Affirmer leur puissance et leur savoir-faire original et unique, semble remplir leur existence et devenir leur seule raison d'être. Au bout du compte, la "victoire" importe plus que le projet soignant ou éducatif à construire pour leur enfant, lequel, bien qu'ambivalent, est le plus souvent solidaire de son système familial.

Tout travail avec ces familles est donc extrêmement difficile, car elles sont obnubilées par leur revanche à prendre ; et de ce fait, elles sont peu accessibles à l'autocritique, en dehors du leitmotiv : « laissez-nous tranquille avec notre adolescent », ou encore : « seuls nous-mêmes savons le gérer ». Toute coopération semble donc illusoire et aucune demande d'aide, de soutien ou d'accompagnement ne s'exprime directement.

4 - *Les familles « en guerre civile »*

Elles vivent le plus souvent un conflit prolongé, non pas avec l'extérieur, mais à l'intérieur même de leur système familial. La totalité de leur énergie est alors mobilisée par des conflits internes (violences conjugales, divorces, dissensions dans la famille étendue, etc.) ; et la guerre a lieu le plus souvent entre les deux parents ou avec l'un des beaux parents. Mais elle peut aussi concerner les grands parents à l'encontre des parents, ou les parents contre un autre membre de la famille proche, etc.

Le cas le plus représentatif de cette structure familiale « en guerre civile » permanente, est celui des parents divorcés ou en procédure de séparation, qui se rejettent mutuellement toute la responsabilité des échecs qu'ils ont provoqués ou subis (social, familial, scolaire).

Malgré la séparation ou l'éloignement, le conflit peut perdurer pendant de nombreuses années, et toute rencontre entre l'enfant et l'autre parent le réalimente. Un « presque rien » peut donc mettre le feu aux poudres, et la guerre dans les deux camps est toujours censée se faire « pour la bonne cause », ou « dans l'intérêt de l'enfant »...

Tout projet de l'un des deux parents à l'égard de l'adolescent sera donc systématiquement condamné, voire saboté par l'autre. Les arbitrages juridiques seront fréquemment sollicités, sans que cela ne parvienne à apaiser les ressentiments des deux parties.

Le travail avec ces familles doit donc tenir compte du « conflit armé » qui existe entre le père et la mère, ou avec un beau parent. Et les soignants ont le plus souvent du mal à préserver leur neutralité et à évaluer objectivement les discours et les actes des deux parents. Nous sommes immanquablement poussés par chacun d'eux à devoir prendre parti. Le moindre oubli d'information ou la moindre parole mal calculée, sera interprétée comme preuve de notre complicité avec l'ennemi. Refuser l'engagement nous culpabilise, et l'accepter nous associe tôt ou tard à la pathologie relationnelle du couple parental.

5 - *Les familles « en quête de secours »*

Ici « la quête » est au premier plan du fonctionnement familial. Demandes de secours matériels, d'allocations ou d'aides au transport ; mais aussi quêtes de témoignages affectifs, de reconnaissance, de considération, ou encore de secours éducatifs, dans le but avoué de mieux aider leur enfant.

C'est même parfois la famille toute entière qui voudrait être prise en charge, n'hésitant pas, si un suivi éducatif ou thérapeutique est décidé par un juge ou conseillé par un médecin, à inviter les éducateurs à la maison, à se proposer pour animer les sorties, ou à « copiner » avec les soignants.

Ces familles acceptent volontiers toutes nos suggestions concernant le mieux-être de leur enfant; mais elles peuvent aussi se retourner violemment contre nous si notre action et nos propositions ne concernent que leur adolescent, témoignage du fait que nous ne les considérerions pas suffisamment en tant que parents dignes de ce nom...

La quête de secours les dirige tous azimuts dans la nébuleuse de l'assistance sociale, et les comparaisons vont bon train entre les différents intervenants auxquels ils ont eu à faire. Au début, certains de ces soignants seront considérés par la famille comme "les meilleurs". Cependant, même si le narcissisme de ces derniers y trouve éventuellement leur compte, ils devront toujours rester vigilants et ne pas être dupes des compliments qui leurs sont adressés, car la quête est telle qu'elle ne sera jamais satisfaite...

6 - Les familles « en reconstruction »

Ce sont celles dont on peut attendre le plus de changements possibles, qui peuvent s'auto-soigner ou accepter les interventions qui leurs sont proposées.

Ces familles veulent vraiment s'en sortir et elles y parviennent le plus souvent, et mieux qu'on aurait pu le penser... Elles ont traversé une ou plusieurs crises destructrices, et elles ont réussi, soit à "recoller les morceaux", soit à se refaire une existence socialement convenable.

Que le couple parental soit marié ou séparé, ou qu'il s'agisse d'une famille "monoparentale", le « système familial » a conquis ou reconquis une réelle stabilité qui n'est ni factice ni illusoire. Le nouvel équilibre peut en effet tenir, et un avenir meilleur est alors tout à fait envisageable pour l'enfant.

Notre action visera donc plutôt à renforcer l'évolution positive du système familial, à valoriser les projets mis en place, en un mot, à soutenir et encourager la famille dans sa reconstruction, malgré le traumatisme engendré par la tentative de suicide ou les troubles anorexiques de leur enfant.

7 - Les familles « enchevêtrées »

Nous avons rajouté cette catégorie aux propos de J.P. Amour, car cette dénomination illustre assez bien la façon dont ces familles n'imposent aucune frontière à aucun de ses membres, ce qui crée de facto une confusion des générations qui peut évidemment s'avérer déstabilisante pour les enfants.

Malheureusement, cette dynamique familiale leur autorise aussi des prérogatives pouvant conduire à des passages à l'acte incestueux, souvent même avec la complicité de la mère. Nous pouvons rapprocher cette configuration familiale du dixième postulat des thérapies familiales systémiques *(décrit plus loin dans le chapitre 10c page 233).*

8 - Les familles « ordinaires »

Nous avons également rajouté une huitième catégorie à cette « classification typologique », catégorie sans doute la plus importante quantitativement, celles que nous qualifierions de « **normales** » ou d'« **ordinaires** » ; qui ne présentent ni dissociations ni pathologies particulières, et qui ne sont pas censées se désagréger lorsqu'elle doivent affronter une situation de crise potentielle inattendue.

Cette catégorie peut aussi parfois se rapprocher de celles dénommées « en reconstruction » par J.P. Amour.

En effet, les changements physiques et psychologiques de leur enfant, mais aussi quelquefois ses tentatives de suicide ou son hospitalisation en urgence, vont les contraindre à surmonter cette crise (parfois passagère), afin de s'adapter au mieux à l'évolution de cet adolescent dont les symptômes de souffrance psychique (normative ou pathologique), vont forcément bousculer l'équilibre du couple parental et de la famille toute entière.

Voir également à ce sujet, l'approche de J.-D. Nasio au sujet du premier groupe clinique « A » de certains adolescents, *(telle que présentée dans les chapitre 3h et 4e, pages 38 et 63).*

10b - La place des personnes au sein du système familial

Les parents

Les parents sont évidemment nos premiers interlocuteurs dans notre souci d'alliance thérapeutique.

Cependant, nous ne devons pas pour autant négliger d'autres personnes dont l'importance auprès de l'enfant est parfois déterminante, et ne pas non plus écarter celles qui s'imposent parfois lors des visites ; ou de convoquer aussi ceux ou celles qui évitent tout contact avec nous.

En effet, l'adolescent peut parfois être totalement inféodé à d'autres membres de son système familial, bien qu'ils ne se présenteront pas forcément lors des entretiens cliniques (beaux-parents, grands-parents, oncles et tantes...). Par souci de loyauté, l'adolescent pourrait alors ressentir comme un manque de compréhension de notre part toute mise à l'écart d'une image d'identification importante pour lui, et nous le faire savoir par un comportement agressif et violent.

D'autre part, dans nos contacts en tant que soignants avec l'adolescent et ses parents, nous connaissons relativement bien les risques des contre-attitudes et des projections qui sont liées à notre culture et à notre propre personnalité, mais nous pourrions avoir nettement moins conscience des mêmes risques qui sont liés à notre propre système familial.

En effet, les références familiales que nous avons vécues et intériorisées, peuvent spontanément représenter notre « bon modèle familial » (qu'il soit réel ou fantasmé). Ou bien encore, comme le « pire modèle familial » à éviter.

Cela risquerait alors d'induire des contre-attitudes et des projections, nous empêchant de rester un soignant impartial vis-à-vis des familles de nos jeunes patients.

Notre modèle personnel et familial pourrait alors être vécu par l'adolescent et ses parents comme « une entreprise de culpabilisation » dirigée contre eux. Cependant, il est parfois difficile d'accompagner certaines familles qui nous obligent à raisonner dans un schéma inhabituel, quelquefois insolite et tellement éloigné de notre modèle idéal au point d'en être déstabilisés...

Sans compter les familles maltraitantes et/ou incestueuses, qui vont évidemment provoquer la désapprobation et le rejet du thérapeute à leur égard. Dans ce cas, il ne s'agit pas de faire seulement preuve d'ouverture d'esprit, ni même de tolérance, mais bien de rigueur professionnelle dans notre accompagnement de ces familles.

Une grande disponibilité, une écoute suffisamment distanciée mais également empathique, des engagements précis et contractualisés de part et d'autre, ainsi qu'un crédit apporté à la parole donnée, pourront être susceptibles de créer une communication authentique. Toutes ces attitudes permettraient éventuellement d'influence l'évolution du système familial, si cela s'avérait pertinent, souhaitable ou nécessaire.

En outre, il faut aussi **veiller à séparer la pathologie individuelle d'un membre de la famille, de la pathologie des relations qui les unissent**. Voir plus loin à ce sujet le premier postulat de l'approche systémique (page 220).

L'adolescent

L'adolescent est toujours à considérer comme un membre à part entière de son système familial. Il subit et exerce des influences multiples au sein de son propre système d'appartenance, et il n'est donc évidemment jamais totalement neutre...

Par exemple, comme nous le décrivions plus haut à propos des familles "en dissidence" dans lesquelles les sujets se sont inconsciemment forgés cette image de "mauvais", chacun de ses membres peut spontanément projeter cette image à l'extérieur.

L'adolescent, irrémédiablement persuadé que ses parents sont injustement traités, ne pourra alors choisir ni le camp des soignants, ni s'opposer frontalement à eux s'il est persuadé que leur intervention est nécessaire.

Il ne parviendra pas non plus à trouver la juste distance affective qui lui permettrait de remettre en cause son système familial, et le cas échéant, d'en choisir un autre plus acceptable socialement. Devant un tel conflit de loyauté, l'adolescent se retrouvera alors face un choix impossible entre la trahison à l'encontre de sa famille, ou celle à l'encontre de lui-même ; il n'aurait alors recours qu'à une caractériopathie, avec la dépression en toile de fond.

Dans ce cas, il faut que l'adolescent comprenne que nous travaillons avec ses parents pour qu'ils soient également acteurs d'une reconstruction familiale indispensable, et qu'en ce domaine nous ne nous substituons pas à eux dans leurs prérogatives éducatives.

10c - L'approche systémique des « systèmes » familiaux

Nous allons tenter de synthétiser ce qui nous semble essentiel de l'approche systémique en ce domaine.

En effet, plusieurs postulats des thérapies familiales systémiques sont importants à conserver à l'esprit du thérapeute, afin de pouvoir créer une alliance thérapeutique avec la famille d'un adolescent.

Les éléments théoriques décrits dans ce chapitre ont pour objectif d'offrir un cadre de compréhension supplémentaire à l'égard du fonctionnement d'une famille, afin d'anticiper ses réactions et de préparer le thérapeute à agir en conséquence. De la même manière qu'un médecin devra préalablement effectuer une consultation clinique et demander des radios ou des examens de laboratoire, afin de proposer le traitement le plus pertinent.

Cette complémentarité n'exclue évidemment pas d'autres approches théoriques. Par exemple dans le cas d'une famille dite « enchevêtrée », *(comme nous l'avons vu précédemment page 215)*, celle-ci pourrait illustrer les propos de Philippe Jeammet lorsqu'il évoque la « confusion des générations » dans son livre « Anorexie, Boulimie » (Editions Pluriel, page 131).

Ou encore à propos de l'anorexie chez l'adolescente, l'approche lacanienne de l'élaboration des stades œdipiens peut aussi être regardée comme complémentaire d'une observation systémique du fonctionnement familial *(voir chapitre 9c page 186).*

Raison pour laquelle, les troubles et les pathologies décrites dans ce livre peuvent s'observer aussi bien avec le regard d'une approche psychanalytique, qu'avec une grille de lecture systémique.

Voici la liste des 13 postulats essentiels de l'approche systémique :

1- **L'ensemble** (ici la famille), **est toujours différent de la somme de ses éléments** ; ce qui est le contraire de l'approche 'analytique', au sens étymologique du terme.

C'est-à-dire que (comme dans un jeu d'échec), le tout affecte chacune des parties (ou des individus), et chaque partie (ou individualité), modifie le tout dans son ensemble.

Aussi « **l'adolescent** », **en tant qu'entité abstraite, n'existe pas en tant que tel dans la réalité des relations familiales.** C'est-à-dire que la fonction de chacun des éléments qui compose la famille au sens large, dépend principalement de sa position et de son comportement à l'égard de l'ensemble familial, et non pas de sa personnalité propre.

Le parallèle existe également en biologie : un organe (une artère, un vaisseau, un estomac, un œil ou un poumon), ne peut pas fonctionner indépendamment du système global auquel il appartient (sanguin, digestif, lymphatique, etc.). De même, de nombreux animaux sauvages vivent en société ; aussi, un individu isolé (par exemple un loup solitaire), aura bien du mal à survivre indépendamment de sa meute ou de ses congénères pour chasser.

D'où la règle suivante (sans vouloir évidemment comparer une famille à une meute de loups) : « **dans quelque domaine où se situe notre intervention, il faut toujours respecter et tenir compte de l'ensemble du contexte familial** ».

Autre règle élémentaire : **le thérapeute n'est jamais indépendant de ce postulat** (ni des suivants d'ailleurs), **il sera donc spontanément inclus** (voire englué) **dans le système familial**, d'où la nécessité de respecter un certain nombre des règles précisées ultérieurement.

2- **L'état présent et futur d'un système familial dépend essentiellement de son processus de croissance, et non pas des conditions initiales de sa création** (c'est ce que les thérapeutes familiaux appellent : « **l'équifinalité** » du système familial).

C'est-à-dire que **si le passé affecte bien évidemment le présent** (ce qui est le plus souvent l'essentiel de l'approche psychanalytique), **l'état du présent n'est pas uniquement dû au passé ou à l'histoire individuelle** de l'adolescent.

On peut aussi dire que : « **le présent englobe le passé, mais le passé n'explique pas tout le présent** ». Il n'existe donc pas de relation linéaire de cause à effets, mais des « **relations circulaires** », **qui ont pour rôle de préserver l'équilibre du système familial**.

L'état actuel du système familial renferme donc en lui-même des éléments qui lui sont propres (voir le premier postulat), et qui lui font adopter des stratégies de repli, de régression ou de crises, en vue de changer d'équilibre ou de le conserver (le parallèle est ici facile à faire avec les systèmes biologiques ou sociologiques).

La règle essentielle qui découle de ce postulat est que **tout système ou tout individu, possède en lui-même des ressources le poussant, si nécessaire, à devoir changer pour conserver son équilibre**.

L' « homéostasie » du système familial

3 - Le troisième postulat est complémentaire du précédent, à savoir que : **tout système tend spontanément au maintien de son équilibre** ; et **tout changement ne se fera que sous la contrainte si son équilibre vital est menacé**. C'est « **l'homéostasie** » du système familial.

Ce que l'on nomme « **l'homéostasie** » d'un système se retrouve également en chimie ou en biologie, par exemple la constance de la température corporelle, ou encore la mobilisation des défenses immunitaires pour contrer une attaque bactérienne.

Dans la dynamique de l'homéostasie, nous observons deux formes de rétroactions : d'une part une « **rétroaction négative** » visant à maintenir le système en équilibre plus ou moins stable, afin d'éviter à tout prix le changement ou l'explosion (exemple : la cocotte-minute). Et une « **rétroaction positive** », qui consiste à tenter par tous les moyens de modifier un équilibre jugé instable et dangereux.

*L' « homéostasie **négative** »*

Certains types de familles correspondent assez bien à cette « **homéostasie négative** » et nous les retrouvons lorsque nous faisons le parallèle avec les formalisations décrites précédemment *(chapitre 10a page 209)* notamment à propos des familles "**enchevêtrées**" à tendance centripète *(page 215)* ; au sein desquelles la règle implicite est : "**tous pour un, un pour tous**", dans le but de **surtout ne rien changer** ; mais aussi chez les familles dites "**en dissidence**", ou encore "**inertes**".

Il faut rester attentif au fait que le thérapeute peut aussi, de par son modèle familial interne et ses attitudes, renforcer l'homéostasie du système dans lequel il intervient.

*L'homéostasie « **positive** »*

Elle consiste quant à elle, à **tenter par tous les moyens de changer un équilibre instable**. Le but du thérapeute est alors de **favoriser au maximum les rétroactions positives**.

Cependant certaines familles utilisent parfois à l'excès ce type de fonctionnement, et nous observons alors la tendance aux changements incessants. **La dynamique observée est alors centrifuge** et la règle implicite est : "**chacun pour soi**".

Dans ces familles dites "**chaotiques**", "**désengagées**" ou "**en mouvance**", rien ne reste ou ne prend racine ; la délinquance de plusieurs de ses membres et les problèmes sociaux y sont prépondérants, et le risque d'éclatement est également constant (nous pouvons faire le parallèle biologique est celui les cellules cancéreuses). L'homéostasie « pseudo-positive » de ces systèmes familiaux peut donc avoir un effet délétère sur leur évolution

Par contre, les familles dites "**en reconstruction**", sont le plus souvent dans une dynamique de changements positifs ; ces derniers visant à l'amélioration de l'équilibre vital de l'ensemble familial, tout en respectant les "frontières" et la "différenciation" (termes que nous aborderons ultérieurement).

De ce dernier postulat découle la règle suivante : "**un symptôme est le plus souvent lié au maintien d'un système ou à la nécessité d'éviter une crise, jamais pour changer spontanément...**".

A ces trois premiers postulats de base, viennent se greffer d'autres postulats complémentaires, mais tout aussi importants :

4 - Il ne faut jamais confondre la « carte » et le « territoire ».

La "**carte**", comme une carte géographique, **est une représentation de la réalité**, voire même une simple hypothèse qui cherche à appréhender la réalité, mais elle ne peut jamais prétendre s'affirmer comme « étant la réalité ».

Le "**territoire**", quant à lui, correspond à l'expérience vécue sur le terrain, telle qu'elle peut l'être par un touriste ou un autochtone. **Le « territoire » de la famille correspond donc à la réalité intrapsychique, vécue au quotidien par l'ensemble de la famille et par chacun de ses membres**.

Tout comme les psychanalystes, les thérapeutes familiaux sont également convaincus que **ce sont les représentations qui construisent ou influencent le réel** ; ils doivent donc **savoir clarifier et différencier leurs propres représentations de celles de la famille** dans laquelle ils interviennent. Mais ce faisant, nous savons pertinemment qu'il ne s'agit que de « représentations » ; c'est la raison pour laquelle nous parlons essentiellement d'hypothèse ou de 'modélisation', lorsque nous tentons de décrire un fonctionnement familial.

Cependant, **certaines familles ne font pas la différence entre la carte et le territoire**, et **demeurent persuadées que leur système de représentation** (ce que nous pourrions appeler leur "culture" familiale) **est partagé par tous**. Ce qui conduit parfois à des incompréhensions majeures entre les soignants et la famille.

Les familles dites "en dissidence" peuvent en faire partie, mais aussi les familles maltraitantes ou incestueuses, dont la culture de l'inceste inculque à leur enfant que leurs comportements font partie de la « normalité » ; ce dont ce dernier demeure alors convaincu, au point de ne pas vouloir se plaindre et d'éviter à tout prix l'éclatement de l'équilibre familial. Ou, au pire, de se vivre comme étant « responsable » et non pas « victime », et de se voir infligé une triple peine en cas de dénonciation à l'extérieur de la famille : étant alors désigné comme « coupable » d'avoir provoqué l'inceste, coupable de l'avoir dénoncé ; mais aussi coupable d'avoir engendré par cette dénonciation un éclatement familial et parental ; et évidemment, aussi coupable d'avoir pu se laisser faire...

Cependant, les « cartes » restent aussi très utiles, voire indispensables pour se repérer dans un terrain inconnu, évaluer et anticiper le fonctionnement familial à plus ou moins long terme ; mais aussi baliser des frontières et poser des différenciations au sein des territoires familiaux parfois inexistants.

5 - Tout système est régi par des règles implicites, qu'il faut découvrir et mettre en évidence

Toute attitude qui a des fonctions précises dans un système donné, est inséparable du contexte dans lequel elle s'exprime (voir le premier postulat).

De ce postulat découle la nécessité de mettre à jour les mythes familiaux (tout en les respectant soigneusement), les conflits de loyauté ou les hontes familiales (ces fameux "non-dits" des psychanalystes). Il faut donc s'efforcer de décoder les règles, les stratégies et les fonctions qui structurent le groupe familial dans son ensemble.

6 - La « neutralité » du thérapeute n'existe pas

Ce postulat souligne une évidence : nous ne pouvons pas ne pas avoir une saveur, une odeur et une influence sur l'autre ou sur l'ensemble du système familial (voir le premier postulat : la présence ou l'absence d'un seul individu peut modifier l'ensemble, ou une partie des interactions au sein de la famille). Le thérapeute, aussitôt qu'il est présent (même sans avoir prononcé un seul mot), est donc engagé dans le système familial dans lequel il intervient. Il le modifie instantanément, uniquement par sa présence et par ses attitudes.

Il ne peut donc faire fi de son influence ou de son influençabilité. **Il doit donc percevoir dès que possible quelle est sa fonction dans la famille, sa position implicite et surtout ce qu'il induit.** Car **le système familial prime sur les individus** et non pas l'inverse, même si ces derniers tentent d'y résister.

Etre thérapeute, ce n'est pas nier que l'on puisse avoir une influence ou être influencé par le système familial, mais c'est savoir le repérer, percevoir dans quel sens s'exerce cette influence, et surtout savoir s'en servir, ou pas...

Le thérapeute ne peut donc pas nier ou ignorer l'influence qu'il exerce au sein du système familial dans lequel il intervient, et le postulat qui découle de cette évidence est le suivant : **on ne peut pas ne pas communiquer**. Nous avons tous une odeur et une saveur, faut-il encore savoir laquelle, et comment s'en servir.

Pensez par exemple à la situation d'un individu seul dans un ascenseur, et qui se retrouve à partager cet espace restreint avec quelqu'un d'autre : quelle que soit son attitude, il sera influencé par la présence de l'autre, et lui-même influencera l'attitude de son alter ego par ses attitudes, ou par son odeur...

Ne pas vouloir communiquer est en soi une communication !

Le non verbal (ou "analogique") **l'emporte donc de toute évidence sur le verbal** (ou "digital"), et tout l'art du comédien est d'ailleurs de savoir s'en servir ! De ce postulat découle la règle essentielle de l'approche systémique à l'égard des familles : **pour mettre à jour une interaction positive ou négative, le thérapeute devra recadrer sa propre intervention ou celle des autres dans l'ensemble du système** ; c'est-à-dire repérer qui influence qui, et comment...

En résumé : aucun thérapeute, aussi expérimenté soit-il, ne pourra éviter l'influence créée par sa présence, ses attitudes et ses paroles.

Aussi, comme nous le précisions plus haut, **ce n'est pas parce que l'on induit quelque chose que l'on induit le sens de l'induction**. C'est-à-dire que **le thérapeute doit savoir repérer les inductions qu'il provoque et les mettre en évidence** afin de pouvoir s'en servir à bon escient et au bon moment, si c'est nécessaire...

De la même façon, le thérapeute doit garder à l'esprit qu'**il ne peut comprendre une communication que s'il a perçu le contexte dans lequel elle se déroule. Une place et un rôle l'attendent toujours au sein de la famille dans laquelle il intervient.**

C'est ainsi que nous pouvons dire que « **la responsabilité thérapeutique commence par la perception de notre propre place dans le système familial** », et ce dès les premières interactions, qu'elle soient par téléphone ou par mail.

7 - « Comprendre » ne suffit pas toujours, et parfois ne sert à rien !

L'intervention de type systémique s'autorise à être ce qu'elle est vraiment, autrement dit : une "intervention", au sens plein du terme.

C'est-à-dire que "**l'intervenant**" **doit s'autoriser à** "**intervenir**" et s'autoriser **à** "**agir**" ; car **vouloir à tout prix « comprendre », peut aussi masquer la peur d'intervenir**.

C'est la perception juste qui nous fait intervenir de façon pertinente ; aussi le thérapeute doit rester créatif et imaginatif, tout **en maintenant « un état de curiosité »** sans apriori ni jugement, et **en s'empêchant de tenir pour acquis des explications trop cohérentes ou trop linéaires**.

En effet, **la plupart du temps nous ne trouvons que ce que nous cherchions**, conformément à la « carte » que le thérapeute aussi expérimenté soit-il a imaginé avant même de rencontrer la famille ; et ce, au détriment du réel, c'est-à-dire du « territoire » familial que nous avons détaillé ci-dessus *(voir le postulat 4 page 224)*. **A partir du moment où nous cessons de chercher** en espérant trouver ce que nous pensons être vrai (dans notre système de référence théorique ou personnel), **nous nous donnons alors la chance de trouver ce que nous ne cherchions pas**...

Le thérapeute familial doit donc abandonner tous ses schémas explicatifs trop théoriques, et uniquement maintenir sa curiosité en se laissant porter par la famille. Ce qui sous-entend également la **nécessité** pour le thérapeute **de développer sa capacité d'observation et de repérage** des "indices minimaux" pouvant avoir une signification importante dans les interrelations familiales.

Le postulat qui en découle est donc le suivant : « **il est impossible de changer réellement quelqu'un de façon directive** », et encore moins de vouloir changer de force un système familial forcément complexe à appréhender. Aussi faut-il « **abandonner l'idée de diriger les familles** » ; c'est la raison pour laquelle le concept de "guidance" familiale utilisé par certains thérapeutes présente le risque d'être voué à l'inefficacité ; alors que celui d'un "accompagnement" nous semble plus proche de la réalité soignante.

8 - La logique d'un système familial n'est jamais bonne ou mauvaise, elle existe seulement, telle qu'elle est !

« Respecter » le fonctionnement d'un système familial particulier, signifie que notre manière d'être et d'agir à son égard en tant que thérapeute doit permettre à ce système spécifique d'agir selon sa propre logique. Quiconque se dit « soignant », ne peut s'autoriser par exemple à enseigner à des parents comment être parents, ou à un couple comment vivre en couple. Aussi, **aucun thérapeute ne peut prétendre servir de modèle pour qui que ce soit...** La question se pose donc également dans le cadre de la psychothérapie avec un adolescent.

C'est pour cela que le mot "prendre en charge" peut être lourd d'un sens ambigu, car les 'soignants' n'ont de leçons à donner à personne, même pas aux familles les plus démunies socialement ou psychologiquement. D'autant plus qu'un 'soignant' sera spontanément perçu par la famille comme porteur d'un « contrôle social », avec un statut très éloigné d'une fonction thérapeutique.

Se sachant participer statutairement au contrôle social, un soignant fonctionnaire de l'hôpital public aura donc la nécessité de recadrer sans cesse ses interventions. D'où l'importance de « l'affiliation », c'est-à-dire de notre capacité à suivre les familles dans leur cheminement créatif *(voir chapitre 4b page 44)*.

Il existe cependant une exception à cette tolérance à l'égard du fonctionnement familial. En effet, dans les situations de maltraitances physiques, psychologiques, sexuelles ou incestueuses, le thérapeute se doit de prendre la décision d'en référer à la Loi, en signifiant à la famille sa décision de faire un signalement auprès des instances judiciaires. Ce faisant, le thérapeute se réfère alors là encore à une dimension symbolique lorsqu'il constate et dénonce l'existence de relations perverses *(voir chapitre 10d page 250 décrivant les alliances perverses).*

9 - L'importance de l'affiliation au système familial

Pour s'affilier au système familial, il nous faut respecter les étapes suivantes :

- **Définir la relation**, et **refuser la lutte symétrique**.
- **Adopter le mimétisme**, en "suivant la piste" que nous présente la famille.
- **Laisser venir les thèmes** qui apparaissent, sans en apporter d'autres.
- **Ne pas sauter sur les contradictions** immédiates.
- **Respecter la structure familiale telle qu'elle se présente**, sans la contredire d'emblée (sauf dans le cas de maltraitances).
- **Repérer les règles de fonctionnement** du système.
- « **Métacommuniquer** » ; c'est-à-dire faire définir les relations.
- **Respecter et adopter la culture familiale**.
- **Adopter les attitudes, les gestes et les postures, similaires** à celles de certains membres de la famille.
- **S'affilier à celui qui est en position basse**, sans entrer dans une lutte symétrique avec celui qui est en position dominante, etc.

Selon Salavador Minuchin (in : « *Familles et thérapie familiale* » aux éditions Erès), « **l'affiliation** » *(ou « joining » en anglais)*, **est une stratégie efficace et nécessaire** ; c'est-à-dire la seule qui, en « suivant » les règles explicites et implicites de la famille, permette au thérapeute de gagner la confiance de chacun de ses membres et d'installer un climat de sécurité.

Les exemples de techniques d'affiliation *(déjà présentées dans le chapitre 4b page 44 à propos de la thérapie des adolescents)*, permettront éventuellement au thérapeute d'être intégré à la famille comme « membre temporaire » de leur système. Car, sans cette étape, et quelles que soient son expérience et ses compétences, il risquerait fort d'être rapidement rejeté par la majorité des membres de la famille comme étant « un corps étranger ». De la même façon qu'une meute de loups exécutera immédiatement un loup solitaire, ou celui d'une autre meute qui se risquerait d'apparaître sur son territoire.

La famille, quant à elle, pourrait alors décider de ne plus venir aux séances, de rater des rendez-vous, ou encore de renforcer ses symptômes délétères afin de prouver au thérapeute qu'il est incompétent ou incapable de générer le moindre changement ; ou pire, tous les membres de la famille pourraient se liguer contre le thérapeute pour le critiquer, voire l'insulter...

Le thérapeute doit donc, au préalable à toute intervention soignante, se faire « admettre » à l'intérieur des frontières de la famille, pour, par la suite, pouvoir éventuellement influencer la dynamique familiale, de sa place « à l'intérieur du système ». Il pourra ainsi s'autoriser à intervenir après qu'il ait été « invité » au sein de la famille afin de proposer un changement évolutif : par exemple en bousculant les règles établies, en changeant la place des personnes dans la pièce de thérapie, ou en allant même jusqu'à contester les habitudes ancrées depuis longtemps ; et ce dans l'objectif de créer un nouvel équilibre, plus confortable pour chacun de ses membres. C'est ce que Minuchin a appelé **la phase de « reconstruction ».**

La différence entre « l'alliance thérapeutique » classique et « **l'affiliation systémique** », est que cette dernière s'adresse à chacun des membres de la famille en ne négligeant personne, et surtout pas celui ou celle qui apparaîtrait le plus faible, le plus timide, ou encore le plus caché, voire encore le plus absent lors des séances.

Le thérapeute va donc chercher à « se fondre dans le décor » familial. Minuchin nous dit : qu'**il devra « entrer dans la danse familiale » en respectant la hiérarchie établie du système** : par exemple en parlant en premier au père réel (s'il est considéré comme « le chef » de famille par tous ses membres). En utilisant également les expressions de la famille et en s'intéressant à leurs anecdotes ; et enfin en adoptant le « mimétisme » *(déjà décrit plus haut dans le chapitre 4b page 44)* : postures physiques identiques, même débit de parole, même vocabulaire employé, voire même style vestimentaire....

Cependant, le thérapeute devra aussi garder une neutralité bienveillante, une curiosité interrogative suffisante pour ne pas risquer de se faire « aspirer » par la problématique familiale ; voire pire, en faisant croire malgré lui qu'il adhèrerait par exemple à la « norme » parentale concernant des actes pervers ou incestueux commis à l'encontre de l'adolescent ou de l'adolescente !

Par contre, l'alliance thérapeutique « classique » entre un thérapeute et un patient est le plus souvent bilatérale et en dyade, avec un seul interlocuteur privilégié, ; c'est-à-dire l'adolescent. Elle repose alors sur un pacte soignant préalable auquel l'adolescent et sa famille devront adhérer, sous peine de se faire signifier que la relation thérapeutique est impossible ou devra s'arrêter...

Dans cette situation caractéristique d'une alliance en dyade, le cadre de soins devra être accepté par les patients, et dans ce contexte spécifique, le thérapeute ne sera pas forcément dans l'obligation de repérer les caractéristiques du système familial. En effet, soit l'adolescent et sa famille acceptent ce « contrat thérapeutique », soit ils devront consulter auprès d'autres professionnels en libéral, ou bien renoncer à cette tentative d'alliance thérapeutique avec ce soignant.

Le thérapeute devra alors s'en contenter, soit en renonçant à convaincre l'adolescent et sa famille d'accepter son cadre soignant, soit en s'affiliant uniquement avec l'adolescent en séances individuelles ; ou encore avec la seule coopération d'un seul des membres du couple parental (ce qui est souvent le cas dans la situation de parents séparés).

10 - Tout système familial comporte des règles implicites, mais aussi des frontières et des interactions spécifiques qu'il faut pouvoir mettre en évidence.

A l'intérieur d'un système, existent le plus souvent des sous-systèmes plus ou moins différenciés ou totalement indifférenciée. Par exemple dans le cas des familles dites « intriquées » : le sous-système "parents" et le sous-système "adolescents" peuvent parfois ne pas exister, pas plus que le sous- système "adultes" ou le sous-système "aînés", etc.

Il est donc essentiel d'explorer la façon dont les systèmes et les sous-systèmes ont pu se créer au sein de cette famille, se modifier, se pérenniser... Par exemple comment deux individus actuellement "parents", ont pu se dégager ou non de leur place "d'enfants" vis-à-vis de leurs propres parents. Comment ont-ils constitué la première cellule "couple" (par exemple est-elle géographiquement proche ou éloignée des parents et des beaux-parents) ; ou encore comment ce couple initial a pu (ou a dû) accéder à la fonction parentale, puis grand-parentale, etc.

Ce repérage est également important à l'égard des familles appartenant à d'autres cultures que celle de la culture française, notamment dans le cas de polygamie ou de mariages forcés. Entre ces sous-systèmes intrafamiliaux peuvent aussi exister des **frontières plus ou moins "claires"** (c'est-à-dire peu définies et non-explicites), **ou bien au contraire totalement "floues"** (par exemple la mère qui se positionne comme la copine de sa fille adolescente, ou qui embrasse son fils sur la bouche).

Les familles "enchevêtrées" en sont le modèle extrême. Dans ce cas de figure, notre intervention aura pour objectif de mettre en évidence cette indifférenciation et de proposer à la famille d'instaurer des frontières entre chacun de leurs sous-systèmes, ou entre chacun des membres de la famille. En interrogeant par exemple le rôle de l'homme et de la femme dans le couple parental, ou les relations et la hiérarchie fonctionnelle entre les générations (grands et petits), ou encore en soulignant des frontières inexistantes avec les beaux-parents et les grands parents.

Lorsque cette interrogation met en évidence des dysfonctionnements récurrents, la mise en place ultérieure de frontières intra familiales se révèle alors souvent utile et porteuse de changements rapides, notamment dans le cas de familles qui n'en n'avaient pas conscience, qui ne s'en servaient pas, ou qui n'en voyaient pas l'utilité.

Par exemple lorsqu'une mère autorise son enfant à fouiller dans son sac à main, à utiliser son téléphone portable, ou encore à pénétrer dans sa chambre parentale ou dans la salle de bains sans frapper à la porte lorsqu'elle s'y trouve. Ou encore, dans la situation réciproque, lorsque c'est l'un des parents qui, d'autorité, n'autorise aucun espace privé à son enfant, allant jusqu'à fouiller dans son téléphone portable ; attitudes qui pourraient être le signe soit d'une relation fusionnelle délétère, soit d'un comportement pervers inquiétant...

Mais **il existe également des frontières "rigides"**, comme nous le constatons au sein des familles "désengagées" (avec la culture du « chacun pour soi »), dont le fonctionnement caractérise la rigidité de frontières infranchissables.

L'intervenant doit constamment rester vigilant, car **la typologie des familles** *(voir chapitre 10a page 209)* **a toujours une utilité « fonctionnelle »**, avec pour ambition de témoigner « à titre d'hypothèse » d'un type de fonctionnement familial, **mais cette typologie n'est pas forcément « structurelle »** *(voir paragraphe 10c à propos de la carte et du territoire page 224)*, c'est-à-dire que **ce qui est rigide n'est pas forcément immuable**, et **ce qui est flou n'est pas forcément ambigu**...

11 - Savoir observer 'le type de relations' entre les membres de la famille.

Les interactions entre les membres d'une famille ou dans un couple parental, ou encore dans les relations parent-adolescent, peuvent être de deux types : « **symétriques** » ou « **complémentaires** ».

*La relation « **symétrique** »*

Cette relation se caractérise par une **lutte de pouvoir incessante**, afin d'affirmer : "qui décidera le dernier de sa position dans l'interaction".

Cette relation symétrique peut alors déboucher sur une "**escalade symétrique**", pouvant aller **vers le haut** : c'est-à-dire, rivaliser pour déterminer qui aura le dernier mot, qui dominera l'autre, qui aura le métier le plus prestigieux, etc.

Cela s'observe parfois dans les luttes de couple, ou au sein des conflits ouverts dans la famille *(voir plus haut page 212 la description des familles "en guerre civile" faite par J.P. Amour)* ; mais aussi dans des luttes à l'encontre des services sociaux *(voir à ce sujet la description plus haut des familles "en dissidence" page 211).*

Ces relations symétriques peuvent aussi **aller vers le bas**, à savoir : quel membre de la famille pourra se présenter comme étant le plus malade, le plus déprimé, le plus maltraité, ou encore la plus « victime » des relations au sein du système familial... Sachant que dans ce cas de figure, le membre de la famille qui adopte cette stratégie a le plus souvent un bénéfice secondaire à en retirer : de l'attention, de la considération, de la pitié, voire même de l'admiration ou de l'affection, **comme on pourrait les supposer en observant le comportement des adolescentes anorexiques au sein de leur famille** *(voir chapitre 9a page 173).*

En général, les escalades symétriques provoquent les problèmes les plus spectaculaires, mais ils ne sont pas forcément les plus graves... Ces escalades nécessitent cependant la vigilance accrue du thérapeute, ainsi qu'un recadrage permanent de sa part ; car si le thérapeute entre malgré lui dans une lutte symétrique avec la famille, il est clair que dans ce type de configuration, c'est toujours la famille qui l'emportera. Cependant, si la famille ou un de ses membres "perdait" face à l'intervenant, nous ne serions alors plus des soignants ! En effet, il ne s'agit pas de « gagner » face à la famille, mais de s'affilier à elle, sans compétition...

Un exemple typique de cette lutte symétrique serait le suivant : vouloir démontrer à tout prix à la famille qu'elle est incompétente, et que l'intervenant thérapeute est meilleur qu'elle pour tout ce qui est éducatif ou psychologique. Cella s'observe assez souvent dans le contexte d'un placement ordonné par un Juge des enfants. Nous avons en effet déjà entendu dire de la part de cadres de MECS dans lesquelles nous intervenions, la phrase suivante : « ils ne sont pas là pour des cors aux pieds... ! ». Puis de déplorer que les adolescents puissent retourner dans leur famille pendant les week-ends ou les vacances scolaires, car ils seraient alors à nouveau « contaminés » par les dysfonctionnements familiaux.

Certains évoquent le paradoxe systémique de ce type d'institutions dans lesquelles les éducateurs sont mandatés par l'Aide Sociale à l'Enfance, est qu'il serait financièrement vital pour eux que les familles puissent (selon les critères de l'institution), continuer à dysfonctionner et à être incompétentes ; car leur salaire ou leur statut en dépendrait prioritairement. Leurs priorités ne seraient donc pas de restaurer les familles dans leurs capacités éducatives, mais d'amplifier l'escalade symétrique négative ; ce qui permettrait aux professionnels de continuer à s'affirmer les seuls détenteurs de la compétence dans le domaine de l'éducation.

L'escalade symétrique s'observe aussi entre institutions : chacune d'entre elles s'affirmant comme la meilleure, en disqualifiant ceux qui interviennent en parallèle, y compris les psychologues en libéral ou encore les éducateurs de l'Aide Sociale à l'Enfance, etc.

*La relation « **complémentaire** »*

Cette relation se caractérise par une absence de lutte pour le pouvoir, c'est-à-dire que **le rapport dominant/dominé est déjà défini à l'avance** ; même si la position dominante n'est pas toujours facile à mettre en évidence. Par exemple un individu déprimé ou malade, peut tout à fait détenir l'influence prépondérante sur le système conjugal ou familial tout entier. L'escalade « complémentaire » est donc une relation dans laquelle chacun de ses « acteurs » est figé dans son fonctionnement par rapport à l'autre ou aux autres.

Aussi est-elle plus problématique à gérer pour le thérapeute, dans la mesure où tout est organisé et élaboré par le système familial ou conjugal, afin d'éviter l'affrontement et le conflit. Ce qui peut conduire à des systèmes parfaitement immuables et verrouillés, **ou encore à des tentatives de suicide comme ultime recours afin de faire cesser une prise de pouvoir inéluctable par l'autre**.

Certaines relations peuvent être qualifiées de "pseudo-complémentaires", c'est-à-dire qu'il existe une lutte de pouvoir, mais uniquement sous-jacente, du type : "je suis d'accord avec toi, mais...

D'autres sont aussi "pseudo-symétriques", c'est-à-dire que la relation symétrique est basée sur une différence complémentaire initialement acceptée.

12 - La crise ou la panne

La crise

L'évolution d'un système familial se fait rarement de façon progressive, mais subit souvent des sauts structurels l'amenant à trouver un nouvel état d'équilibre après une crise.

Le fait de quitter ses parents, de constituer un couple, d'accueillir un enfant, de perdre un membre de sa famille, de voir ses enfants quitter le domicile familial, de se séparer ou de divorcer, etc., sont des événements familiaux qui peuvent engendrer une crise, ou bien provoquer une panne dans l'évolution du système familial (ou d'un individu).

Ces sauts peuvent être vécus comme des "catastrophes" pour l'équilibre d'un système familial, et certaines familles sont parfois mises en demeure de devoir sauter brutalement plusieurs étapes en même temps (par exemple après la découverte d'un enfant toxicomane ou délinquant, ou devant la nécessité de s'occuper d'un enfant dans le coma, ou encore après la naissance d'un enfant porteur d'un handicap, après un décès ou un incendie, etc.). Ces "catastrophes" engendrent alors une « crise » existentielle nécessaire à l'évolution du système.

Comme nous le disions à propos de l'adolescent dont la « crise » est un signe naturel d'évolution et de grandissement *(voir chapitres 3h page 37 et 4e page 63)*, le système familial doit parfois passer par des crises nécessaires à son adaptation.

La panne

Cependant, ces crises peuvent aussi aboutir à une situation de « panne », préjudiciable à l'homéostasie positive de l'organisation familiale *(voir postulat 3 page 222)*. On observe alors un blocage de l'évolution naturelle de la famille, obligeant certains de ses membres ou la famille toute entière à dysfonctionner ; tout en cherchant une cause linéaire à ce blocage, c'est-à-dire désignant un évènement ou un membre de la famille comme étant directement responsable de cet immobilisme négatif.

Certains thérapeutes familiaux pourraient faire l'hypothèse qu'une tentative de suicide serait un échappatoire à la panne familiale en provoquant une crise... dans le but plus ou moins conscient de mettre en évidence la difficulté de la famille à évoluer vers un nouvel état d'équilibre...

Cependant, il nous faut rester prudents à l'égard de cette hypothèse, dans la mesure où, **dans la réalité, on constate que la plupart des adolescents qui ont tenté de se suicider, avaient réellement le désir de mourir** pour des raisons personnelles, et pas forcément pour faire réagir leurs parents.

D'autre part, en ce qui concerne les situations réelles d'inceste et de maltraitances physiques ou morales au sein de la famille, seules les adolescentes concernées pourraient dire si leur acte désespéré avait aussi pour objectif de dénoncer la maltraitance, ou si elles souhaitaient uniquement ne plus en souffrir en se donnant la mort.

Il faut aussi garder à l'esprit que **la régression d'un système familial est impossible**. C'est-à-dire qu'il serait déplacé de laisser les parents espérer revenir en arrière afin de tenter d'effacer les évènements traumatiques du passé ou du présent, ou encore de feindre d'ignorer le grandissement inéluctable de leur enfant. Quels que soient les évènements dramatiques qu'une famille doit supporter (maladie, décès, etc.), elle sera de toute façon dans l'obligation d'évoluer ou de se chroniciser...

Compte tenu de ces observations, **l'intervention systémique est donc une intervention visant à provoquer la crise**. Aussi, chercher à isoler les "problèmes" de seulement un ou plusieurs membres de la famille peut s'avérer une tentative inefficace de « simplification linéaire », qui bien souvent autorise la chronicisation de la panne.

Aussi notre intervention doit parfois s'autoriser à **complexifier encore plus le système** (en faisant par exemple intervenir des membres éloignés de la famille), afin de provoquer des interactions génératrices de changements visant à renforcer l'homéostasie positive de ce système familial. Mais nous ne pouvons évidemment pas nous substituer aux fonctions parentales en panne, ni à leur responsabilité décisionnelle.

D'où la nécessité parfois de faire comprendre aux membres de la famille le paradoxe suivant : « **nous ne pouvons vous aider qu'en refusant de vous aider !** » **Il faut en effet résolument abandonner l'illusion rééducative à l'égard des familles**, et notre accompagnement ne peut que consister qu'à les faire trouver par elles-mêmes la solution à leurs difficultés. L'intervention du thérapeute doit donc être une "co-construction", et non par une "re-construction".

Les familles "en reconstruction" décrites plus haut *(dans le chapitre 10a page 214)*, sont celles qui ont pu mettre en œuvre ou découvrir dans leur propre système familial et personnel, les ressources nécessaires et suffisantes pour évoluer et transformer leur panne en crise vers un nouvel équilibre.

Par contre, en ce qui concerne les familles dites "en quête de secours" *(voir page 213)*, il n'est pas toujours certain qu'elles soient vraiment prêtes à s'engager dans une dynamique de reconstruction efficace.

On observe en effet que certaines familles maltraitantes à l'organisation « enchevêtrée », peuvent se présenter dans une telle quête de secours, au point de faire accroire à tous les intervenants qu'il s'agit d'une erreur d'évaluation les concernant et qu'il n'y aurait aucune maltraitance à découvrir.

Cette présentation idyllique est en fait très habile, car **elle est destinée à masquer une volonté farouche de ne rien changer à la déviance familiale**. Dans ce cas, la "quête de secours" est plutôt la manifestation symptomatique de l'homéostasie négative du système. En effet, ces familles peuvent se révéler dans les faits non pas « en quête de secours », mais plutôt comme étant structurellement « inertes », « en mouvance », « en dissidence » ou encore « en guerre civile », si tant est que nous puissions accéder à leur véritable nature...

13 - Dyade et Triangulation

Nous avons précédemment évoqué l'importance de la castration symbolique dans la construction œdipienne *(chapitre 6e pages 129 et suivantes)*, sans laquelle la persistance d'une dyade fusionnelle mère-enfant peut éventuellement aboutir à des pathologies du développement psychologique chez l'enfant. Aussi, dépasser cette dyade relationnelle mère-enfant exclusive, est une étape symboligène essentielle dans le développement du nourrisson et du jeune enfant, permettant alors l'accès à la triangulation œdipienne.

Tout comme l'œdipe de l'approche psychanalytique, **l'intervention systémique se porte toujours sur l'unité d'interaction minimale qui est le triangle** (Père, Mère, Enfants). Aussi dans l'élaboration d'un système familial, une dyade Père-Enfant ou Mère-Enfant serait délétère pour un système figé de cette manière, rejetant de facto le troisième par une alliance « révolutionnaire » ou « perverse » *(voir chapitre 10d pages 248 et 250).*

Si l'on s'adresse à un couple ou à un adolescent en présence de sa mère, **il nous faut donc toujours chercher qui pourrait être le troisième de la dyade**, sinon l'intervenant risquerait d'être rapidement mis à cette place malgré lui (car la position du troisième est toujours très tentante...).

La famille qui s'adresse à nous pour soigner leur enfant, a parfois déjà triangulé leur histoire avec d'autres soignants ou d'autres services ; aussi est-il judicieux et prudent de ne pas se penser comme étant celui qui va tout résoudre mieux que les autres, dans une toute-puissance illusoire. Dans ce cas de figure, il nous faut donc chercher à "quadranguler" notre intervention avec un tiers réel, ou symboliquement présent mais absent dans la réalité (par exemple le père ou le grand père, s'ils sont éloignés ou décédés), par rapport à la dyade mère - enfant.

Il faut également éviter la lutte symétrique avec les autres intervenants, comme nous le disions plus haut *(page 235).* D'où l'importance à recadrer l'intervention ; à différencier les fonctions ; et à augmenter sans cesse la complémentarité entre les différents intervenants dans une alliance professionnelle constructive.

10d - Les alliances « constructives » ou « destructrices »

La théorisation qui suit ne fait pas partie de l'approche systémique, mais elle pourrait aisément la compléter.

Elle s'inspire du jeu de Jackaroo, version modernisée du Pachisi (ou Parchisi) d'origine indienne qui se joue avec des dés, alors que le Jackaroo se joue avec des cartes auxquelles sont attribuées des actions différenciées.

Le Jackaroo se joue avec deux équipes de deux personnes partenaires qui se font face, et avec des règles utilisant la stratégie des alliances nécessaires pour pouvoir gagner une partie ; c'est-à-dire en bloquant avec son partenaire du moment, un ou plusieurs joueurs adverses. Ce jeu encourage donc les accords non-verbaux, tacites ou secrets (sachant qu'il est interdit de se parler ou de montrer ses cartes) ; ainsi que les alliances concrètes avec son partenaire, étant donné que sa façon de jouer permettrait par exemple de renvoyer l'un de ses adversaires à sa case départ, ou d'aider son partenaire à gagner.

Mais ces alliances peuvent aussi être l'objet de manipulations ou de trahisons, afin d'obtenir une victoire immédiate. Ce jeu est donc intéressant dans la mesure où il permet de mettre en évidence la qualité des alliances et la personnalité de chacun des joueurs, selon la force réelle ou supposée du partenaire qu'il aura choisi.

Les éthologues pourraient également illustrer ces différents types de comportements, en observant simplement les mouvements sociaux au sein de populations de chimpanzés ou de loups.

Imaginons maintenant que le Jackaroo se joue avec trois personnes ayant chacune un pouvoir différent, et **pour seul objectif la victoire sur au moins l'un de ses deux autres adversaires**.

En effet, dans cette configuration, **aucun des trois joueurs ne peut gagner en restant seul** ; aussi, s'il veut survivre ou vaincre, il devra constituer une alliance dyadique temporaire ou durable, dans l'espoir de gagner avec son partenaire contre le troisième.

Imaginons maintenant que ce pouvoir (réel ou imaginaire), soit représenté par l'attribution d'une valeur différente à chacune des trois instances en jeu : la puissance « **3** » à celui qui a le plus de pouvoir ; la puissance « **2** » à celui qui en a moins que le premier mais plus que le troisième ; et enfin la puissance « **1** » à celui qui a le moins de pouvoir par rapport aux deux autres.

Imaginons ensuite que chacune de ces trois instances ayant un pouvoir différent, soit positionnée aux trois sommets d'un triangle, et que nous représentions leur alliance par un double trait qui les unit, et leur adversaire par une flèche dirigée vers lui.

En examinant alors ce triangle, il apparaît évident que celui qui n'a que la puissance « **1** » ou « **2** », cherchera à faire alliance avec l'autre joueur (« **2** » ou « **1** »), pour espérer vaincre le joueur « **3** » ; car il n'arriverait jamais à battre ce dernier tout seul.

Par contre, la stratégie du joueur placé en « **3** » sera évidemment différente, ce que nous illustrerons dans les schémas ci-après, avec des alliances également différentes dans leur finalité.

Dans ces schémas, nous avons volontairement conservé à leur place les instances du triangle œdipien : le « Symbolique », l'« Imaginaire » et le « Réel », *(comme nous les avions déjà mentionnées dans les chapitres 6d page 125 à propos des comportements scarificatoires, et 9b page 177 à propos de conduites anorexiques)* ; car elles illustrent en effet nos hypothèses concernant la dynamique œdipienne de ces symptômes.

L'alliance « légitime »

La « légitimité » signifie « consacré par la Loi », ou « conforme à la justice » ; on pourrait aussi ajouter : « conforme à l'ordre établi, à la raison, au bon sens et au bon droit… ». **Une alliance « légitime » est donc celle qui est attendue par la société ou par une famille, afin qu'elle puisse garder un équilibre indispensable à la pérennité de son fonctionnement**.

Aussi, selon les critères des pouvoir définis plus haut dans cette métaphore d'un jeu hypothétique de Jackaroo à trois, dans la majorité des sociétés humaines nous pourrions attribuer la position « **3** » aux Magistrats, la position « **2** » à la Police (chargée d'appliquer les demandes de la Justice) ; et enfin la position « **1** » aux citoyens qui sont censés ne pas ignorer la Loi, et qui doivent la respecter en toutes circonstances.

C'est ainsi que l'alliance légitime entre le juge et les policiers (**3** + **2** = **5**), sera toujours plus forte que le pouvoir de seulement « **1** », accordé aux citoyens.

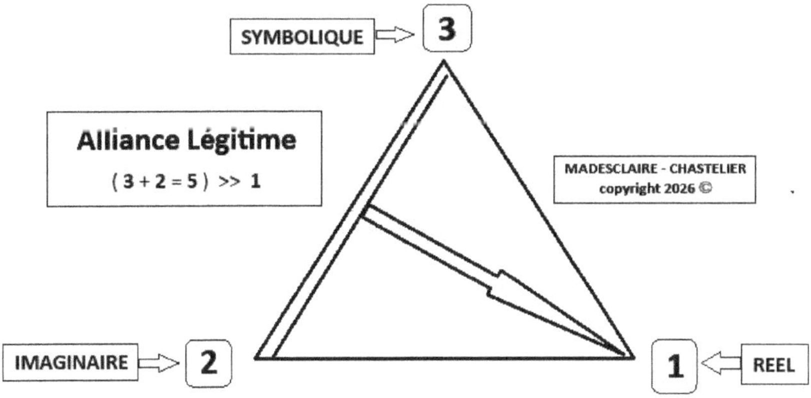

Dans une entreprise ou une institution de soins, le Directeur ou le Médecin chef occupe de par son statut la position « **3** », le chef de service ou les autres soignants occupent la position « **2** », et enfin les usagers la position « **1** ». Il est donc attendu et « légitime » que les soignants agissent conformément aux attentes ou aux ordres du Directeur ou du Médecin chef (représentants légitimes de l'institution soignante).

Nous pourrions également prendre l'exemple d'un système familial occidental « ordinaire » (c'est-à-dire sans dysfonctionnements). Dans cette configuration, la position « **3** » est légitimement occupée par le père réel (ou celui ou celle qui le représente, dans le cas d'une alliance homosexuelle) ; ou bien encore par un père « symbolique », lorsque le père réel est décédé ou absent. Il peut aussi être représenté par un oncle ou un grand père, comme c'est le cas dans certaines cultures.

La position « **2** » sera ensuite traditionnellement occupée par la mère (ou sa représentante). Cependant, dans certains couples parentaux, que la position « **3** » soit occupée par la mère et la position « **2** » par le père réel, ne change rien au fait que l'alliance légitime (**3** + **2** = **5**) s'impose à leur enfant situé en position « **1** ».

Dans le meilleur des cas, cette alliance « légitime » autorise et oblige l'enfant à respecter l'autorité de ses parents. Cette autorité légitime des parents peut alors être « déléguée » aux professeurs, ces derniers occuperont alors « par délégation » la position « **2** » à l'égard de l'enfant scolarisé. Et nous obtiendrons donc à nouveau une alliance « légitime » entre les professeurs et les parents (cette fois ci en position « **3** », parce qu'ils sont les seuls détenteurs de l'autorité parentale), afin que l'enfant en position « **1** » respecte l'autorité déléguées par les parents aux enseignants en position « **2** », et adapte ses comportements au règlement du collège ou du lycée en exécutant les tâches scolaires que l'institution scolaire exige de lui.

Un dernier exemple serait plus proche de nos préoccupations dans ce livre : la situation dans laquelle se trouve un thérapeute lorsque des parents s'adressent à lui (ou à elle) pour soigner leur enfant.

Normalement, la structure familiale « normative » invite à placer le père (ou celui ou celle qui occupe cette fonction paternelle) en position « **3** » ; la mère (ou son substitut) en position « **2** » ; et enfin l'enfant en position « **1** ».

Cependant, il est facile d'observer que dans la plupart des cas (sauf si la famille aurait vécu auparavant des expériences très négatives avec d'autres soignants), les parents placent spontanément le thérapeute en position « **3** ».

C'est-à-dire à la place de celle ou de celui qui est censé avoir l'expérience suffisante, détenir les connaissances et les compétences nécessaires, et surtout occuper une fonction légitimée par son statut ; notamment si ce thérapeute agit au sein d'une institution soignante, comme c'est le cas d'une structure hospitalière.

Compte tenu d'un contexte aussi spécifique, l'alliance « légitime » (et donc « thérapeutique »), sera celle qui devra être créée entre le thérapeute et les parents, afin que l'adolescent puisse demeurer (ou se retrouver) à sa place d'enfant dans ce système, c'est-à-dire en position « **1** ».

D'autre part, *(dans les chapitres 9b page 180 et 13-9 page 311)*, nous démontrons la façon dont les adolescentes anorexiques spolient la fonction symbolique légitime en l'occupant illégalement, puis s'emparent de ce pouvoir pour faire une alliance « illégitime » avec leur propre imaginaire (**3** + **2** = **5** > **2** ; *voir schéma page 181*) ; afin de mettre leur corps réel en soumission et en servitude à l'égard de cet imaginaire devenu tout-puissant, car un corps qui n'est plus nourri ne pourra évidemment plus se rebeller, et un corps scarifié ne pourra plus se montrer !

L'alliance « révolutionnaire »

L'alliance de celui qui se trouve en position « 1 » avec celui ou celle qui est statutairement en position « 2 », abouti mathématiquement à rivaliser avec celui qui est en position « **3** » : (**2** + **1** = **3**).

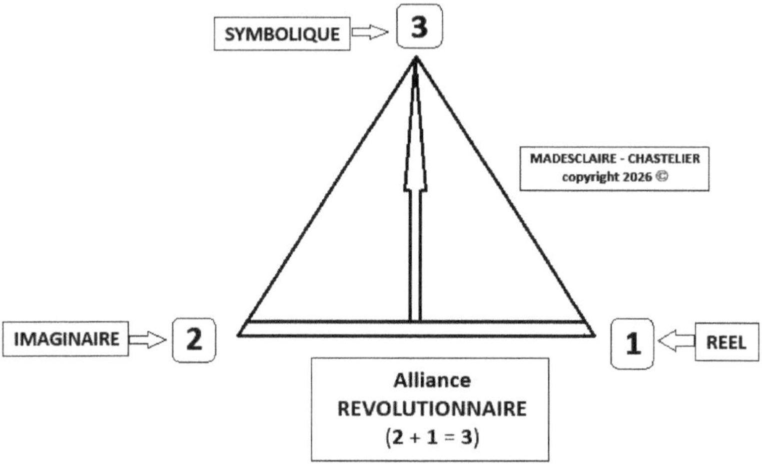

Raison pour laquelle cette alliance est appelée « **révolutionnaire** », car elle risque de déstabiliser celui qui se trouve en position « **3** », et ce faisant de bousculer l'ordre légitime établi, comme illustré précédemment dans l'alliance dite « légitime ».

Prenons par exemple le cas de la révolution française. On peut mettre symboliquement la royauté en position « **3** » puisqu'elle détenait alors le pouvoir absolu. En tant que « sujets », les nobles détenaient leur pouvoir de la volonté royale, ils occupaient donc la position « **2** ». Quant au tiers état, il était évidemment dans la position « **1** », c'est-à-dire la plus faible, socialement et politiquement.

Lors de la révolution française, le serment du jeu de paume a scellé l'alliance entre les députés du tiers état avec ceux du clergé et de la noblesse. C'est ainsi que l'alliance révolutionnaire du (**1** + **2** = **3**) a pu contrebalancer le pouvoir royal en position « **3** ».

Prenons encore l'exemple d'une entreprise au sein de nos sociétés modernes. Supposons que les salariés (en position « **1** »), fassent alliance avec le ou les chefs d'atelier (en position « **2** »), contre les ordres et l'autorité de la direction (en position « **3** »). Cette situation pourrait éventuellement conduire à un bouleversement révolutionnaire dans lequel les salariés obtiendraient le pouvoir, accompagné ou non d'une démission du directeur.

Un autre exemple est celui des coups d'état, dans lesquels l'alliance entre le peuple et les militaires ou les policiers, peut conduire à la destitution du président ou du dictateur en place.

Ou encore dans le cas de l'institution scolaire : si un ou des professeurs (en position « **2** ») acceptaient de faire alliance avec un ou plusieurs élèves (en position « **1** ») contre le Proviseur ou le Principal, on assisterait là encore à une alliance révolutionnaire qui risquerait alors de bousculer l'équilibre de l'ordre légitime attendu de la part de l'éducation nationale.

Enfin, dernier exemple au sein de la famille. Supposons que l'adolescent (en position « **1** »), fasse une alliance avec sa mère (en position « **2** »), à l'encontre de l'autorité de son père (en position « **3** »). Cette alliance « révolutionnaire » risquerait de devenir gagnante et de disqualifier structurellement l'autorité légitime du père (réel ou symbolique).

Dans le cas particulier d'une famille qui rencontre un thérapeute pour son enfant, nous avons vu précédemment que très souvent les parents placent le thérapeute en position « **3** ». Ce qui veut dire que, si des parents faisaient alliance avec leur enfant contre le thérapeute, il s'agirait également d'une alliance « révolutionnaire », qui va alors bousculer le processus de soins qui était normalement prévu et bloquer toute possibilité d'évolution du système patients-soignants.

Raison pour laquelle le thérapeute devra éviter d'occuper cette place que la famille lui octroie, afin de pouvoir si possible la laisser à celui dont c'est la fonction attendue, c'est-à-dire au père réel, qui doit assumer la fonction d'un « père symbolique » afin de pallier les abus de pouvoir dominant de l'adolescente anorexique *(voir page 180)* ou qui se scarifie *(voir page 127)*.

Dans ce cas, si le thérapeute n'arrive pas recadrer sa position dans l'intervention pour la légitimer *(voir le paragraphe intitulé « La technique de l'allié contraint » au chapitre 4b page 49)*, il lui faudra renoncer à poursuivre sa proposition de soins et laisser la famille repartir, jusqu'à ce qu'une demande ultérieure soit exprimée par l'adolescent ou par ses parents.

L'alliance « perverse »

Imaginons cette fois-ci une alliance entre celui en position « **3** » et celui en position « **1** », contre celui ou celle qui occupe la position « **2** ». Cette alliance sera alors toujours plus puissante (**3** + **1** = **4**) contre celui en position « **2** », dont l'autorité est le plus souvent légitimée par son statut, c'est-à-dire mandatée par celui ou celle qui occupe la position « **3** ».

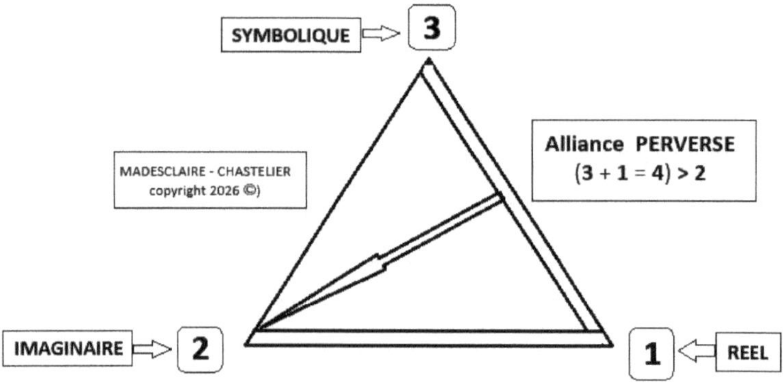

Cette alliance « **perverse** » va alors disqualifier de manière pérenne l'autorité de celui qui occupe cette position « **2** » : par exemple celle du chef de service, du professeur, de la mère, ou encore du ministre qui serait désavoué par son président (s'il s'agissait d'un gouvernement).

Même situation dans les cas récents de certaines universités où les étudiants (en position « **1** »), s'allient implicitement avec la Direction (en positions « **3** »), pour faire imposer la prière au sein des locaux de l'université ou empêcher un professeur de faire son cours (en position « **2** »).

Imaginons également qu'un père à la personnalité perverse (en position « **3** »), s'allie à l'enfant ou l'adolescent (en position « **1** ») pour dénigrer les projets ou les démarches de sa mère (en position « **2** »). Ou encore qu'un directeur (en position « **3** »), mette en doute les compétences et l'autorité d'un chef de service ou de chantier (en position « **2** ») devant ses salariés (en position « **1** »). Il est évident que dans ce dernier cas de figure, ce chef de service ou de chantier, ou encore cette mère, se verront amputés de toute autorité, et n'auront plus comme solution que la démission ou la dépression !

Cette alliance perverse est donc redoutablement efficace pour déstabiliser, voire déstructurer l'équilibre d'un système (qu'il soit institutionnel, familial ou politique), et il est assez courant d'observer ce type d'alliance dans les situations de politique étrangère, dans laquelle deux grandes puissances vont s'allier contre une ou plusieurs nations censées être plus faibles, pour les contraindre à accepter la soumission, l'invasion, et la spoliation de leurs richesses. L'alliance perverse de deux super puissances contre une troisième nation plus faible est une alliance perverse.

Ce qu'il s'est effectivement passé à la fin de la seconde guerre mondiale, et qui s'est encore passé en 2025 à l'encontre d'un chef d'état attaqué par un état plus grand, et donc en situation de faiblesse, et que l'on a accusé d'ingratitude devant les télévisions du monde entier, d'être mal habillé et d'être arrogant, ce qui le mettait en situation de ne pouvoir se défendre librement et d'être perdant quoi qu'il fasse.

Lorsqu'il s'agit d'une personne seule qui doit subir cette alliance, les conséquences psychologiques peuvent être redoutables, notamment lorsqu'il s'agit d'une mère contre son mari et son fils ; ou d'un père psychologiquement faible, subissant l'alliance de son fils et de sa femme contre lui...

Il est donc indispensable qu'un soignant puisse rapidement repérer la présence d'une alliance perverse au sein d'une famille ou d'un couple parental, notamment si l'adolescent qui consulte en serait complice... Par exemple, lorsque l'un des parents légitimement en position « **3** » fait alliance avec son adolescent (en position « **1** »), pour dénigrer systématiquement les propositions de soins faites par le thérapeute (relégué cette fois ci en position « **2** »). Ce soignant devra alors prendre rapidement la décision de mettre en évidence cette stratégie perverse, et d'interrompre le processus d'accompagnement thérapeutique initialement prévu.

La seule et unique défense à l'encontre d'une alliance ou d'une attitude perverse est de communiquer entre ceux qui en sont les victimes, et de faire recadrer le plus rapidement possible l'intervention par un rappel au cadre institué, légitime et symbolique, dont les règles et les lois répugnent aux personnalités perverses ; car c'est justement la parfaite connaissance de la Loi qui les pousse à agir à son encontre. Voir à ce sujet la description des personnalités perverses *(dans les chapitres 11-2c et 13-8 pages 279 et 311, ainsi que dans le chapitre 13-17 page 327).*

Cependant, dans le cas particulier de parents non maltraitants et non pervers qui rencontreraient pour la première fois un thérapeute pour leur enfant, il y a une forte probabilité (comme nous l'avons vu précédemment), que ces parents placent le thérapeute en position « **3** ». Ce qui veut dire que si le thérapeute choisissait de façon irréfléchie d'accepter ce positionnement, et de faire sans s'en rendre compte alliance avec cet adolescent (en position « **1** ») contre ses parents (rétrogradés à la position « **2** ») ; ces derniers vivraient alors cette situation comme étant celle d'une alliance perverse, et le dispositif thérapeutique risquerait d'échouer.

Par contre, si le thérapeute constate des faits graves de maltraitances physiques, psychologiques ou sexuelles de la part des parents (ou de l'un d'entre eux) à l'encontre de leur enfant adolescente, ce thérapeute peut effectivement choisir de faire alliance avec l'adolescente et de rester en position « **3** », dans l'objectif que les maltraitances cessent, tout en décidant de faire rédiger une FRIP par l'assistante sociale du service, mettant alors en doute la légitimité d'une autorité parentale dévoyée par ces actes incestueux ou moralement maltraitants.

Nous aurions par la suite à faire à une alliance légitime, dans la mesure où le thérapeute adopterait par ensuite la position « **2** » pour faire alliance avec la Loi symbolique ou judiciaire (en position « **3** »), contre des parents incestueux ou maltraitants, contraints cette fois-ci d'adopter la position « **1** ». Mais dans ce cas, le processus de soin changera de nature. Il s'agira alors en priorité de « prendre soin » de l'adolescent et d'être dans une relation plus « éducative » que « thérapeutique » avec ces parents maltraitants.

En ce qui concerne cette dynamique à tendance perverse, nous avions déjà utilisé ce schéma afin d'illustrer le positionnement structurel des adolescentes qui se scarifient *(chapitres 6d et 13-10 pages 125 et 313)* ou qui ont des conduites anorexiques *(chapitres 9b et 13-9 pages 177 et 311).*

Toutes deux se situent effectivement sur un axe situé à la base perverse du triangle œdipien, entre l'imaginaire et le réel *(voir pages 279, 281 et 311)*, mais l'adolescente anorexique va migrer vers le positionnement d'une alliance hystérique en la rendant « illégitime » et non plus « légitime » *(voir plus haut page 245)*, afin de soumettre le réel à son imaginaire ; tandis que l'adolescente qui se scarifie va s'octroyer du pouvoir sur son imaginaire grâce à une alliance « pseudo-perverse » temporaire entre ses sensations corporelles réelles, et une fonction symbolique vacante qu'elle provoquerait.

11 - Hypothèses cliniques et théoriques

11-1) La structuration psychologique de l'enfant et de l'adolescent, selon l'approche psychanalytique

Mélanie Klein, puis Winnicott, ont amplement théorisé à propos de la construction progressive de l'équilibre psychologique chez les enfants.

Selon l'expérience de ces deux psychanalystes, le développement psychique du jeune enfant commence par des troubles "schizo-paranoïdes" (pouvant s'apparenter aux troubles schizoïdes et paranoïaques que l'on observe chez l'adulte) ; durant lesquels l'enfant se sentirait l'objet d'attaques persécutrices par des objets internes "clivés" (les fameux "bon sein" et "mauvais sein").

Puis, aux alentours du neuvième mois, le nourrisson devra affronter la prise de conscience du fait que les "mauvaises" expériences qu'il ressent dans son corps (liées à la faim ou à la douleur), ou qu'il éprouve psychologiquement (en raison de l'absence de soins maternels efficaces et adaptés), soient ressenties par lui aux mêmes moments durant lesquels les personnes qui prennent soin positivement de lui sont présentes.

Etant donné la conjonction de ces deux évènements négatifs et positifs, l'enfant fantasmera alors que les expériences positives pourraient être « attaquées » par ses propres persécuteurs, ces derniers étant inhérents aux expériences négatives qu'il aura vécues l'instant précédent. Aussi, aura-t-il le sentiment que ses attaques fantasmatiques contre ses « persécuteurs internes » risquent de détruire également les bienfaiteurs externes qui s'occupent de lui (c'est-à-dire sa mère et/ou son père) durant les moments de bien-être qu'il est amené à vivre en leur présence.

A cet âge, la personne qui s'occupe de l'enfant ne sera alors plus perçue comme « clivées » en "bon" et en "mauvais" objet (comme c'était le cas lorsque l'enfant était plus jeune), mais comme étant maintenant une seule et même personne.

D'où le **début du « sentiment de culpabilité** » ressenti par cet enfant, car il se sent maintenant responsable (par ses attaques fantasmatiques), de la destruction imaginaire de ses "bons parents". **Il va donc développer un sentiment de "sollicitude**" à leur égard, prémisse d'une personnalité ultérieure normalement socialisée.

Ce terme de "sollicitude" a été utilisé par Winnicott, pour désigner le fait que l'enfant se sent à présent impliqué et responsable dans ses relations avec les personnes qu'il connaît et reconnaît dans son entourage familial ; alors qu'il se montrera surpris, voire angoissé à l'égard de celles qu'il ne connaît pas encore ; d'où ce nom d'**angoisse « du huitième mois** ou « **de l'étranger** ».

Se sentant maintenant responsable de cette destruction imaginaire, **l'enfant de cet âge va ressentir des sentiments dépressifs**, parce qu'il pensera avoir perdu et détruit par ses attaques imaginaires les "bons objets" qui prenaient soin de lui. Raison pour laquelle cet épisode, dans l'évolution psychologique du jeune enfant, sera appelée par les psychanalystes kleiniens : la "**position dépressive**".

La capacité à affronter, puis à surmonter cette "position dépressive", fait alors entrer l'enfant dans la **normalité "névrotique**" (ou encore dans la "**triangulation œdipienne**").

Cette "normativité névrotique" signifie que toute personne dite "normale" peut être considérée comme "névrotique" et non plus « psychotique ». C'est-à-dire qu'elle est alors capable de ressentir de la culpabilité, ou encore des « angoisses névrotiques », sans pour autant en être prisonnière comme le sont les personnes « névrosées ».

Par contre, plus tard dans son développement psychologique, si l'enfant devait rester figé dans cette position dépressive ou régresser à la position psychique antérieure, cela pourrait signifier qu'il risquerait de développer à l'âge adulte des pathologies s'apparentant à la dépression ou à la psychose (voir à ce sujet le livre de Mélanie Klein intitulé : « *L'amour et la haine* »).

Compréhension des troubles névrotiques, inspirée des travaux de Jacques Lacan

Jacques Lacan, dans une conceptualisation assez complexe, a imaginé que notre expérience de la réalité s'inscrivait dans un carré traversé par une bande diagonale ; cette bande représentant alors la **dimension du réel** (inscrite avec un **R** dans la zone grisée au centre du schéma ci-après imaginé par Lacan).

DAnsce schéma imaginé par Jacques Lacan, le triangle blanc en haut à gauche représente la **dimension imaginaire** (notée **I**), dans laquelle s'inscrivent à chacun de ses sommets : le **Phallus imaginaire** (phi grec), le **Moi idéal (m)** et l'**idéal du Moi (i)** ; (in « *séminaire 22* » intitulé « *RSI* ») .

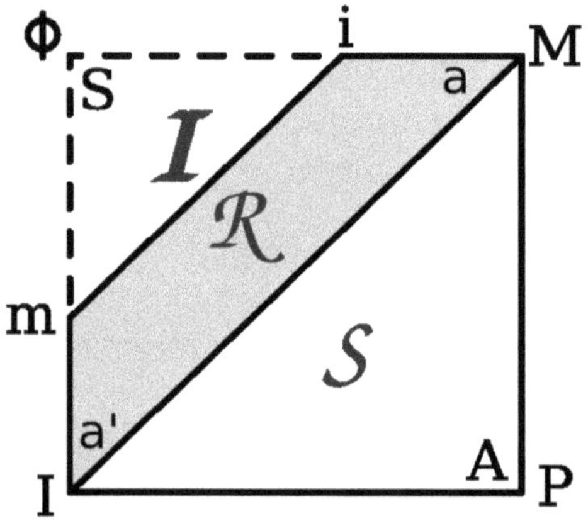

L'autre triangle blanc en bas à droite de ce schéma, représente quant à lui la **dimension symbolique** (notée **S**), dans laquelle s'inscrivent les instances suivantes : ce que Lacan nomme l'**objet « petit a »** ou "**petit autre**" (cad le « **Moi imaginaire** » perçu derrière le miroir) ; le « **moi réel** » au contact des autres (**a'**) ; la **mère symbolique** (**M**) ; le "**grand autre**" (**A**) ; et enfin le **nom du père** (**P**).

A partir du 9 Février 1972 dans son séminaire 19, puis dans les suivants jusqu'au séminaire 23 en 1976, afin de mieux représenter la « réalité » psychique, Jacques Lacan s'est servi de nœuds borroméens :

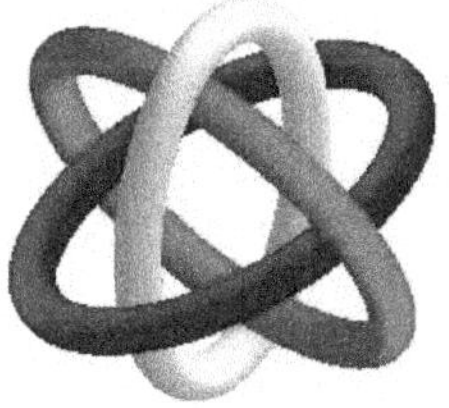

Il a imaginé par la suite que chacun de ces anneaux représentait une partie de la réalité psychique, à savoir : l'**Imaginaire**, le **Réel** et le **Symbolique**, comme illustré dans la figure ci-dessous.

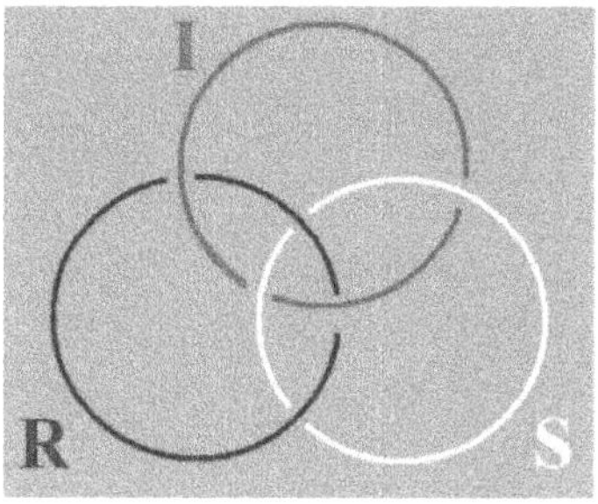

Afin de simplifier cette représentation en trois dimensions, nous utilisons un triangle dont les trois sommets représentent : en haut la dimension **Symbolique** ; en bas à gauche la dimension **Imaginaire** ; et en bas à droite la dimension **Réelle** :

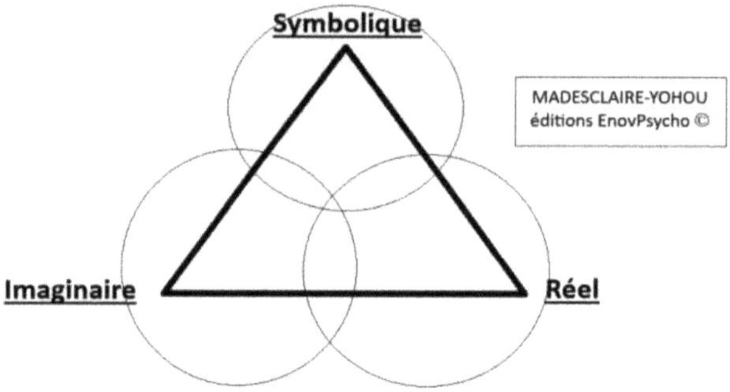

Cette représentation en deux dimensions illustre la perception « normative » qu'une personne peut avoir de la réalité, ces trois dimensions étant (comme les anneaux des jeux olympiques), intriquées les unes dans les autres. Si l'un de ces anneaux était rompu ou ne se construisait pas correctement, l'accès à la réalité se dissocierait.

Cela s'apparenterait peut-être à l'expérience schizophrénique qui serait emprisonnée dans le réel, sans accès au symbolique et à l'imaginaire ; le réel étant alors vécu comme dangereux (exemple : une simple fourchette ne serait pas essentiellement destinée à manger ou représenterait l'image d'une bifurcation double, mais serait uniquement un instrument qui pique et qui blesse).

Le 28 Novembre 1956, ; dans le « *séminaire 4* », intitulé « *la relation d'objet* », Jacques Lacan a cette fois-ci exploré les trois dimensions fondamentales de la structuration psychique chez l'enfant puis chez l'adulte : la **frustration**, la **castration** et la **privation**, dont il poursuivra la démonstration à de nombreuses reprises durant les séminaires suivants.

11-1a) La frustration

Illustration théorique de la frustration

En dessinant une flèche courbée qui va de l'Imaginaire (à gauche de la base du triangle), vers le **R**éel (en bas à droite de ce triangle), l'orientation de cette flèche illustrera « **la frustration** », c'est-à-dire la **perte imaginaire d'un objet réel**.

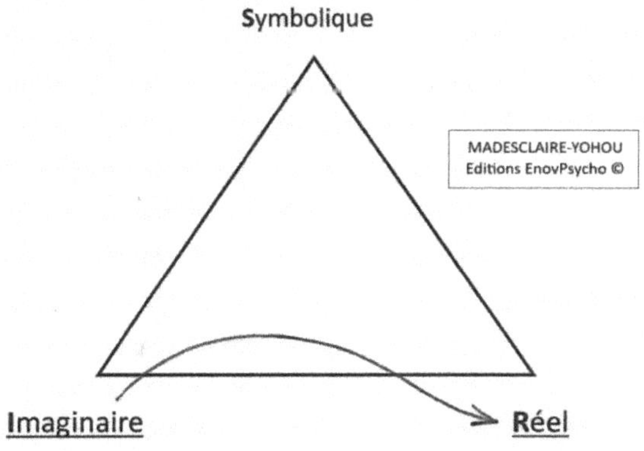

La **FRUSTRATION** = La perte **imaginaire** d'un objet réel

Exemple de situations frustrantes

Lorsqu'une femme rêve d'acheter un vêtement ou un bijou, dont elle pense qu'il pourrait la rendre encore plus sublime le lendemain lors d'une occasion spéciale (dimension imaginaire), la frustration surviendra lorsqu'elle se rendra compte que, dans le réel, tous les magasins sont déjà fermés, ou bien que le vêtement qu'elle voulait acheter a été vendu...

La frustration peut également être illustrée par le désenchantement ressenti par une enfant qui prendrait conscience de son absence de pénis réel, et qui aurait par la suite du mal à accepter cette perte imaginaire d'un objet réel, en le niant ultérieurement par une structuration hystérique *(voir le chapitre 11-2b page 276).*

Remarques concernant la frustration

La frustration est souvent incontournable dans l'éducation des enfants, afin de leur faire prendre conscience du réel au lieu de les laisser vivre constamment dans un espace imaginaire (ce que favorise la plupart des jeux vidéo), ou de favoriser leur toute-puissance ou le principe de plaisir exclusif en cédant à toutes leurs exigences ou à leur violence physique à l'encontre de leurs parents ou de leurs pairs.

Supposons que la frustration d'un jeune enfant s'exprime lorsque ses parents lui refusent l'achat immédiat d'un jouet ou d'une friandise, et qu'il se mette à trépigner et à hurler dans un magasin.

L'un de ses parents peut alors contourner cette explosion de rage en proposant aussitôt à l'enfant un autre objet imaginaire, mais dont la possession sera reportée dans le temps, par exemple en lui disant : « *j'ai pris une photo de ce que tu voulais, et nous l'achèterons une prochaine fois...* ».

Le désir du plaisir immédiat sera alors contourné et sans doute oublié par la suite, avec le bénéfice d'une inscription de l'enfant dans le réel. Cette photo deviendra alors la « représentation imaginaire » de ce réel, espéré et attendu par l'enfant.

Nous pouvons aussi observer chez certains adultes cette difficulté à supporter la frustration du réel ; mais également chez certains adolescents à qui leurs parents auraient tout cédé durant leur enfance, et qui restent encore dans la quête d'un plaisir immédiat, les conduisant à commettre parfois des actes délictueux, à la recherche d'une sanction symbolique ou d'une provocation à l'encontre de la Loi réelle.

Lacan a écrit que c'est à la mère symbolique de frustrer son enfant dans le réel (« *Les formations de l'inconscient* », op.cit. page 172), il ajoute également que « c'est ici le père (réel), en tant que symbolique, qui intervient dans une frustration, acte imaginaire concernant un objet bien réel, qui est la mère » (op. cit., page 173).

En le frustrant d'un corps à corps fusionnel, et en renonçant à sa « préoccupation maternelle primaire » (pour reprendre le terme de Winnicott), la mère « désillusionne » alors son enfant *(voir chapitre 11-1b page suivante)*. Cette frustration symboligène permettra par la suite à l'enfant de ne plus se contenter d'un imaginaire frustrant, mais de se confronter au réel, grâce par exemple à des jeux éducatifs de construction de type Kaplo, Légo ou autres...

Aussi, lorsque certains parents proposent, ou même imposent le plus souvent par facilité la tétine (ou encore le téléphone portable de l'un des deux parents), afin de faire taire leur enfant qui pleure ou qui hurle, ou qui même ne pleure pas du tout, ils ne lui laissent alors plus l'opportunité de communiquer oralement en se plaignant, mais lui impose ainsi et par prévention, une absence de frustration éducative dans le réel (grâce à la tétine), ne permettant plus à l'imaginaire de leur enfant de s'exercer à pallier le manque qu'il pourrait ressentir.

Ils le privent alors de cette dimension imaginaire nécessaire à son équilibre psychique, mais aussi d'un réconfort langagier dont leur enfant pourrait tout à fait se contenter, comme une mise en sens de ce qui lui arrive. Devenu adolescent, ce sont les jeux vidéo et les téléphones portables qui serviront à nouveau de substitut de l'imaginaire personnel, pour s'aliéner au réel des autres qui s'exposent au travers des réseaux sociaux afin, encore une fois, d'éviter toute frustration à l'égard de leur propre réel.

11-1b) L'illusion et la désillusion

Cette dimension n'est certes pas prépondérante dans le cadre de la psychopathologie, cependant nous la mentionnons comme étant « **l'inverse de la frustration** ».

C'est-à-dire que la personne « désillusionnée » a le sentiment réel d'avoir perdu quelque chose d'imaginaire, comme s'étant "fait avoir", car n'ayant pas obtenu dans le réel ce à quoi elle s'attendait : un cadeau, une promotion, une reconnaissance, etc.

Cependant, l'accumulation de déceptions, d'échecs ou de non reconnaissance, peuvent également aboutir à une situation psychologiquement insupportable, pouvant provoquer du stress, du burn-out et de la démotivation ; mais aussi engendrer de la dépression avec des risques de passages à l'acte suicidaires (*voir plus loin pages 270 et 271, les conséquences du manque de « récompense » et de « reconnaissance symbolique »).*

La désillusion pathologique de l'enfant peut aussi advenir dans les situations où sa mère serait endeuillée par une dépression post-partum, ou bien en raison du décès d'un proche ou d'une rupture conjugale. Mais sa mère peut aussi être accaparée par la naissance ou le handicap d'un autre enfant, n'arrivant plus alors à percevoir les signaux de son premier enfant qui lui réclame de l'attention.

Devenu adolescent ou adulte, cet enfant risquerait alors de développer une dépression chaque fois qu'il (ou elle) aura reçu une nourriture matérielle « non accompagnée d'échanges signifiants, et dont l'absorption lui fait ressentir d'autant plus intensément son vide intérieur » (Didier Anzieu, in « *Le Moi Peau* », opus cité page 42).

Illustration théorique de la désillusion

En dessinant cette fois ci une flèche courbée qui va du Réel (en bas à droite du triangle), vers l'Imaginaire (en bas à gauche du triangle), cette flèche représentera alors **la Désillusion**, c'est-à-dire la **perte réelle d'un objet imaginaire**.

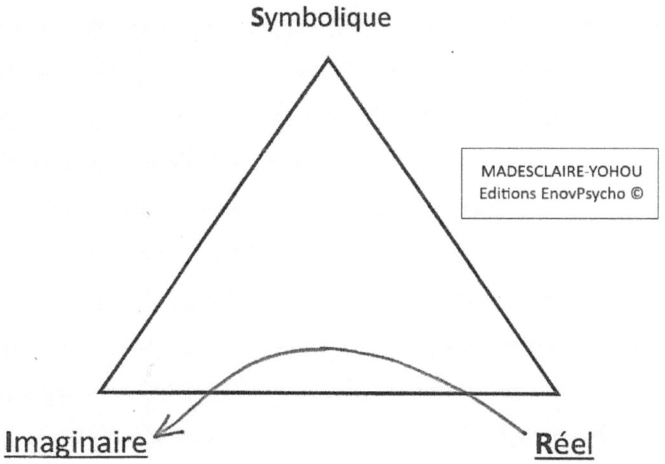

ILLUSION ou **DESILLUSION** = La perte **réelle** d'un objet imaginaire

Etant donné que les comportements anorexiques se situent également sur cet axe entre le réel et l'imaginaire, on pourrait supposer que ce soit par refus d'intégrer cette désillusion dans leur configuration psychologique.

C'est-à-dire qu'en refusant cette perte réelle d'un phallus imaginaire, elles choisiraient de conserver l'illusion de le posséder par leur toute puissance à l'encontre du réel, à savoir leur corps.

11-1c) La castration symbolique

En dessinant maintenant une flèche courbée qui va du **S**ymbolique (au sommet du triangle) vers l'**I**maginaire (en bas à gauche du triangle), cette flèche représentera alors la "**Castration symbolique**", c'est-à-dire la **perte symbolique d'un objet imaginaire** (c'est-à-dire le Phallus).

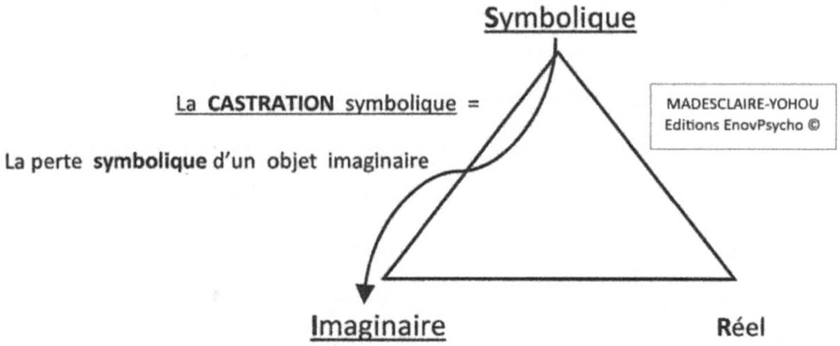

Exemples concernant la castration symbolique

Lacan nous dit que cet "**objet imaginaire**" dénommé « **le phallus**", est considéré par l'enfant comme un objet de toute puissance, alors que l'objet réel n'est qu'un simple pénis...

Si **la dimension Symbolique est l'illustration de la fonction paternelle** représentée par le père symbolique, ou encore la Loi, le juge, le président, etc., et que **la dimension imaginaire soit représentée par le phallus** (imaginaire lui aussi) ; **la « castration symbolique » signifiera** pour les enfants (mais aussi pour certains adultes non symboliquement castrés), qu'ils devront **progressivement accepter cette perte symbolique d'un objet imaginaire (la toute-puissance phallique)**, pour pouvoir entrer dans la dimension normative de la castration névrotique œdipienne.

C'est le plus souvent au « père réel » qu'est dévolue la fonction de castrer symboliquement la mère et de son enfant *(voir chapitre 6e pages 131 et 132, concernant la castration œdipienne de la mère et de la fille selon l'approche de Jacques Lacan).*

Nous verrons *(dans les chapitres 11-2b et 13-5, pages 276 et 307)*, que **la personnalité hystérique refuse cette castration symbolique**, en s'acharnant à la faire advenir dans le réel par des manifestations ostensibles de puissance et de maîtrise dans l'espace des autres, afin de se faire voir comme étant détentrice d'un phallus imaginaire.

Nous faisions par ailleurs l'hypothèse que **les adolescentes anorexiques** seraient également dans un refus de la castration, les conduisant à s'emparer d'une fonction symbolique vacante pour dominer le réel grâce une alliance illégitime avec leur imaginaire *(voir plus haut chapitre 10d page 245 et 9b page 180).*

Exemples d'objets « symboliques »

Les trophées, les coupes, les notes et les médailles, sont très efficaces pour récompenser les efforts effectués dans le réel, autant de la part des sportifs que des adolescents, ce qui les encourage à poursuivre leurs efforts pour s'affronter au réel. Le drapeau national et son hymne sont également des exemples évidents d'objet symboliques emprunts d'imaginaire. Il en est de même des feux d'artifice symbolisant l'entrée dans une nouvelle année, tout comme la fête des Sankthans et la tour phallique « Slinningsbålet » qui est brûlée en Norvège pour célébrer la Saint Jean le 23 Juin.

Même un diplôme, au-delà de son utilité dans le réel, exerce une fonction symbolique imaginaire puissante, autant pour celui qui l'obtient que pour ceux qui le réclament comme un gage d'autorité. Cette reconnaissance réelle et symbolique est donc essentielle à la « narcissicisation imaginaire » d'une personne, et nombreux sont ceux ou celles qui souffrent de ne pas avoir obtenu leur baccalauréat, même si ces personnes ne s'en seraient peut-être jamais servi pour s'inscrire dans une université.

Cependant, dans notre culture la dimension phallique imaginaire d'un diplôme se concrétise réellement et socialement par le fait qu'un médecin sera toujours perçu comme étant « au-dessus » d'un psychologue, qui lui-même sera perçu « au-dessus » d'un éducateur spécialisé. Et ce dernier également perçu « au-dessus » du moniteur éducateur, etc., indépendamment de toute compétence professionnelle objective...

Raison pour laquelle les personnes autoritaires qui ne sont pas tout à fait castrées symboliquement, mais qui arrivent tout de même à détenir un pouvoir absolu dans le réel, sont le plus souvent très attachées à cette dimension imaginaire de toute puissance phallique illustrée par : leur statut, leur apparence, leur grande maison, leur grosse voiture, leurs grandes statues, leurs grands portraits positionnés à la vue de tous, leurs grands yachts, leurs tours géantes ou leurs gros avions à leur effigie...

Leur statut dans le réel leur permet alors de s'affranchir de toute allégeance à un idéal du moi, vécu comme un surmoi inutile (car ils deviennent alors leur propre idéal du moi).

11-1d) La privation

Illustration théorique de la privation

En dessinant cette fois ci une flèche courbée qui va du **R**éel (en bas à droite du triangle), vers le **S**ymbolique (au sommet du triangle), cette flèche représentera alors **la privation dans le réel**, c'est-à-dire la **perte réelle d'un objet symbolique**.

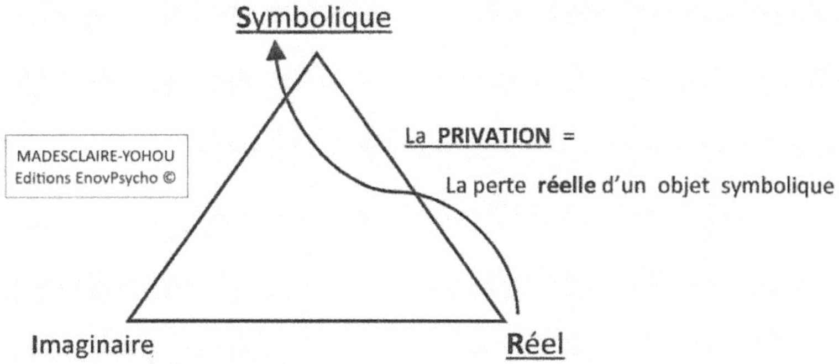

Exemples illustrant la privation

Là aussi nous pouvons associer à la dimension **S**ymbolique la fonction paternelle ou maternelle, dont la perte ou la privation réelle crée des dommages psychiques irréversibles et dommageables à long terme. En effet, si le père réel ne peut assumer cette fonction symbolique de par sa personnalité, ses addictions (alcool, drogue), ou encore ses comportements (désintérêt, abandon, maltraitances, inceste) ; ou s'il est absent (départ, décès, etc.) ; nous faisons quotidiennement l'expérience des conséquences psychologiques dévastatrices sur la majorité de nos jeunes patients

L'illustration la plus évidente de cette perte irrémédiable s'observe dans le cas du **syndrome abandonnique** évoqué plus haut *(chapitre 3e page 29)*, mais aussi dans la façon dont les personnes qui ont été abandonnées puis adoptées, continueront le plus souvent à rechercher leurs parents biologiques dans le réel, dans l'espoir de restaurer un ancrage dans une liaison affective symboligène. Dans le chapitre 10, nous avons également évoqué les expériences de privation parentales effectués auprès de grands primates, et les dégâts psychologiques qui en ont résulté...

Lorsque nous évoquions la dynamique des adolescentes qui se scarifient *(dans le chapitre 10d page 250 consacré à l'alliance perverse)*, nous pouvions observer que cette alliance « pseudo perverse » entre le Symbolique et le Réel contre l'Imaginaire, se situait également sur le côté droit du triangle œdipien, c'est-à-dire sur l'axe de la Privation (qui est la perte réelle d'un objet symbolique), confortant ainsi notre hypothèse que **l'adolescente qui se scarifie souffrirait par ailleurs d'un manque d'identification symbolique, en plus des traumatismes réels dont elle aurait été victime**.

11-1e) L'abandon

L'abandon « réel » génère le plus souvent un profond sentiment de privation inconsolable (concept illustré plus haut). Il peut cependant être différencié du "sentiment d'abandon".

Ce dernier peut par exemple être consécutif du fait de vivre avec des parents qui ne vous aiment pas, ou qui ne soucient pas de vous (voire qui vous maltraitent) ; ou consécutif du stress d'avoir un jour été oublié seul dans un endroit inconnu, ou bien laissé seul à la maison sans en avoir été prévenu au préalable. Ce sentiment d'abandon peut aussi générer un syndrome abandonnique *(voir chapitre 3e page 29)*.

Illustration théorique du sentiment d'abandon

En dessinant cette fois ci une flèche courbée qui va de l'Imaginaire (en bas à gauche du triangle), vers le Symbolique (en haut du triangle), cette flèche représentera alors le "sentiment d'abandon" dans le réel, c'est-à-dire la perte imaginaire d'un objet symbolique (un parent, un professeur, un modèle identificatoire, mais aussi un diplôme, une médaille, etc.).

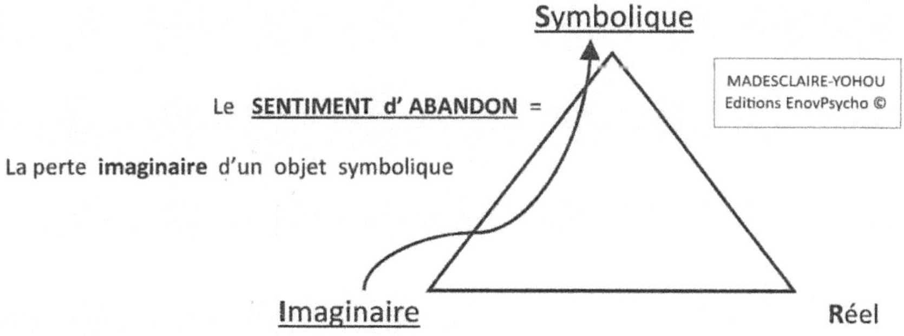

11-1f) La Dégradation

Illustration théorique de la « dégradation »

En dessinant cette fois ci une flèche courbée qui va du Symbolique (en haut du triangle), vers le Réel (en bas à droite du triangle), cette flèche représentera alors une "dégradation" dans le réel, c'est-à-dire la **perte symbolique d'un objet réel**.

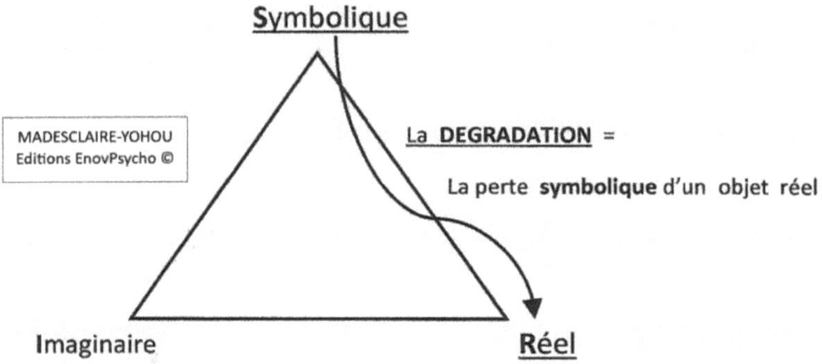

La meilleure illustration de la « dégradation » est le traitement infligé à ceux que l'on considère comme n'étant plus dignes : par exemple en coupant les cheveux des femmes qui ont couché avec les allemands à la fin de la seconde guerre mondiale ; ou encore en arrachant de leur uniforme les insignes réels (c'est-à-dire le grade symbolique) d'un officier pour le "dégrader", comme cela a été fait pour Alfred Dreyfus.

11-1g) La Récompense symbolique

La récompense est le mécanisme positif inversé de la dégradation que nous avons vu ci-dessus, il s'agit donc de **l'acquisition réelle d'un objet symbolique** (médaille, coupe, diplôme, grade, statut, salaire, etc.), qui contribue évidemment à conforter le sentiment de « **Reconnaissance symbolique** » que nous allons aborder dans le chapitre suivant.

11-1h) La Reconnaissance Symbolique

Illustration théorique de la « Reconnaissance Symbolique »

Nous avons précédemment fait des hypothèses théoriques concernant les syndromes de **Privation** *(chap. 11-1d page 267)* et d'**Abandon** *(chap. 11-1e page 269)*, consécutives à la **perte réelle** (pour la Privation) **ou imaginaire** (pour l'Abandon) **d'un objet symbolique**, nécessaire, voire vital pour l'équilibre psychologique d'une personne.

Aussi nous faisons l'hypothèse que **ces trois syndromes sont intimement liées par le concept de « manque de Reconnaissance Symbolique », dont la présence est essentielle à la « narcissicisation imaginaire » d'une personne** ; car nombreux sont ceux ou celles qui souffrent de ne pas avoir obtenu de diplôme, même si ces personnes ne s'en seraient pas forcément servi, mais aussi, plus gravement atteints de ne pas avoir été « reconnu » à la naissance par un père, qu'il soit réel ou symbolique.

Un autre exemple illustre cette vérité : la fameuse « pyramide des besoins de Maslow » établie en 1940 et réactualisée par l'ONU en 1970, et qui place à son sommet le besoin de reconnaissance, d'accomplissement et d'estime de soi. Force est de constater que les raisons du burn-out au travail (au-delà du manque d'intérêt, des harcèlements ou du stress), sont bien souvent liées au manque de reconnaissance de sa hiérarchie.

L'absence ou la perte d'une « reconnaissance symbolique » associerait, comme nous l'avons précisé au début de ce chapitre, trois types de pertes : la perte réelle d'un objet symbolique (c'est-à-dire **la Privation**) ; la perte imaginaire d'un objet symbolique (c'est-à-dire **l'Abandon**) ; et enfin la perte symbolique d'un objet réel (c'est-à-dire **la Dégradation**) ; en effet, certains objets réels comme les médailles ou les galons, mais aussi les salaires, sont les témoins d'une reconnaissance symbolique importante pour la personne qui en serait privée.

D'autre part, lorsque nous avons décrit les différents stades de l'œdipe selon les travaux de Jacques Lacan et de Françoise Dolto, nous avons essentiellement fait état de la notion d'un « Interdit Symbolique » indispensable à l'encontre d'une prolongation exagérée de la dyade mère-enfant (quelle que soit la personne réelle qui assume cette fonction maternelle), permettant alors l'avènement de la « castration symbolique ».

Cependant, avant cette étape, il nous semble également indispensable pour la structuration identitaire de l'enfant qu'il y ait eu au préalable un acte de « Reconnaissance Symbolique » de sa présence ; en lui donnant ainsi un « patronyme », qui administrativement signe bien la nécessité d'être « reconnu » par un père...

Si seule la mère biologique l'a reconnu et a transmis son patronyme à son enfant, celui-ci portera bien alors le nom du père ou du grand-père de la mère, ce qui est également un « patronyme ». Et nous avons tous constaté les dégâts psychologiques que l'absence de père (ou la mention « père inconnu » sur l'acte de naissance), peut engendrer chez un enfant qui se trouve dépourvu d'une reconnaissance paternelle effective.

A l'issue de cet acte administratif symbolique, associé également à la transmission d'une culture spécifique grâce au prénom donné à l'enfant, ce dernier sera dès sa naissance également « reconnu » par ses parents qui lui manifestent alors le bonheur que lui procure son « arrivée ». *A ce propos, il est intéressant de remarquer que nous disons « bon-jour » dans la culture française, alors que les ivoiriens disent : « bonne arrivée » !*

Puis viendra ce que certains ont appelé « le stade de l'auto-conscience » (James Mark Baldwin, en 1894), puis « l'épreuve du miroir » (Henri Wallon, en 1931) ; et enfin « le stade du miroir » (Jacques Lacan, en 1936).

Cependant il a été récemment observé et prouvé que ce stade de la reconnaissance de soi dans un miroir n'est pas l'apanage de l'être humain, puisqu'il est également observé chez les chimpanzés, chez les dauphins, et même chez un minuscule poisson, preuve que cette propriété existe depuis des millions d'années.

Mais ce dont un adolescent a intimement besoin, ce n'est pas uniquement la recherche d'une nouvelle identité à travers des symboles d'appartenance vestimentaire, musicale ou corporelle (par exemple les tatouages), mais d'une reconnaissance effective et respectueuse de son nouveau moi en gestation, à nouveau en quête d'identité comme c'était déjà le cas lors de sa construction œdipienne.

11-2 Hypothèses concernant d'autres pathologies névrotiques

En reprenant le modèle lacanien du triangle **SIR** décrit plus haut (Symbolique au sommet, Imaginaire en bas à gauche, et Réel en bas à droite), nous avons imaginé le compléter en inscrivant :

- Sur le côté droit de ce triangle qui rejoint le Symbolique et le Réel : les **personnalités à tendances obsessionnelles**.

- Sur le côté gauche du même triangle, qui rejoint le Symbolique et l'Imaginaire : les **personnalités à tendances Hystériques**.

- Sur la base du triangle qui rejoint l'Imaginaire et le Réel : les **personnalités à tendances Perverses**.

En face de chacune de ces alliances représentées par chacun des côtés du triangle œdipien, on peut dessiner une flèche qui se dirigera vers le sommet se trouvant en face, et qui représentera ce que repousse l'alliance concernée et que fuit la personnalité correspondante, comme illustré dans les exemples ci-après.

11-2a) Hypothèses concernant les personnalités à dominante obsessionnelle

En face de l'alliance entre le Réel et le Symbolique (adjacente au côté droit du triangle œdipien), se trouve la dimension Imaginaire (c'est-à-dire en bas à gauche du triangle).

Le schéma ci-après illustre la personnalité obsessionnelle :

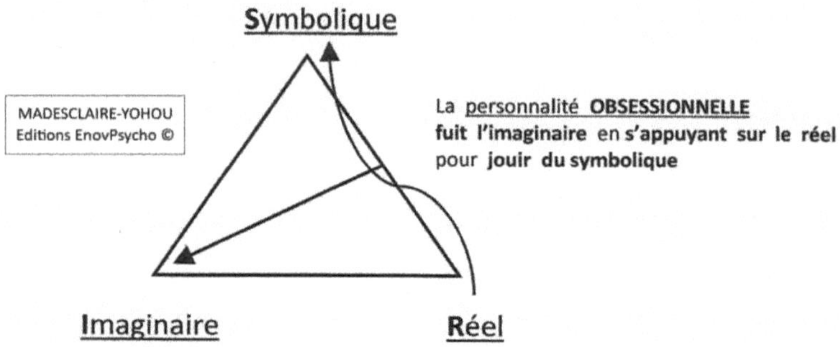

Dans sa psychologie et ses comportements, la personnalité obsessionnelle va donc se servir du réel pour jouir du symbolique, tout en fuyant la castration phallique imaginaire.

Illustration clinique concernant l'organisation névrotique obsessionnelle

Nous parlons ici de « personnalité obsessionnelle », et non pas de « troubles obsessionnels compulsifs ».

Compte tenu de la proposition théorique décrite ci-dessus, nous pouvons observer que **les personnes à dominante obsessionnelle** ont souvent plaisir à occuper des fonctions autoritaires symboliques de commandement (adjudant, chef de service) ; tout en restant proches du chef réel (le commandant, le directeur) ; afin d'être gratifiées de cette dimension symbolique.

Elles vont ainsi pouvoir tout contrôler et surveiller leurs subordonnés, sans pour autant assumer l'entière responsabilité d'une fonction symbolique. **Pour les personnalités obsessionnelles, maîtriser le réel signifie : s'allier au symbolique pour fuir l'imaginaire**.

Jacques Lacan a évoqué à de nombreuses reprises la problématique obsessionnelle, notamment dans les séminaires 2, 4 et 10. Il a énoncé entre autres, que la personne obsessionnelle s'identifierait au phallus imaginaire (tout comme la personne anorexique), afin de protéger l'Autre Symbolique (autrement dit « le père symbolique ») de sa propre castration. Il le soutiendrait pour ne pas le voir « manquant ».

Chez l'adolescent, la problématique obsessionnelle se caractérise également par la prévalence de préoccupations concernant la maîtrise et le contrôle, et de difficultés à accepter la fantaisie et l'originalité.

Lorsque ce type de personnalité devient « névrosé », l'obsession se tourne alors vers le dégoût que provoquent la saleté, le désordre et le risque de contamination du corps. Et force est de constater que cette volonté de dominer le réel nous fait évidemment penser aussi à la problématique anorexique *(voir chapitre 9b page 177)*, dans laquelle nous observons également le dégoût des aliments et l'obsession pour le contrôle.

Cependant, ces deux dynamiques diffèrent par leur « appui » et leur « fuite » : alors que la dynamique anorexique s'appuie sur l'imaginaire pour fuir le réel, **la dynamique obsessionnelle s'appuie sur le réel pour fuir l'imaginaire, tout comme le font aussi les adolescentes qui se scarifient** *(voir chapitre 6d page 125)*.

Nous n'avons pas non plus à ce jour connaissance que les adolescentes anorexiques ressentiraient le besoin de se réfugier derrière une personnalité symbolique, mais qu'elles seraient plutôt dans le refus d'allégeance à l'interdit d'agresser leur corps ; alors que l'obsessionnel passe son temps à faire respecter les règles comme étant le support de l'ordre symbolique qu'il fantasme et vénère.

En effet, si l'adolescente qui se scarifie cherche à fuir son propre imaginaire, c'est sans doute essentiellement à cause de son contenu traumatique ; alors que la personnalité obsessionnelle s'oppose à la fantaisie ludique uniquement à cause son manque d'ordre et de clarté.

11-2b) Hypothèse concernant les personnalités hystériques

La névrose hystérique est une pathologie longuement étudiée dans les travaux de Freud, et donc également dans les travaux de Jacques Lacan, notamment dans le séminaire 4 intitulé « *la relation d'objet* ».

Afin d'illustrer « la personnalité hystérique » (et non pas la « névrose hystérique »), nous utiliserons à nouveau le schéma « SIR » *(voir schéma page ci-contre).*

En face de **l'alliance hystérique** (qui correspond au côté gauche du triangle œdipien), vous trouverez la dimension du Réel, illustrant le fait que **la personnalité hystérique va fuir le Réel** dans sa psychologie et ses comportements, **en se servant du Symbolique pour jouir de l'Imaginaire**.

Vous remarquerez alors que **les adolescentes anorexiques ont le même fonctionnement que les personnalités hystériques** *(voir chapitres 9b, 10d et 13-5).* En effet, grâce à l'expropriation d'une fonction symbolique vacante, elles utiliseraient une alliance avec leur imaginaire pour échapper à leur castration symbolique (c'est-à-dire de n'être « qu'une fille » dans la réalité biologique), et pour annihiler tout témoignage corporel de cette réalité dérangeante.

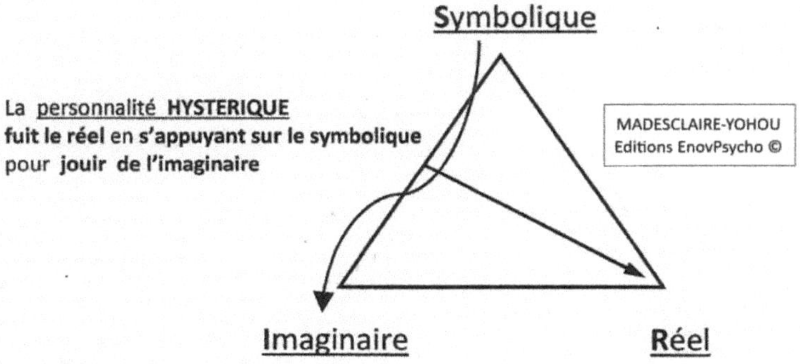

Illustration clinique de l'organisation hystérique

Les personnes à dominante hystérique ont souvent plaisir à occuper des fonctions symboliques en étant le plus proche possible du chef réel, quitte à prendre si possible sa place symbolique sur son fauteuil ou dans son bureau quand ce dernier est absent ; ce qui illustre cliniquement la proposition de « **s'appuyer sur le symbolique pour jouir de l'imaginaire** ».

Ces comportements ostensibles mettent en évidence la façon dont la personne à dominante hystérique cherche à s'approprier une puissance phallique imaginaire. Raison pour laquelle ce sont très souvent des personnes du genre féminin qui ne supportent pas leur manque de pénis dans le réel, qui vont adopter ce comportement hystérique.

On observe aussi que les personnalités hystériques adoptent souvent des attitudes exagérées et ostensibles, cherchant à utiliser à leur avantage la pulsion scopique du public, afin d'alimenter leur l'imaginaire de puissance phallique. (Voir au sujet des personnalité « histrioniques » l'excellent ouvrage de François Lelord et Christophe André : « *comment gérer les personnalité difficiles* » aux éditions Odile Jacob).

Chez l'adolescent, la problématique hystérique se caractérise par la prévalence des préoccupations concernant l'amour, la trahison et la jalousie.

J.-D. Nasio, dans son ouvrage op. cit. : « *Comment agir avec un adolescent difficile ? Conseils aux parents et aux professionnels* », évoque la présence normative d'une « hystérie de croissance » chez l'adolescent (op. cit., pages 49-68). Il distingue alors trois types d'hystérie chez les adolescents (op. cit., pages 52 et suivantes) :

- « **L'hystérie d'angoisse ou phobie** » [...] qui se caractérise par la prévalence des symptômes phobiques, comme c'est le cas chez les adolescents angoissés ».

- « **L'hystérie dépressive** », avec la prévalence de l'apathie, des plaintes et de l'amertume de ne pas se sentir suffisamment aimé.

- « **L'hystérie paranoïde** », se caractérisant par une insatisfaction permanente et un ressentiment contre les parents de l'adolescent, que ce dernier accusera de ne pas l'avoir assez aimé ; avec les manifestations d'une hyper-sensibilité à la moindre contrariété.

Cet auteur nous dit aussi que « l'adolescent révolté est un hystérique qui craint d'être humilié ... » (op. cit., pages 54-62).

11-2c) Hypothèses concernant les personnalités perverses

Nous faisons l'hypothèse que les personnalités à tendances perverses se situent à la base du triangle œdipien qui relie le Réel (à droite du triangle) à l'Imaginaire (à gauche du triangle).

En face de celle-ci, se trouve la dimension du Symbolique, illustrant le fait que **la personnalité perverse va fuir le Symbolique** dans sa psychologie et ses comportements, **en se servant du Réel** (à droite du triangle) **pour jouir de son imaginaire** (à gauche du triangle) grâce à la souffrance réelle de l'autre.

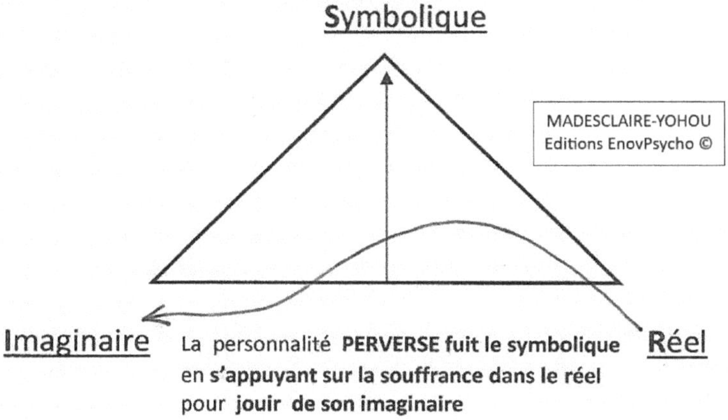

Illustration clinique des organisations perverses

Les personnes à dominante perverse ont plaisir à faire souffrir d'autres personnes dans le réel, que ce soit physiquement ou psychologiquement ; en les maltraitant, en les rabaissant ou en les humiliant, afin de fuir leur castration symbolique tout en défiant cette même dimension symbolique représentée par la Loi réelle, d'où la dénomination de « **pervers narcissiques** » couramment utilisée pour décrire ce genre de personnalité. ***Nous en ferons une description à la page 329***.

Cette approche psychanalytique d'une relation « perverse » dont nous faisons l'hypothèse, permet aussi d'illustrer deux autres troubles fréquemment observés chez les adolescentes suicidaires : **les scarifications et l'anorexie**.

Nous avons déjà exploré ces hypothèses théoriques dans les *chapitres 6d page 125* pour ce qui concerne les scarifications ; et *9b page 177* à propos des conduites anorexiques, et nous les reprendrons de façon synthétique dans les *chapitres 13-9 et 13-10 pages 311 et 313.*

Cependant, il est important de souligner le fait que **nous ne considérons nullement que les adolescentes qui se scarifient ou qui ont une conduite anorexique seraient assimilables à des personnalités perverses**. Nous disons simplement que **d'un point de vue logique et théorique**, elles occuperaient temporairement un positionnement à la base du triangle œdipien, **positionnements d'adaptation et de survie** qui s'apparenteraient à celui des personnalités à tendance perverse.

Puis, **de façon également temporaire**, **les adolescentes à conduite anorexique migreraient vers une alliance hystérique et illégitime** entre le Symbolique et l'Imaginaire afin d'échapper au Réel (leur corps malnutri) ; tandis que **les adolescentes à comportement scarificatoire migreraient temporairement vers une alliance à dynamique obsessionnelle et pseudo-perverse** entre le Symbolique et le Réel (leur peau scarifiée), afin d'échapper à leur Imaginaire intérieur *(voir le schéma synthétique de ces alliances page 313).*

Ces précautions cliniques et théoriques importantes sont à nouveau reprises dans le chapitre 13-17 page 327, afin de différencier cliniquement les personnalités perverses de celles qui ne le sont pas (c'est-à-dire les adolescentes qui se scarifient ou qui adopteraient un comportement anorexique).

11-2d) *Schéma synthétique*

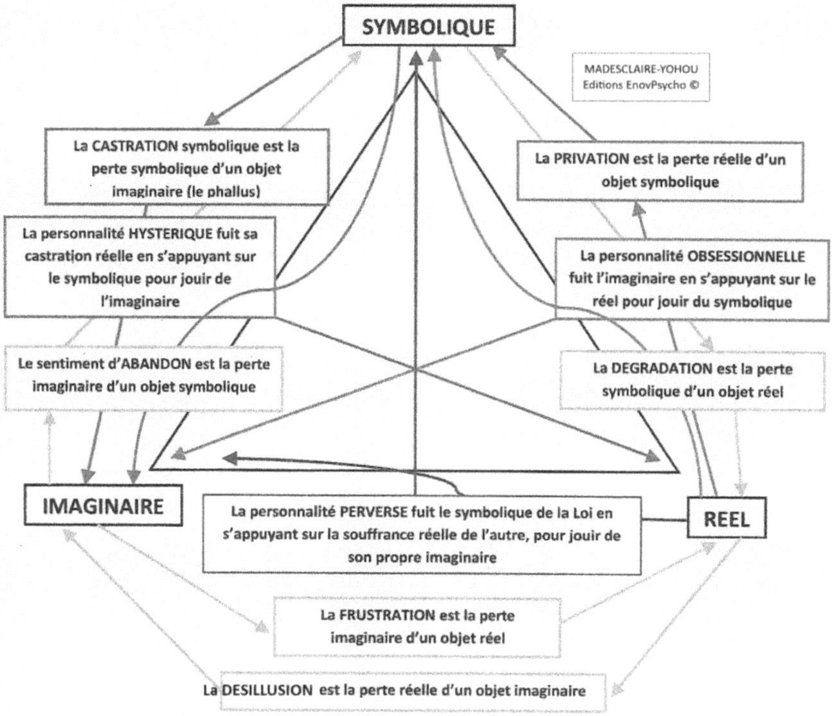

Bien que complexe à lire, ce schéma synthétique tente de mettre visuellement en évidence que l'**hystérie** ainsi que l'alliance illégitime de la dynamique **anorexique,** seraient une configuration clinique en rapport avec la **castration symbolique** (côté gauche du triangle œdipien) ; que les **troubles obsessionnels** et l'alliance perverse de la dynamique des conduites de **scarifications** seraient liés à la **privation** (côté droit) ; et enfin que la **perversion** (à la base du triangle), serait quant à elle liée à la **frustration**, mais aussi aux **conduites anorexiques et scarificatoires pour ce qui concerne leur structuration temporaire**.

En vous aidant des schémas synthétiques présentés dans les pages 281 et 313, voici le résumé des regroupements dynamiques possibles :

Sur le côté Droit du triangle œdipien qui relie le Symbolique et le Réel, on trouve l'alliance « perverse » contre l'Imaginaire

Selon le sens de la perte de l'objet, qu'il soit Symbolique ou Réel, cette dynamique caractérise la « **privation** » ou la « **dégradation** », en association avec les personnalités à dominante **obsessionnelle**, mais aussi **de façon temporaire**, avec la **problématique des scarifications alliées contre leur Imaginaire**.

Sur le côté Gauche du triangle œdipien qui relie le Symbolique et l'Imaginaire, on trouve l'alliance « légitime » contre le Réel

Selon le sens de la perte de l'objet, qu'il soit Imaginaire ou Symbolique, cette dynamique caractérise la « **castration** » ou la « **l'abandon** », en association avec les personnalités à dominante **hystérique**, mais aussi avec la **problématique des conduites anorexiques** qui rendent alors cette alliance temporairement « illégitime » contre leur Réel corporel.

A la Base du triangle œdipien qui relie l'Imaginaire et le Réel, on trouve l'alliance « révolutionnaire » qui les relie entre eux contre le Symbolique

Selon le sens de la perte de l'objet, qu'il soit Réel ou Imaginaire, cette dynamique caractérise la « **frustration** » ou la « **désillusion** », en association avec les personnalités à dominante **perverses**, mais aussi, avec la structuration adaptative **des conduites anorexiques et scarificatoires** qui s'allient « **temporairement** » contre l'interdit symbolique d'agresser leur corps.

12 - Autres outils de soins et d'évaluation clinique

12-1) La re-construction d'un « Moi imaginaire »

Nous nous adressons ici aux thérapeutes, mais aussi aux éducateurs, aux professeurs, aux parents d'adolescents en souffrance psychique, et bien évidemment à l'adolescent lui-même. Les propos ci-dessous ne sont pas que des mots, car ils ont leur importance soignante, tout comme l'hypnothérapie (qui n'est pourtant que la puissance des mots prononcés par le thérapeute) peut aussi être réellement efficace.

La preuve en est : les sportifs de haut niveau qui lors de la compétition finale ne peuvent compter que sur leur mental, et qui pour la plupart d'entre eux ont recours à la projection identificatoire positive grâce à l'hypnothérapie.

A la puissance des mots s'ajoute aussi la puissance des symboles ; lorsque l'on voit par exemple des adolescents à qui leur éducateur a promis une médaille s'ils parviennent à remporter un défi sportif, et qui s'en sortent grandis en se découvrant par ailleurs des compétences insoupçonnées, et une confiance en eux dont ils n'avaient pas conscience.

12-2) Estime de soi et confiance en soi

12-2a) L'estime de soi

Elle vient du passé et du narcissisme positif transmis par les parents, de façon non verbale et dans leurs gestes d'affection. Mais aussi dans leurs propos clairement exprimés à l'enfant pour lui faire entendre et intégrer que ses parents l'aiment et l'aimeront, quoi qu'il arrive et quoi qu'il soit capable de faire de sa vie plus tard, et quels que soient ses choix de vie personnels.

En effet, nous avons tous en tête les témoignages d'adolescents ou d'adultes homosexuels ou transgenres, qui ont été psychologiquement dévastés après avoir été moralement maltraités et reniés par leur famille suite à leur « come-back ».

L'estime de soi est donc le gage d'un présent valeureux que le parent (biologique ou d'adoption) transmet à son enfant en le regardant fièrement et en le valorisant. Cette reconnaissance et cette valorisation peuvent se faire avant la naissance, lorsque les parents donnent à leur enfant un prénom qui ne soit pas ridicule ou porteur d'un message mortifère, comme par exemple celui d'un enfant décédé précédemment, ou d'un personnage détestable (par exemple « Adolf »).

Mais aussi de manière positive, lorsque ce prénom est celui d'un « père symbolique » existant ou ayant existé, ou d'une image « idéal du moi » symbolique (musicien, écrivain ou sportif).

Ensuite, dès la naissance, lorsque les parents découvrent leur enfant et que sa mère le prend dans ses bras et l'accueille en le couvrant de baisers, il est alors déjà une personne « digne d'être aimée » pour ce qu'elle est (même si elle est handicapée). Cet « idéal du moi » se met alors déjà en place, en augurant d'un futur narcissique valeureux.

Un peu plus tard, lorsque l'enfant découvre son reflet dans le miroir (voir à ce sujet la notion du « stade du miroir » chez Lacan, in « *Ecrits* » aux éditions du Seuil), nous pensons que ce n'est pas l'enfant lui-même qui va spontanément faire sienne cette image d'un « moi imaginaire » positif (voir précédemment le concept d' « objet petit a » chez Lacan) ; mais que c'est grâce aux discours et aux postures non verbales de ses parents qu'il va introjecter le fait qu'il est beau et qu'il est digne d'être aimé tel qu'il est.

Et enfin, par la suite et tout au long de son grandissement, les encouragements, les messages d'amour et les témoignages sensoriels d'affection transmis par ses parents ou ses substituts (ou encore par ses éducateurs si l'enfant a été placé en institution), vont valoriser ses défis ainsi que ses réussites, en dépit de ses échecs éventuels, afin qu'il puisse élaborer un « moi idéal » digne et valeureux.

A contrario, toutes les remarques négatives et blessantes reçues durant l'enfance et l'adolescence, que ce soit à propos de son physique, de son caractère, de ses compétences ou de ses comportements, vont cristalliser une image dégradée de lui-même qui va s'imprimer durablement dans la psyché de l'enfant puis de l'adolescent. Par la suite, même les réussites de sa vie d'adulte auront bien du mal à l'effacer.

De la même façon que nous démontrerons que le réel peut avoir un vocation soignante effective *(voir chapitre 12-3 page 287)*, durant l'enfance d'une personne, ses parents, ses substituts parentaux ou son entourage proche, ont aussi le pouvoir de dégrader le « moi imaginaire » de l'enfant, jusqu'à parfois porter atteinte au réel corporel qui, comme chez les anorexiques, sera alors nécessairement perçu comme « nul » ou « méprisable ».

Le réel est donc le support du symbolique personnel, et **le symbolique parental est quant à lui le support du moi imaginaire infantile**. Cependant, lorsque le symbolique est inexistant, ou qu'il a été fortement délétère durant l'enfance ou l'adolescence, comment l'enfant devenu adolescent puis adulte pourra espérer le réparer ou le remplacer ?

C'est le défi que doivent relever les éducateurs et les soignants ayant en charge une personne en détresse psychique, dont les seuls recours sont les scarifications ou les tentatives de suicide.

12-2b) La confiance en soi

Cette dimension est différente de l'estime de soi, car elle n'est plus ancrée dans l'imaginaire mais dans le réel de l'adolescent, grâce à ses réalisations concrètes et ses défis, au risque de s'exposer aux échecs, voire même aussi aux succès. Réussite et succès que par ailleurs redoutent le plus les personnes abandonniques, et paradoxalement aussi, les personnes surdouées !

La confiance en soi peut aussi être un « cadeau de la nature », comme chez certains enfants ayant un don pour le chant ou la musique et qui s'exposent dans des émissions de télévision comme « The Voice Kids » ; capables de se produire devant des centaines de personnes et des millions de téléspectateurs, sans pour autant être décomposés par le doute ou le trac.

Cette confiance en soi peut aussi se perdre progressivement, au rythme de l'ampleur des maltraitances, des humiliations ou des remarques vexantes subies durant l'enfance ou l'adolescence. La réparation de ces traumatismes moraux nécessite alors énormément de patience et de courage à la personne devenue adulte.

12-3) Le réel comme outil thérapeutique

Lorsque dans la vie de l'adolescent le symbolique fut inexistant ou disqualifié, il lui faudra le remplacer par du « réel sublimé » (par exemple en acquérant une formation, un diplôme, une compétence).

La reconnaissance perdue adviendra alors de l'opportunité qu'une personne extérieure à la famille puisse devenir un nouvel « idéal du moi » : un professeur, un athlète ; mais aussi un musicien, un compositeur, un chanteur, un écrivain ; ou même un livre ou un morceau de musique qui pourront servir de modèle aux ambitions nouvelles de l'adolescent. *(Voir au chapitre 12-3b page 291 la biographie d'Hélène Grimaud).*

Cependant, si l'adolescent n'a pas la chance de faire une telle rencontre, il ne devra compter que sur lui-même afin de devenir son propre idéal du moi en s'appuyant sur son « moi idéal ».

Nous avons également constaté que dans le cas d'abus sexuels répétés et officiellement reconnus par la justice, la personne abusée dans l'enfance cherchera le plus souvent à s'appuyer sur du réel pour se pardonner à elle-même, et tenter faire le deuil de tout idéal du moi perverti, afin qu'elle ne se sente plus responsable et coupable des maltraitances qu'elle a subies.

Cette recherche d'un « réel expiatoire » se retrouve chez certaines de nos patientes abusées dans l'enfance, qui commencent à se sentir un peu mieux lorsque l'abuseur a enfin reconnu sa responsabilité et accepté de leur demander pardon.

Cependant, lorsqu'elles ont connaissance des faits dont elles ont été victimes grâce aux investigations policières ultérieures, mais que leur jeune âge ou l'amnésie dissociative ne leur a pas permis de les stocker en mémoire, la découverte du réel vient alors remplacer le vide symbolique créé par l'abus ou l'abandon.

En effet, nous retrouvons également cette stratégie du recours désespéré au réel chez des adultes ayant été abandonnés dans un orphelinat, ou encore placés à l'Aide Sociale à l'Enfance après leur naissance « sous X », et dans le meilleur des cas adoptés par la suite par une famille qui ne soit pas maltraitante.

Devenus adultes, ces enfants seront pour la plupart à la recherche de leurs parents biologiques, en essayant désespérément de savoir et de comprendre les raisons qui ont amené ces derniers à les abandonner ou à les maltraiter. Aussi, l'une des raisons pour lesquelles la plupart des enfants maltraités restent « loyaux » à leurs parents maltraitants, est qu'il en va de leur survie psychologique. En effet, il vaut mieux garder la branche pourrie sur laquelle on est assis, que de risquer de chuter dans le vide en la sciant.

Très rares sont ceux qui sont capables d'intégrer en toute conscience que leur « idéal du moi parental » n'est qu'un idéal imaginaire, et que le réel délétère maltraitant ou humiliant fera toujours partie de leur quotidien. Dans la carrière professionnelle de l'un d'entre nous, cela n'est arrivé qu'une seule fois qu'une enfant de 11 ans puisse lui dire clairement, simplement et sans aucune émotion apparente, qu'elle ne souhaitait surtout pas retourner chez sa mère, car elle ne souhaitait pas devoir supporter à nouveau les maltraitances physiques et morales qu'elle subissait auparavant.

12-3a) Kate Barron et Chris Lewis

Pour illustrer l'importance du réel dans la dynamique de soins thérapeutiques, nous prendrons pour exemple l'épopée du couple britannique formé par Chris Lewis et Kate Barron.

Accompagnés de leur enfant Magnus, ils ont marché le long de toutes les côtes de la Grande Bretagne entre 2020 et 2023, en effectuant un parcours à pieds de 30 000 km ; et ce pour répondre à leur demande personnelle, mais aussi pour financer l'association SSAFA (*Soldiers, Sailors, Airmen and Families Association*), qui vient en aide aux vétérans de guerre et à leur famille.

En effet, Chris Lewis, s'est engagé et a intégré le corps d'élite du deuxième régiment de parachutistes de l'armée britannique à l'âge de 16 ans ! Il a mentionné dans ses interviews avoir vécu des traumatismes importants lorsqu'il était déployé sur des théâtres d'opérations militaires difficiles, et lorsqu'il a vu ses frères d'armes mourir ou être grièvement blessés ; cela l'a profondément marqué et a engendré chez lui une dépression chronique. Il a donc décidé de quitter l'armée en 2004, après y avoir consacré huit ans de sa vie.

Les symptômes qu'il décrits dans ses livres et ses interviews, nous paraissent pathognomoniques d'un TSPT *(voir chapitre 5b page 69)*, et ils ont engendré chez lui une incapacité totale à faire face à une vie « ordinaire », avec une anxiété paralysante et un profond sentiment d'isolement.

Au bord du gouffre et en détresse financière et psychologique, il avait alors le choix entre devenir définitivement SDF ou se suicider ; et c'est justement l'association SSAFA qui lui est venue en aide à ce moment-là. Puis, en Août 2017, après avoir accompli ses devoirs de père (sa fille étant partie faire des études), il a choisi de marcher le long des côtes britanniques, avec seulement 10 Livres en poche, une tente trouée et du matériel de camping emprunté !

Selon ses propos, ce mouvement constant et le fait de se soumettre à la nature dans sa beauté comme dans ses exigences (pour tenter de se réchauffer et de se nourrir), lui a permis de traiter ses souvenirs et de se reconstruire psychologiquement, loin du bruit et des contraintes de la vie urbaine. C'est ensuite, en 2020, que la chance ou la destinée l'ont amené à rencontrer son âme sœur lorsqu'il marchait le long des côtes écossaise, en la personne de Kate Barron, également grande passionnée de la nature et de la randonnée, qui elle non plus ne supportait plus son travail de professeure à Londres.

Même enceinte, et après la naissance de leur fils Magnus, elle a continué à marcher avec son compagnon et à gérer avec lui le quotidien des soins apportés à leur enfant, qu'il pleuve, qu'il vente ou qu'il fasse froid.

Kate a donc tout quitté, son confort et son travail, pour suivre son compagnon dans ce périple initiatique, à l'issue duquel ils sont arrivés à récolter 500 000 euros pour l'association SSAFA, ce qui, dans le réel, est un bel exploit !

Ils ont également reçu une lettre de félicitations du Roi Charles III, et Chris Lewis a obtenu le prix « Points of Light » du Premier Ministre britannique, ce qui est en soi une récompense symbolique importante, comme nous l'avons souligné à plusieurs reprises.

N'ayant pas eu, à notre connaissance, à subir un passé traumatique, Kate a pu représenter pour son conjoint un « pilier » (selon les dires de ce dernier), qui l'a aidé à se reconstruire et qui illustre à nouveau ce que nous disions de l'importance du « réel en devenir » dans la stratégie soignante.

12-3b) Hélène Grimaud et Brigitte Bardot

Hélène Grimaud est un autre exemple de la résilience psychique, acquise grâce à une maîtrise du réel. Elle s'est elle-même décrite comme une enfant « insoumise », « hyperactive » et à l'énergie difficilement canalisable, mais également « autodestructrice » et en proie à des troubles obsessionnels, tout en se sentant en décalage avec les autres enfants de son âge.

Cependant, grâce à des cours de piano que ses parents lui ont proposés lorsqu'elle avait 7 ans, elle a pu se servir de cet instrument comme d'un exutoire psychologique, car il exigeait d'elle une concentration et une rigueur déterminante. Elle se découvre alors des talents exceptionnels, et à 12 ans elle quitte son foyer familial d'Aix en Provence pour aller à Marseille. Elle intègrera par la suite, et à seulement 13 ans, le Conservatoire National Supérieur de Musique à Paris.

La solitude parisienne et les exigences de la maîtrise de son instrument vont également renforcer son caractère indépendant et solitaire (encore l'influence du réel) ; et en refusant de se plier à certaines méthodes de jeu conventionnel, elle va acquérir sa propre « vérité sonore ».

A l'adolescence, en voyant des couleurs lorsqu'elle interprète le Concerto n°2 pour piano de Chopin, elle réalise que ses dons cénesthésiques ne sont pas partagés par tous les musiciens, ce qui renforce alors sa confiance en elle.

En 1985, alors qu'elle n'avait que 15 ans, son interprétation de la Sonate n°2 de Rachmaninov lui octroie une renommée retentissante, et lui permet de remporter le Grand Prix du Disque de l'Académie Charles Cros (récompense évidemment symbolique, s'il en est...). Devenue adulte et mondialement reconnue et admirée pour son talent, elle a écrit des témoignages sur son enfance et son adolescence, disant que la discipline implacable de la pratique du piano l'avait sans aucun doute protégée d'une grave dérive psychologique...

En 1991, alors qu'elle vit en Floride, elle fait la rencontre fortuite d'une louve sauvage, expérience qui changera ses projets de vie et l'amènera à étudier l'éthologie et à fonder la « Wolf Conservation Center » à South Salem dans l'état de New York ; dédiée à l'éducation du public ainsi qu'à la conservation des loups et à la réintroduction d'espèces menacées. Elle a écrit de nombreux livres sur les loups, notamment un ouvrage intitulé « *Hélène Grimaud présente le Loup, sauvage et fascinant* », aux éditions Michel Lafon.

On notera au passage la similarité de ce parcours avec celui de **Brigitte Bardot**. En effet, cette dernière a également vécu une enfance difficile, avec une éducation extrêmement sévère et une préférence marquée de ses parents pour sa sœur cadette ; et elle aussi trouvera un exutoire dans la pratique artistique, à savoir la danse classique.

Adulée et devenue malgré elle une icône mondiale du cinéma en 1956, elle ne se contentera jamais des succès symboliques, de l'argent et de la célébrité ; et après avoir tourné dans 47 films, elle prendra en 1973 la décision de mettre fin à sa carrière d'actrice (elle avait 39 ans), pour se consacrer essentiellement à la protection des animaux et à la création de sa fondation.

Là encore, comme chez Hélène Grimaud, lorsque le symbolique (c'est-à-dire la célébrité et les récompenses) ne suffit plus à combler le vide imaginaire, c'est alors que le réel est convié pour entreprendre une reconstruction de l'estime de soi.

Les interprétations d'Hélène Grimaud et la lecture de ses livres, peuvent aussi conduire à un bien être réconfortant pour des personnes en situation de malaise psychologique. Nous avons également mentionné l'utilisation de l'aquariophilie chez les adolescentes anorexiques, comme médiation thérapeutique dans le réel *(voir chapitre 9c page 185)*, soulignant par-là que **la dimension artistique ou sportive du réel peut effectivement soigner**, si l'on introduit progressivement du réel dans leur pensées imaginaires.

12-3c) Milton Erickson (l'imaginaire modifie le réel)

Freud a inventé la psychanalyse après avoir constaté la possibilité de résurgences de souvenirs en utilisant l'hypnose traditionnelle (voir « *Etudes sur l'hystérie* », opus cité). Cependant, l'hypnose classique qu'il pratiquait a rapidement montré ses limites, tant par ses résultats cliniques à long terme, que par sa déontologie ; car à son époque, l'hypnose consistait plutôt à donner des ordres au patient. Mais un autre parcours peut également illustrer la façon dont le réel peut déboucher sur des découvertes ou des créations innovantes, capables par la suite de soigner d'autres personnes.

Milton Erickson, né en 1901 dans une famille de fermiers du Nevada, était dyschromate, dyslexique et amusical. Lorsqu'il avait 17 ans, il a contracté la poliomyélite. Il s'est alors retrouvé totalement paralysé, et les médecins ont alors prédit son décès imminent.

Cependant, seul dans son lit, cet adolescent a entrepris de s'auto rééduquer en observant sa petite sœur en train d'apprendre à marcher. Aussi va-t-il utiliser la « visualisation mentale » pour se remémorer des sensations musculaires. Il réalise alors que son esprit possède des pouvoirs insoupçonnés...

Rétabli peu à peu de sa maladie, il parfait alors sa convalescence en parcourant seul sur le fleuve Mississipi 1200 miles en canoë, prouesse qui va renforcer sa confiance en lui.

Plus tard, devenu psychologue et psychiatre, il inventera une autre façon de pratiquer l'hypnose, étant convaincu que le patient possède déjà en lui ses propres solutions, le thérapeute n'étant qu'un guide pour l'aider à se reconstruire. Il va aussi constater les capacités de dissociation volontaire de l'esprit humain le conduisant à pouvoir supporter une situation pénible.

En 1952, Milton Erickson est frappé d'une seconde attaque de poliomyélite qui le laissera en fauteuil roulant, souffrant d'intenses douleurs chroniques. Il va alors utiliser jusqu'à la fin de sa vie ses propres techniques d'auto hypnose pour gérer ses douleurs physiques, et inventer également cette » nouvelle hypnose » thérapeutique qui servira de guide à de nombreux thérapeutes ultérieurs, y compris à l'école américaine de Palo Alto. Les ouvrages relatant son parcours et sa méthode sont les suivants : « *Un thérapeute hors du commun* » de Jay Haley (Editions Desclée de Brouwer), « *Ma voix t'accompagnera* » de Sidney Rosen (Editions Hommes et Groupes), et « *De l'hypnose clinique à la psychothérapie stratégique* », de Godin et Malarewicz (Editions ESF).

Bien que l'hypnothérapie illustre plutôt la puissance de l'imaginaire sur le réel, nous avons tout de même inclus la biographie de Milton Erickson dans ce chapitre sur le réel thérapeutique, dans la mesure où sa maladie et sa souffrance réelles lui ont permis de découvrir la puissance de l'imaginaire sur la souffrance physique, jusqu'à élaborer cette nouvelle hypnose qui a largement fait ses preuves, puisqu'elle permet d'opérer des patients qui ne peuvent être anesthésiés. Ou encore lors du changement des pansements des grands brûlés, qui doivent supporter des souffrances intolérables que l'hypnose permet d'atténuer. Elle est aussi très utilisée par les sportifs de haut niveau.

L'efficacité de l'hypnose a maintenant été scientifiquement prouvée, tout en sachant que certaines personnes ne sont pas réceptives à une séance d'hypnose, et que l'hypnothérapie n'est pas du tout souhaitable pour des personnes souffrant de troubles dissociatifs, comme la schizophrénie ou les cas limite.

D'autre part, dans le cadre d'une psychothérapie, son efficacité dépend grandement du thérapeute, dans la mesure où toute la séance repose sur ce qu'il va dire à son jeune patient, et aussi comment il va clôturer la séance. Aussi faut-il rester prudent et vigilant en choisissant un hypnothérapeute ericksonnien, dans la mesure où tout dépendra de sa formation (il faut deux à trois ans pour être correctement formé), de son expérience, de sa créativité et surtout aussi de son éthique professionnelle.

12-3d) La Récompense symbolique

Dans le *chapitre 11-1f (page 270)* ; nous avons démontré que **la Dégradation était « la Perte » Symbolique d'un objet Réel**. *(Voir aussi le schéma synthétique du chapitre 11-2d page 281).*

Dans le *chapitre 11-1g (également à la page 270)*, nous avons brièvement évoqué la version positive de cette dynamique de la Dégradation, c'est-à-dire que **si « l'Acquisition » prenait la place de « la Perte »**, nous assisterions alors à **« l'Acquisition Symbolique d'un objet Réel »** (et non plus à sa perte).

Nous avons donc appelé « **Récompense Symbolique** », le fait d'acquérir une tel objet de récompense dans le réel, signifiant ainsi qu'elle permet au final d'aboutir à une « **Reconnaissance Symbolique** » *(voir chapitre 11-1h page 271)* pour ceux à qui elle est délivrée.

En voici de nombreux exemples :

Tout d'abord l'acquisition d'un diplôme ou d'un grade peut avoir des effets extrêmement positifs pour la personne qui arrive à les obtenir après de nombreux efforts personnels.

D'autant plus qu'ils permettent également d'obtenir un statut bien réel, débouchant sur la possibilité de poursuivre ses efforts (l'accès à l'université pour les bacheliers), ou d'assumer des responsabilités (le grade de Capitaine dans l'armée ou dans l'équipe de France de football, le grade de chef d'équipe au travail, etc.).

Un autre exemple tout aussi parlant se voit dans le domaine du sport. Au-delà des salaires vertigineux des footballeurs ou des champions de tennis, le fait d'être les premiers sur le podium ou de gagner une coupe ou une médaille bien réelles, sont des récompenses symboliques indéniables.

12-3e) Synthèse Analytique à propos du réel thérapeutique

Les exemples décrits dans les chapitres précédents (et nous aurions pu aussi citer Anne Franck et son célèbre journal), ont servi d'illustration au fait que, dans la situation de devoir supporter un réel traumatique, une personne peut trouver en elle-même les ressources nécessaires pour transformer ce réel en une réalité imprégnée d'imaginaire.

Cela peut concerner toutes les expressions à dominante artistique (la musique, l'éthologie, la protection des animaux, la littérature) ; afin de se réapproprier une dimension symbolique par l'accès au succès, à la célébrité, ou à la réussite professionnelle. Cette nouvelle dimension symbolique peut alors représenter « l'idéal du moi » pour ces personnes en quête de réparation symbolique. L'accomplissement de leur œuvre dans la réalité semble donc servir d'équivalent au « moi idéal » (par exemple les fondations consacrées aux loups ou aux animaux, chez Hélène Grimaud et Brigitte Bardot).

Nous avons vu dans le *chapitre 11-1 (page 254)* que les trois dimensions : du Symbolique, du Réel et de l'Imaginaire, doivent être présentes et valides pour constituer une personnalité « normative ». Nous avons également décrit des personnalités célèbres qui ont su tirer parti d'un réel « revisité », pour nourrir l'espoir d'une réparation de leur imaginaire. Ce qui démontrerait là encore, la nécessité de la présence de ces trois dimensions de la réalité pour consolider la normalité psychique.

D'autre part, il est surprenant que parmi les symptômes du stress post traumatique figure la « déréalisation », qui est une **perte du sentiment de la réalité**, démontrant là encore que le réel est prépondérant dans la dynamique psychique normative. Le réel est également convié dans le constat implacable des dommages irréversibles que les maltraitances induisent sur le cerveau des enfants, même lorsque les violences intrafamiliales sont uniquement morales et psychologiques. Voici ci-après les extraits d'expériences cliniques qui en témoignent :

« La littérature montre des différences significatives en termes de fonctionnement neurologique et neurobiologique, chez des enfants confrontés à une victimisation chronique dans l'enfance, comparativement à ceux bénéficiant d'un cadre rassurant et sécurisant. » in « *Le grand livre du trauma complexe* », page 246, A. Mengin et J. Rolling, Editions Dunod). « Ces remaniements profonds seraient imputés à un niveau de stress extrême, dommageable pour la maturation cérébrale. Il semblerait même que ce soit l'association d'un tel niveau de stress de façon répétée, avec une absence de réconfort, qui entraînerait l'absence de maturation dans certaines zones cérébrales, notamment celles impliquées dans la perception corporelle, la gestion des émotions et du contrôle de l'impulsivité ».

« Il découlerait ainsi de ces expériences traumatiques : des difficultés dans la régulation des émotions, dans l'intégration de soi, dans les relations interpersonnelles, ainsi que des problèmes de régulation de l'attention et du comportement. » (op. cit., page 246). « Un premier traumatisme dans l'enfance, par exemple un abus sexuel, crée un déséquilibre neurobiologique durable, qui favorise la survenue d'un TSPT lorsque l'enfant ou l'adulte est confronté à un nouveau traumatisme ». (Voir aussi François Louboff, in : « *J'aimerais tant tourner la page* » aux Editions Les Arènes, page 77).

De par nos professions, il est vrai que nous avons spontanément tendance à psychologiser les conséquences des traumatismes, et d'oublier que le stress s'avère également toxique physiologiquement, d'autant plus sur le cerveau immature des enfants.

Certes, le réel peut soigner ! Mais qu'aurait-il pu soigner chez ces adolescentes qui veulent mourir après avoir vécu l'horreur bien réelle de viols et de violences morales, physiques ou sexuelles, ayant porté atteinte à leur imaginaire tout en détruisant l'espérance d'une fonction paternelle symboliquement valide, qui une fois dégradée ou manquante, ne peut être rappelée que par une mise au pas du réel.

Ce que Freud avait déjà compris dans les « *Etudes sur l'hystérie* », puis abandonné pour l'hégémonie de fantasmes imaginaires.

12-3f) Le Paradoxe du soin par le Réel

Le réel et les projets d'avenir, sont les outils de travail de l'éducateur comme supports d'un changement durable.

L'imaginaire et le passé sont, quant à eux, les supports du psychothérapeute, qui s'abstient alors d'intervenir dans le réel afin de donner sens aux symptômes de son patient dans l'imaginaire. Nous sommes donc face à un paradoxe :

Le réel serait-il soignant pour l'éducateur, mais délétère pour le psychothérapeute ?

Cependant, les situations de maltraitances infantiles répétées et durables, ainsi que celles des tentatives de suicide chez les adolescentes, sont des évènements extrêmes. Ceux-ci pourraient interpeller l'orthodoxie du psychothérapeute qui n'aborderait que la dimension « imaginaire » des symptômes présentés par l'adolescent.

Nous ne pouvons alors plus feindre d'ignorer le lien direct entre le réel traumatique du passé ou du présent supporté par une adolescente, et les troubles scarificatoires et anorexiques qu'elle utilise pour s'en préserver ; et sur la façon dont l'imaginaire vient obérer toute réparation dans le présent et l'avenir.

Raison pour laquelle les techniques de soins comme l'hypnothérapie Ericksonienne et l'EMDR, mais aussi les entretiens individuels et les soins de remédiation de l'estime de soi *(voir chapitre 12-2 page 283)*, sont alors des outils pertinents pour accompagner ces adolescents et adolescentes vers une réappropriation de leur « Moi idéal ».

Cependant, le thérapeute doit évidemment s'interdire aussi toute intrusion dans le réel de son patient dans le cadre d'une psychothérapie, et garder les distances propres à son cadre professionnel sous peine d'amplifier la confusion entre l'imaginaire et le réel chez son jeune patient. Car c'est la permanence d'un cadre objectivement neutre, qui autorisera l'émergence d'un espace de soins, pouvant progresser selon l'évolution de son patient.

12-3g) Utilisation d'élastiques et de balles de massage

Cette assertion peut sembler originale, voire étrange, cependant elle est d'une grande efficacité auprès des adolescentes qui se scarifient.

Au-delà de la signification clinique du lien que nous avons mis en évidence entre ce phénomène et les tentations suicidaires, il est important pour le thérapeute de s'assurer que les scarifications puissent être remplacées par des méthodes de soulagement du stress moins invasives, et surtout moins dangereuses, notamment si l'adolescente s'infligeait auparavant des blessures profondes et difficilement cicatrisables.

Afin d'aider cette dernière à savoir respecter son corps, nous leur proposons ces méthodes médiatrices, telle que décrites également dans le *chapitre 6g (page 142)*, qui induisent objectivement des changements durables qui prouveraient à nouveau que le réel peut aussi avoir un effet thérapeutique.

La proposition d'utiliser des élastiques ou des balles de massages a déjà été évoquée à la page 145, permettant aux adolescentes de surseoir à leur besoin de se scarifier, de la même manière que la cigarette électronique serait un exutoire au désir de fumer. Leur usage a déjà montré son efficacité, le défi étant par la suite de parvenir à ce qu'elles puissent s'en passer définitivement...

Cependant, ce remplacement de symptôme a tout de même pour effet durable de le rendre beaucoup moins dangereux et socialement plus acceptable, retirant ainsi la dimension culpabilisante de sa pratique.

Enfin, les propositions de soins aux personnes anorexiques décrites dans le *chapitre 9c (pages 187 et suivantes)*, témoignent également d'une utilisation thérapeutique du réel (la photo, la sculpture, le dessin ...), afin d'aider l'adolescente anorexique à se désaliéner d'un imaginaire létal.

13 - L'essentiel : un Résumé en guise de conclusion

Ce n'est que grâce à des hypothèses théoriques que des vérités scientifiques ont été recherchées, puis recrées et découvertes dans le réel (par exemple le Boson de Higgs en 2012). Raison pour laquelle théorie et pratique thérapeutique sont à notre sens intimement liées, et que la théorie peut parfois expliquer des succès ou des échecs thérapeutiques. Mais aussi et surtout que les hypothèses théoriques peuvent parfois aboutir à une efficacité thérapeutique qui ne se révélerait qu'en la pratiquant. Les troubles anorexiques et scarificatoires sont tous deux des comportements qui échappent souvent aux succès thérapeutiques, et qui malheureusement anticipent ou aboutissent à la mort par suicide ou par une dégradation biologique létale.

Raison pour laquelle nous avons tant insisté à décrire et tenté d'élaborer des hypothèses théoriques qui conforteraient les observations cliniques, dans l'espoir qu'elles puissent servir à imaginer et à mettre en pratique des stratégies thérapeutiques innovantes. Nos offres de soins s'adressent à des jeunes patients adolescents en tant que sujets « en devenir adulte », et donc psychologiquement indépendants de leurs parents dans le futur. Mais cette stratégie à vocation thérapeutique s'adresse aussi à ces derniers, afin de les accompagner dans leurs capacités à épauler le grandissement de leur enfant, tout en le laissant ou la laissant progressivement libre de ses choix de vie ultérieurs.

D'autre part, nous avons démontré cliniquement et statistiquement la chaîne de cause à effet suivante, en allant du présent vers le passé traumatique :

Tentatives de Suicide => Scarifications => Troubles du Stress Post Traumatique => Traumatismes du passé ou du présent.

De la même manière, nous avons mis en évidence le fait que le constat d'automutilations chez une adolescente est intimement lié à un risque de passage à l'acte suicidaire, ainsi qu'à la présence de traumatismes (présents ou passés) qu'il est important de découvrir lors des entretiens cliniques et grâce à l'utilisation de tests projectifs *(voir chapitre 15 page 343)*.

Nous avons également mis en évidence que **ces troubles concernent principalement les adolescentes** *(voir chapitres 5c, et 14)*, en invoquant le fait que le développement de l'œdipe est différent chez la fille et chez le garçon *(voir chapitres 6e et 9a)*.

13-1) A propos des Phobies et des Névroses

Dans le *chapitre 8b (page 159)* consacré aux phobies scolaires, nous avons fait le lien entre le mécanisme de la phobie et des évènements traumatiques ayant eu lieu dans la réalité, conduisant alors, comme chez l'anorexique, à une toute-puissance de l'imaginaire sur le réel.

Mais certains psychanalystes s'étonneront peut-être de ne pas trouver mention d'une « névrose phobique » dans cet ouvrage, alors que les névroses hystériques et obsessionnelles y ont leur place. En effet, nous faisons l'hypothèse que l'hystérie et les troubles obsessionnels fonctionnent aussi comme des structures de caractère ou de personnalité, ce qui ne serait pas le cas d'une éventuelle « névrose phobique scolaire ».. Nous en voulons pour preuve que l'on peut parfois observer des comportement hystériques ou obsessionnels dès l'enfance, hors de la présence de tout traumatisme dans le réel (si ce n'est celui d'une castration symbolique non assumée).

Cependant, nous estimons que ces personnes présentant ultérieurement une organisation hystérique ou obsessionnelle peuvent, grâce à une psychothérapie, apprendre à gérer leurs troubles. Mais ils seraient par contre peu susceptibles de changer de personnalité, malgré des soins psychothérapeutiques intensifs. Nous observons même que les troubles obsessionnels s'intensifient et se rigidifient au fur et à mesure que la personne avance en âge.

Par contre, les symptômes phobiques sont quant à eux accessibles aux soins spécifiques que sont l'EMDR et l'hypnothérapie Ericksonienne *(voir chapitre 5d page 86)* ; et ils peuvent même disparaître, indépendamment de la structure de personnalité de la personne qui en souffrirait.

Aussi la phobie ne serait peut-être pas une « névrose » en lien avec une dynamique œdipienne défaillante (comme nous l'avons vu pour les dynamiques hystériques, perverses et obsessionnelles) ; mais serait seulement la conséquence de « troubles » de l'imaginaire, consécutifs à des traumatismes dans le réel *(voir à ce sujet la dynamique des TSPT dans le chapitre 5 page 67).*

13-2) Les hypothèses psychanalytiques

En ce qui concerne l'importance de l'œdipe dans l'élaboration psychique, nous avons démontré dans le chapitre 11 (page 254) la pertinence des travaux de Jacques Lacan ; qui a imaginé la nécessité que les trois dimensions du Symbolique, du Réel et de l'Imaginaire, soient présentes et valides pour constituer une personnalité « normative ».

Les observations et les hypothèses cliniques concernant l'origine des troubles majoritairement présents chez les adolescentes qui se scarifient, ou qui ont des conduites anorexiques, ainsi que les pratiques de soins efficaces auprès de ces adolescentes, tendraient à démontrer la justesse de cette approche théorique Lacanienne, à savoir que ces trois instances (Symbolique, Imaginaire et Réel), sont effectivement constitutives de la réalité psychique normative.

Aussi, afin d'aider le lecteur à s'y retrouver dans tous les schémas présentés *à partir du chapitre 11 (page 254)* et dans le schéma général du *chapitre 11-2d (page 281)*, nous allons tenter d'illustrer à nouveau, mais d'une manière linéaire et le plus simplement possible, les trois instances œdipiennes imaginées par Jacques Lacan : **Castration**, **Frustration** et **Privation.**

Instances auxquelles nous avons ajouté nos propres hypothèses concernant trois situations de manque : l'**Abandon**, la **Désillusion** et la **Dégradation** ; ainsi qu'à propos de trois types de personnalité : **Hystérique**, **Perverse** et **Obsessionnelle**, et deux types de comportements pathologiques : **l'anorexie** et **les scarifications**.

Nous reproduisons ci-dessous le schéma lacanien de la structuration œdipienne (voir aussi le schéma synthétique de la page 281) :

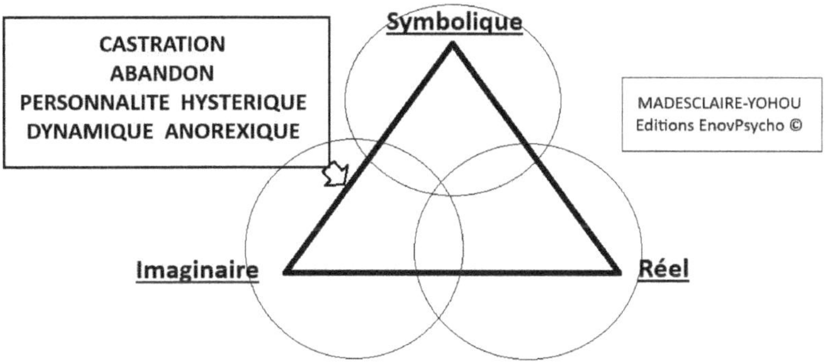

1) Sur le côté gauche du triangle œdipien, qui relie le Symbolique à l'Imaginaire, nous trouvons une instance (la **Castration**), une situation de manque (l'**Abandon**), et un type de personnalité (**Hystérique**).

Mais aussi l'**alliance illégitime** que l'adolescente **Anorexique** va établir avec son imaginaire pour dominer à tout prix le réel, quel qu'en sera le prix à payer pour refuser la réalité de sa castration symbolique (voir schémas pages 181 et 313)

13-3) La Castration

Symbolique ------- CASTRATION------> Imaginaire **(Perte) (Objet)**

Sur ce schéma, le sens de la flèche signifie que la **Castration** est la **perte symbolique d'un objet imaginaire** (le Phallus). Cette « **Castration symbolique** » est le **point d'entrée essentiel dans la structuration psychique névrotique et normative**.

Si elle échoue à se mettre en place, on observe alors des pathologies de type hystérique, ou narcissique à l'extrême, s'évertuant à imposer leur toute-puissance imaginaire à la réalité. Leur « moi grandiose » cherche alors à s'inscrire dans la réalité en s'affichant aux yeux du plus grand nombre, ou encore dans leurs actions irrespectueuse d'une Loi symbolique normative *(D'autres exemple ont été donnés dans le chapitre11-1c page 264).*

13-4) L'Abandon

Symbolique <------- ABANDON ------ Imaginaire **(Objet) (Perte)**

Le sens de la flèche est alors inversé par rapport à la castration décrite précédemment, ce qui signifie que **l'Abandon** est la **perte imaginaire d'un objet symbolique**.

La personne qui le vit se sentira « abandonnée » par l'éloignement ou le décès de personnes physiquement ou psychologiquement vitales pour elle (un parent, un professeur, ou tout autre figure modèle représentant symboliquement un « idéal du Moi »). *(D'autres exemples ont été donnés dans le chapitre11-1e page 269).*

13-5) La Personnalité Hystérique

Symbolique ------- HYSTERIE -----> Imaginaire **(Appui)   (Jouissance)** **La personnalité Hystérique fuit le Réel** **pour échapper à sa castration symbolique**

Sur ce schéma le sens de la flèche signifie que **la personnalité Hystérique s'appuie sur le Symbolique pour jouir de la possession d'un phallus Imaginaire**, lors de mises en scène qu'elle aura créées **afin d'échapper au réel** (raison pour laquelle l'hystérie concerne le plus souvent des femmes, témoignant du refus de l'absence réelle de pénis, mais aussi du refus de la castration symbolique). *(Des exemples ont été donnés dans le chapitre11-2b page 276).*

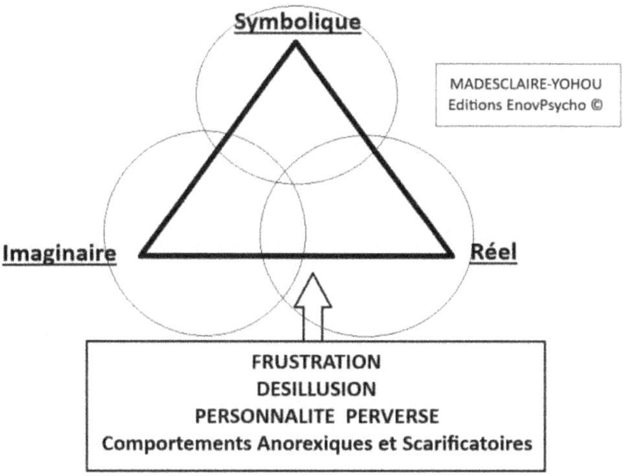

(Voir aussi le schéma synthétique de la page 281)

2) **A la base du triangle œdipien qui relie l'Imaginaire au Réel**, nous trouvons une instance (la **Frustration**), une situation de manque (la **Désillusion**), et un type de personnalité **(Perverse)** ; auxquels s'ajoutent les **comportements anorexiques et scarificatoires**.

   Selon nous, **les comportements scarificatoires et anorexiques sont également positionnés entre l'imaginaire et le réel**, mais **de façon temporaire et adaptative, suite à des situations de stress post traumatique**.

13-6) La Frustration

Imaginaire ------- FRUSTRATION -------> Réel **(Perte) (Objet)**

Sur ce schéma, le sens de la flèche signifie que la **Frustration** est la **perte imaginaire d'un objet réel**. *(Des exemples ont été donnés dans le chapitre 11-1a page 259).*

13-7) La Désillusion

Imaginaire <------- DESILLUSION ------ Réel **(Objet) (Perte)**

Le sens de la flèche est alors inversé par rapport à la frustration décrite plus haut, et ce schéma signifie que **la Désillusion** est la **perte réelle d'un objet imaginaire**. *(Des exemples ont été donnés dans le chapitre11-1b page 262).*

Selon nous la Frustration et la Désillusion **participent aussi de la genèse de la personnalité hystérique et des comportement anorexiques**, dans la mesure où elles mettent en scène d'une part la supposée perte imaginaire d'un objet réel (le pénis), et d'autre part la perte réelle d'un fantasme imaginaire (la possession du phallus), s'évertuant alors à nier par leurs comportements cette castration symbolique, nécessaire mais difficilement acceptable par ces adolescentes.

13-8) La Personnalité Perverse

Imaginaire <------- PERVERSION ------ Réel
(Jouissance) (Appui)

La personnalité perverse s'appuie sur le Réel,
afin de jouir de son imaginaire,
tout en échappant à la Loi Symbolique de l'interdit

Sur ce schéma, le sens de la flèche signifie que **la personnalité Perverse s'appuie sur le Réel pour jouir dans l'Imaginaire** d'une situation dont elle garde seule le contrôle, **afin de fuir le symbolique** de la Loi humaine (fuyant ainsi la castration). *(Des exemples ont été donnés dans le chapitre 11-2c page 279). Nous verrons dans les chapitres 13-9 (page 311) ; 13-10 (page 313) et 13-17 (page 327) les similitudes et les différences avec les comportements anorexiques et scarificatoires.*

13-9) Les conduites Anorexiques

Imaginaire ------- ANOREXIE ---> Réel
(Appui) (Fuite)

La pratique anorexique **s'appuie sur l'Imaginaire, afin de nier le Réel, tout en échappant à la Loi Symbolique de l'interdit** d'agresser son propre corps. *(Voir aussi le chapitre 9b page 177 au sujet de l'anorexie).*

Cette dynamique du déni n'exclue nullement l'hypothèse de son étiologie traumatique, dont il faudrait systématiquement rechercher l'origine et en soigner les séquelles par des soins appropriées (EMDR et Hypnothérapie Ericksonienne).

Dans le schéma précédent, le sens de la flèche illustre le fait que **l'adolescente anorexique s'appuierait spontanément sur son imaginaire pour voir son corps comme elle le désire ou le déteste**, et non pas tel qu'il est dans le réel.

Aussi, faisons-nous l'hypothèse que, comme les personnalités perverses, l'adolescente anorexique **fuirait l'instance symbolique qui lui interdit d'agresser son propre corps**. En effet, les comportements anorexiques sont également dans le contrôle et la toute-puissance, s'exonérant de la même manière de la castration symbolique, car cette dernière les assignerait alors à la place féminine du « manque » (voir à ce sujet le séminaire de Jacques Lacan intitulé « *Encore* »), et leur intimerait l'ordre de ne pas agresser leur propre corps sous quelque prétexte que ce soit.

Cependant, en ce qui concerne le positionnement des conduites anorexiques à la base du triangle œdipien, nous voyons que **le sens de la flèche est inversé par rapport aux comportements pervers** que nous avons décrits à la page précédente, laissant entendre que **la dynamique anorexique serait en fait plus proche de celle des personnalités hystériques** *(voir chapitre 13-5 page 307, et le schéma de la dynamique des alliances à la page ci-contre).*

En effet, nous faisons l'hypothèse que dans sa dynamique, **l'adolescente anorexique chercherait à occuper la place symbolique laissée vide par le père réel, et chercherait alors à établir une alliance « illégitime » avec son imaginaire, lui permettant ainsi de dominer le Réel représenté par son corps féminin** et **tout en niant sa castration symbolique**, comme le fait la personnalité hystérique *(voir schéma page 181).*

Le schéma ci-contre illustre les positionnements structurels des personnalités hystériques, perverses et obsessionnelles sur les trois côtés du triangle œdipien ; mais aussi la dynamique des alliances dont font partie les conduites anorexiques (alliance illégitime) et scarificatoire (alliance pseudo-perverse).

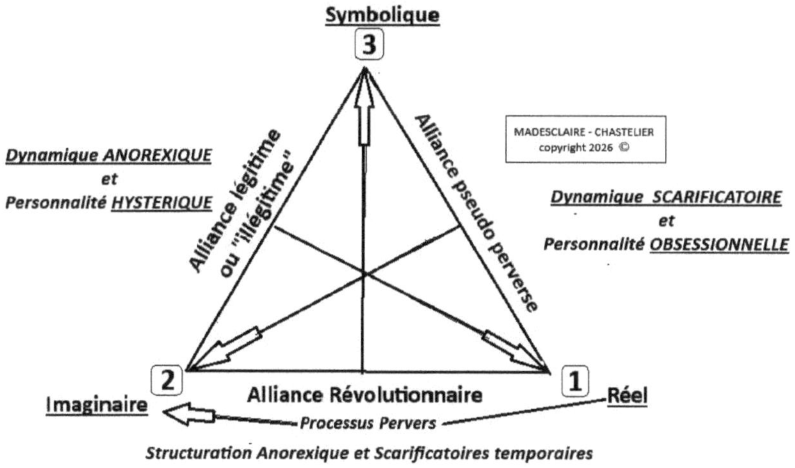

Schéma des Alliances possibles

13-10) Les conduites Scarificatoires

Nous avons exposé en toute modestie les troubles les plus fréquemment observés chez les adolescentes en souffrance psychique, dont la majorité d'entre elles se scarifient pour tenter d'échapper à leur mal-être, et **lorsque ces automutilations ne suffisent plus à les soulager, tentent alors de mettre fin à leurs jours**.

Nous avons également fait l'hypothèse que **l'adolescente qui se scarifie cherche à compenser la place symbolique laissée vide par le père réel** (en position « **3** » dans le schéma ci-dessus), **en établissant temporairement une alliance pseudo-perverse avec sa propre souffrance dans le Réel ; lui permettant alors de dominer son Imaginaire**, comme le fait la personnalité obsessionnelle. **Il s'agit donc d'une alliance « temporaire »**, car **nous n'observons aucun lien clinique avéré entre la personnalité des adolescentes qui se scarifient et les personnalités à dominante perverse**. *(Le chapitre 13-17 page 327 donnera plus de détails sur ces différences essentielles).*

Imaginaire <------- SCARIFICATIONS ------ Réel **(Fuite) (Appui et Jouissance)** La pratique de l'automutilation s'appuie sur un Réel auto mutilatoire, afin de fuir son propre Imaginaire, et d'échapper également à la loi Symbolique de l'interdit d'agresser son propre corps.

Aussi, dans cette hypothèse, les comportements d'automutilation se situeraient temporairement à la base perverse du triangle œdipien, tout comme les conduites anorexiques *(voir schéma page précédente).*

Cependant, le sens de la flèche est inversé par rapport à la dynamique de l'anorexie décrite précédemment *(chapitre 13-9 page 311).* C'est-à-dire que **les adolescentes qui se scarifient s'appuieraient sur la jouissance de leur propre souffrance auto mutilatoire dans le réel, pour échapper à leur imaginaire intérieur**, alors que les adolescentes anorexiques s'appuient au contraire sur leur propre Imaginaire pour fuir et dominer leur corps dans le Réel.

Mais **ce plaisir à se faire souffrir est temporaire, honteux et culpabilisant**, contrairement aux comportements pervers consistant à faire souffrir autrui, sans remords ni culpabilité. C'est-à-dire qu'**il ne s'agit nullement d'assimiler la dynamique d'alliance temporaire de l'adolescente qui se scarifie, aux conduites d'une personne adulte qui agit de façon perverse**. *(Voir à ce sujet le chapitre 13-17 page 327).*

Mais pour quelles raisons ces adolescentes adoptent-elles de tels comportements auto-punitifs, alors que **la plupart d'entre elles auraient subi des traumatismes sexuels ou incestueux** (confirmé par les observations de Pommereau, Brun et Moutte dans leur ouvrage intitulé « *l'adolescence scarifiée* ») ? Aussi, nous pourrions faire l'hypothèse que **les filles et les jeunes filles seraient malheureusement plus sujettes à subir des attouchements et des violences sexuelles que les garçons**, ce qui les conduiraient plus fréquemment à vouloir mourir et à se scarifier pour punir leur corps de ces maltraitances sexuelles.

Les conduites Suicidaires

Selon nous, l'étiologie des passages à l'acte scarificatoires et suicidaires sont liés et se révèlent multifactoriels ; aussi sommes-nous convaincus de la nécessité d'adopter des stratégies de soins adaptées à leur multiplicité, mais aussi à leur complexité, notamment lorsqu'il s'agit de dénouer les conflits intrafamiliaux qui les ont parfois générés. Cette conduite addictive permet à ces adolescentes de faire taire leur imaginaire intérieur ou de se punir de ses contenus (c'est-à-dire des émotions et des sentiments de colère ou de honte ...), une dynamique de fuite à laquelle s'associe de surcroît le plaisir de la pulsion scopique *(voir le chapitre 6f page 139 à ce sujet)*, tout en niant l'interdiction symbolique d'agresser leur propre corps.

Nous avons également démontré cliniquement et statistiquement la chaîne de cause à effet suivante (en allant du présent vers le passé traumatique) :

Tentatives de Suicide => Scarifications => Troubles du Stress Post Traumatique => Traumatismes du passé ou du présent.

Raisons pour laquelle, dans les stratégies de soins proposés aux adolescentes qui se scarifient, et qui ont donc la plupart du temps des pensées suicidaires (explicites ou masquées) ou qui auraient adopté un comportement anorexique, nous préconisons tout au long de ce livre la prise en charge thérapeutique préalable des traumatismes, notamment par l'EMDR et l'hypnothérapie Ericksonienne *(voir chapitres 5d page 86 ; 6g page 142 et 9c page 185)*. Cependant, nous avons également vu que dans sa dynamique psychique, **l'adolescente qui se scarifie se rapprocherait également des personnalités obsessionnelles** en cherchant à occuper la place symbolique laissée vacante par le père réel, mais cette fois-ci dans une alliance avec le Réel de sa souffrance physique, contre son imaginaire *(voir schéma page 313)*.

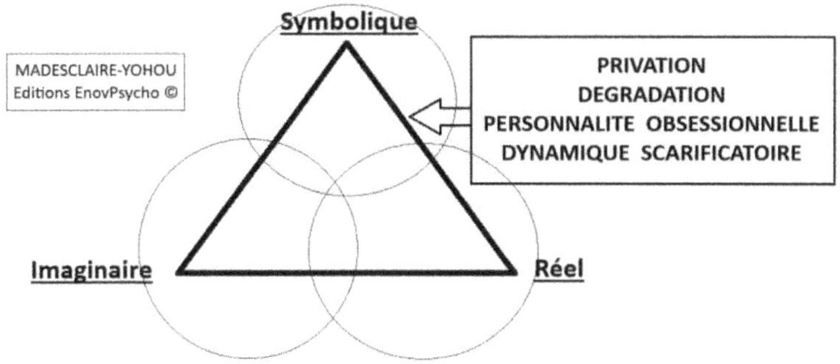

(Voir aussi le schéma synthétique de la page 281)

3) **Sur le côté droit du triangle œdipien, qui relie le Réel au Symbolique**, nous trouvons une instance (la **Privation**), une situation de manque (la **Dégradation**), et un type de personnalité (**Obsessionnelle**).

13-11) La Privation

Réel ------- PRIVATION ---------> Symbolique **(Perte)   (Objet)**

Sur ce schéma, le sens de la flèche signifie que **la Privation est la perte réelle d'un objet symbolique**. *(Des exemples figurent dans le chapitre11-1d page 267).*

« L'objet symbolique » est le plus souvent représenté par les parents, ou plus spécifiquement le père... ; dont la perte symbolique peut advenir pour des raisons de décès, d'abandon, de séparation, ou de mise en danger psychologique à cause de maltraitances ou de l'indifférence parentale. Raison pour laquelle le syndrome de privation (associé parfois à celui de l'abandonnisme), s'observe le plus souvent chez les enfants et adolescents placés à l'Aide Sociale à l'Enfance, ou ayant été adoptés.

13-12) La Dégradation

Réel <------- DEGRADATION --------- Symbolique **(Objet)   (Perte)**

Nous faisons l'hypothèse que pour la « Dégradation » le sens de la flèche est inversé par rapport à la « privation » décrite précédemment, ce qui signifie que **la Dégradation est la perte symbolique d'un objet réel**. *(Des exemples figurent dans le chapitre11-1f page 270).*

13-13) La Personnalité à dominante Obsessionnelle

Réel ------ OBSESSIONNEL -------> Symbolique
(Appui) (Jouissance)

La personnalité obsessionnelle s'appuie sur le Réel, afin de jouir de son statut symbolique, tout en échappant au « désordre » de l'Imaginaire. Sur ce schéma le sens de la flèche signifie que **la personnalité obsessionnelle s'appuie sur le contrôle du réel pour jouir du symbolique** ; afin de fuir l'imaginaire pouvant être parfois représenté par la fantaisie, l'originalité, le non conventionnel, l'art abstrait, etc. *(D'autres exemples figurent dans le chapitre11-2a page 274).*

13-14) Les Défaillances chez les Adolescents

Le constat que la structuration psychique normative soit tributaire des instances psychiques décrites tout au long de cet ouvrage, se confirme également lorsque nous avons à faire à des adolescents qui ont conservé une personnalité infantile, en restant encore « manquants » à l'égard de l'une de ces instances :

- **Si le symbolique est défaillant**, l'enfant ou **l'adolescent doit « faire avec » la privation** (qui est la perte réelle d'un objet symbolique *(abordée dans les chapitres 11-1d et 13-11, ainsi que dans le chapitre 11-1h page 271, consacré à la « Reconnaissance symbolique »).* Nous avons vu que les adolescentes qui se scarifient ou qui ont des conduites anorexiques, tentent de le compenser par le **contrôle de l'imaginaire ou du réel**.

- **Si l'imaginaire est défaillant, l'adolescent doit gérer la castration**, qui est la perte symbolique d'un objet imaginaire, *(abordée dans les chapitres 11-1c et 13-3)* ; dont le refus entraîne le plus souvent la colère et les tentatives pour affirmer sa toute-puissance infantile à l'encontre de toute personne représentant l'autorité symbolique. Il s'agit alors d'un contrôle du réel et du symbolique.

- **Si le réel est défaillant, l'adolescent doit gérer la frustration**, qui est la perte imaginaire d'un objet réel *(abordée dans les chapitres 11-1a et 13-6).* L'adolescent cherchera alors à le compenser par une surestimation de l'imaginaire afin de contrôler le symbolique, pouvant alors entraîner des comportements à la limite de la normalité.

13-15) Le Réel Thérapeutique chez les Adolescents

A propos de la gestion du réel, nous avons donné dans le *chapitre 12-3 (page 287)* des exemples de personnalités célèbres qui ont su tirer parti d'un réel « revisité », pour nourrir l'espoir d'une réparation de leur imaginaire.

Il est d'autre part reconnu que le réel est également nécessaire au processus de deuil, ce que vivent tous les parents ayant perdu un enfant lorsque le corps de cet enfant n'a jamais été retrouvé.

Le réel fait également partie des stratégies de soins pertinentes, lorsque nous accompagnons des adolescents en détresse psychologique et en perte de repères identificatoires.

Se confronter au réel pour une adolescente, c'est consentir à faire le deuil de son imaginaire infantile concernant des imagos parentaux idéaux, c'est-à-dire qu'elle devra renoncer à un « idéal du moi » illusoire, pour concentrer son énergie à la restauration d'une image de soi (ou « moi idéal ») moins dégradée.

Pour ce faire, il lui faudra remplacer l'inaction dépressive ou l'action mortifère dirigée contre elle en se scarifiant ou en tentant de se suicider, par une action positive et effective en direction du monde extérieur, dans des projets concrets de réalisation personnelle ou professionnelle.

Le « projet de soi » pourra alors remplacer le « projet de soins », avec pour objectif que l'adolescente puisse se soigner elle-même en agissant pour elle, et non plus pour les autres ou à travers les autres, que ces autres soient membres de sa famille ou un « petit copain » pervers narcissique...

Nous avons également mis en évidence, cliniquement et statistiquement, les liens de cause à effet entre d'une part les traumatismes passés ou présents subies par l'adolescente, les Troubles d'un Stress Post Traumatique qui en ont résulté et les pratiques scarificatoires, qui elles-mêmes servent de remparts aux tentations suicidaires.

Aussi, la réappropriation d'une image de soi valeureuse, et non plus dégradée par les traumatismes du passé, pourrait également s'enclencher par l'EMDR associée à l'hypnothérapie Ericksonienne, afin que l'adolescent ou l'adolescente puisse progressivement remplacer sa privation affective par une affection auto centrée, en s'appuyant également sur des réalisations effectives dans le domaine scolaire ou sportif.

Avoir le projet de s'octroyer une reconnaissance symbolique par l'acquisition d'une médaille ou d'un diplôme, peut en effet recentrer un adolescent sur une trajectoire auto-bienveillante, afin de conjurer son passé traumatique par l'acquisition de connaissances et de savoir-faire bien réels.

Voir à ce sujet *le chapitre 11-1g page 270*, dans lequel nous faisons l'hypothèse que l'acquisition réelle d'un objet symbolique pourrait s'appeler une « **Récompense Symbolique** », avec un effet positif indéniable de « **Reconnaissance Symbolique** » (voir pages 271 et 295) sur les personnes qui l'obtiennent.

Enfin, en ce qui concerne les propositions de soins, nous avons souligné le fait que l'investissement du réel ne serait pas seulement l'apanage de l'éducateur, mais qu'il peut aussi servir de support au thérapeute grâce à des propositions d'art thérapie adaptée à la situation du jeune patient, visant soit à **s'approprier son imaginaire pour l'adolescente qui se scarifie.**

Il s'efforcera ainsi, et à distance physique suffisante lors des entretiens individuels, d'**ancrer le réel dans l'imaginaire de l'adolescente souffrant d'anorexie**, afin que cette dernière puisse gérer ces deux dimensions sans se sentir détruite par l'une ou par l'autre, et en évitant également de se servir de l'une contre l'autre, comme on peut l'observer autant dans les stratégies scarificatoires qu'anorexiques.

13-16) Projet Thérapeutique et projet Educatif

Compte tenu de ce que nous disions précédemment à propos du réel thérapeutique, nous avons la conviction que ces deux dimensions (éducative et thérapeutique) ne sont pas antinomiques, mais complémentaires l'une de l'autre.

La confirmation de cette hypothèse se concrétise notamment dans l'accompagnement éducatif des adolescents souffrant d'un syndrome abandonnique (lire à ce sujet « *J'ai mal à ma mère* » de Michel Lemay), où l'on observe que la psychothérapie de l'imaginaire n'est guère efficace, alors que la rencontre d'un éducateur ou d'une famille d'accueil bienveillante qui soit apte à survivre aux attaques mortifères de l'adolescent, peut s'avérer réellement soignante.

Mais il nous paraît essentiel que le psychothérapeute puisse également « prendre soin » de son patient, tout en respectant sa déontologie de non-intervention dans le réel et en s'appuyant sur une théorie qui aurait prouvé sa validité.

Raison pour laquelle, de la même manière que nous avions illustré les pratiques scarificatoires et anorexiques des adolescentes suicidaires par des hypothèses s'appuyant sur les travaux de Jacques Lacan concernant le triangle œdipien « SIR », nous proposons une nouvelle lecture qui s'appuie sur les notions suivantes : « **l'efficience** », « **la pertinence** » et « **l'efficacité** ».

Le concept du triangle peut donc être à nouveau utilisé pour illustrer la dynamique d'un projet thérapeutique.

En effet, si nous plaçons « **les objectifs** » à atteindre au sommet d'un triangle identique (à la place du Symbolique), « **les moyens** » à mobiliser sur le sommet à gauche de sa base (à la place de l'Imaginaire), et « **les résultats** » obtenus, sur le sommet droit de ce triangle (à la place du Réel), **le « projet de soins »** va pouvoir naturellement s'inscrire au centre de ce triangle (voir l'illustration ci-après).

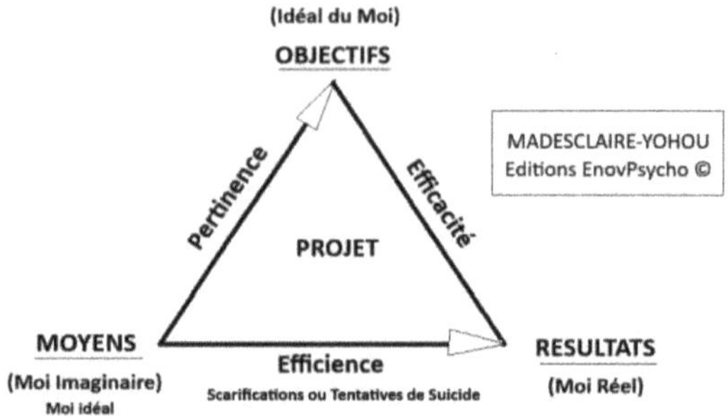

- « **La pertinence** » de nos propositions de soins (située sur le côté gauche), sera alors tributaire des moyens disponibles (ceux du thérapeute, ceux de l'institution et ceux du jeune patient), afin d'espérer atteindre des objectifs réalistes (« l'idéal du moi » au sommet du triangle), confirmés par la suite par des résultats effectifs.

- « **L'efficience** » (à la base du triangle), est quant à elle l'adéquation entre des moyens disponibles et des résultats pouvant être constatés dans la Réalité. D'où les termes de « **déficience** » lorsqu'une personne ne dispose pas de moyens intellectuels suffisants, ou d' « **inefficience** », lorsque disposant de moyens supposés suffisants, la personne n'arrive pas à obtenir des résultats tangibles. L'efficience est le reflet dans le réel d'une action pertinente, afin d'obtenir des résultats tangibles, C'est aussi le trajet entre le « moi idéal » (ou imaginaire à gauche) et le résultat obtenu (dans le réel à droite), **ce dont les adolescentes anorexiques sont expertes** dans leur façon de les empêcher de grossir. De même, les scarifications dans le réel, aboutissent effectivement à mettre au pas, temporairement, l'imaginaire de l'adolescente qui le pratique.

- Enfin, « **l'efficacité** » (sur le côté droit du triangle), est l'adéquation entre les objectifs visés et les résultats effectivement obtenus, nécessitant pour ce faire de tenir à la fois de la pertinence, mais aussi de l'efficience probable de l'action à envisager.

Du point de vue des adolescentes

Vous remarquerez que nous avons rajouté aux trois sommets de ce triangle du projet de soins : « **l'idéal du Moi** » au sommet du triangle, « le **Moi Imaginaire ou idéal** » à sa gauche, et enfin « **le Moi réel** » à sa droite, reprenant ainsi les trois instances fondatrices de la réalité : le **Symbolique** en haut, l' **Imaginaire** à gauche et le **Réel** à droite.

Cette représentation du projet de soins que nous avons imaginée, nous permet de faire le constat que les pratiques anorexiques ou de scarifications (que nous avons placées à la base du triangle) sont efficientes à l'encontre de leurs tentations suicidaires, en s'automutilant pour surseoir aux passages à l'acte, ou en se laissant mourir de faim pour ce qui concerne les adolescentes anorexiques.

Du point de vue des soignants

L'objectif du thérapeute doit selon nous se situer au centre du triangle ci-contre, afin que les trois instances constitutives d'une personnalité normative (Symbolique, Imaginaire et Réel) puissent cohabiter sans exclusions les unes des autres, réunissant alors « la pertinence », « l'efficience » et « l'efficacité ».

Nous avons préconisé *(dans les chapitres 6g et 9c pages 142 et 185)*, de proposer aux adolescentes qui se scarifient d'introduire de l'imaginaire dans la réalité de leurs pratiques scarificatoires, et à l'inverse, de proposer aux adolescentes anorexiques d'introduire progressivement du réel dans leur imaginaire délétère.

Aussi faudrait-il **inverser le sens de la flèche à l'égard de l'efficience mortifère des adolescentes anorexiques**, afin d'introduire progressivement leur « moi réel » (à droite du triangle) dans leur « moi imaginaire » (à gauche du triangle).

En ce qui concerne les **adolescentes qui se scarifient**, nous avons vu qu'elles rendaient déjà inefficientes leur tentations suicidaires grâce aux scarifications destinées à mettre à distance leur imaginaire.

Aussi faudrait-il **inverser cette tendance en leur permettant d'exprimer leur imaginaire par des pratiques d'art thérapie**, de manière à ce qu'elles puissent progressivement se passer des scarifications réelles.

Cette illustration théorique peut aussi témoigner du constat de l'efficience de l'Imaginaire, lorsqu'une personne en souffrance physique s'en donne les moyens *(voir Milton Erickson dans le chapitre 12-3c page 293)* ; ainsi que de l'efficience du Symbolique lorsque les résultats sont atteints et aboutissent à une récompense bien réelle : par exemple l'arrêt des symptômes et/ou l'acquisition de savoirs, récompensés par la reconnaissance sociale d'un diplôme.

Nous pensons par ailleurs que les propositions de soins du thérapeute se situent sur l'axe de la pertinence, car elles ne peuvent aboutir que si nous adaptons nos objectifs en fonction des moyens intellectuels de l'adolescent (par exemple en cas de déficience avérée), à ses moyens psychiques (dans le cas d'un début de schizophrénie ou de TSA), à sa personnalité (psychopathe, perverse ou borderline ; mais aussi à son caractère (soumis, indifférent, oppositionnel...).

Le thérapeute devra également tenir compte des capacités de coopération et de changements de la famille *(voir chapitre 10a page 209)*, et adopter si nécessaire une attitude appropriée lorsqu'il existe des maltraitances avérées. Ce qui signifie que les objectifs du thérapeute doivent s'adapter en permanence, y compris lorsque les moyens de l'adolescente vacillent au point de devoir lui proposer une nouvelle hospitalisation en urgence, afin d'éviter qu'elle ne passe à l'acte suicidaire ou qu'elle ne se laisse mourir d'inanition.

13-17) Précisions très importantes concernant la différence entre les « personnalités perverses », et la théorisation à propos des scarifications et de l'anorexie

Nous vous remercions de votre patience et de votre persévérance pour nous avoir suivis au moins jusqu'à ce chapitre (avant celui qui suit, sans doute plus aride, concernant les statistiques), en espérant évidemment que vous ayez apprécié ce voyage au sein de considérations théoriques, avec l'objectif d'aboutir à des propositions thérapeutiques efficientes, et que vous en ayez retiré des informations utiles dans votre accompagnement quotidien auprès d'adolescents en souffrance psychique.

Cet avant dernier chapitre a été ajouté à notre livre, car il est selon nous très important pour certains parents ou certaines adolescentes qui n'en liraient que certains passages, afin d'éclaircir la confusion éventuelle entre le tableau clinique d'une « personnalité » réellement « perverse », et « les hypothèses théoriques » que nous avons faites à maintes reprises à propos de comportements temporaires positionnés sur l'axe « pervers » du triangle œdipien. En d'autres termes, en qualifiant de « pseudo-pervers » le fait de ne plus nourrir son propre corps (dans l'anorexie), ou de l'agresser à répétition et avec soulagement, grâce à des scarifications parfois très graves.

Aussi est-il important de préciser que **nous n'avons à aucun moment assimilé, ni sous-entendu ou confondu, la « personnalité perverse », avec le « comportement » d'une adolescente à la conduite anorexique ou qui se scarifie.**

D'autant plus que ces derniers comportements pourraient tout à fait s'arrêter, soit spontanément en raison de l'évolution personnelle de l'adolescente, soit grâce aux interventions spécifiques d'un thérapeute *(voir chapitres 5d page 81, 6g page 142 et 9c page 185, consacrés à l'approche thérapeutique de ces troubles).*

Alors que **les personnalités à dominante perverse jouissent du plaisir à faire souffrir autrui**, que ce soit physiquement ou moralement, en humiliant ou en rabaissant une autre personne souvent plus faible qu'elles. La motivation d'une personne perverse est **le plaisir de la domination par la souffrance morale ou physique infligée à autrui, tout en jouissant également du défi à l'encontre de la Loi** que le pervers connaît parfaitement, et dont il se sert pour jouir de la contourner, alors que c'est la seule réponse possible à cette dynamique, car selon nous la psychothérapie n'a strictement aucun effet sur des personnes qui ne ressentent ni remords, ni regrets, ni encore moins l'envie de changer.

A contrario, comme nous l'avons amplement démontré tout au long de notre argumentation, **lorsqu'une adolescente a recours à la scarification, d'une part elle agit sur son propre corps et non pas sur celui d'autrui, et d'autre part son objectif est d'évacuer et de mettre à distance ses pensées récurrentes en rapport avec des traumatismes du passé ou du présent, et de pouvoir ainsi survivre aussi longtemps que possible à ses tentations suicidaires**. Aussi, il ne viendrait évidemment pas à l'idée de cette adolescente, d'imaginer blesser une autre personne qu'elle-même, et d'y prendre plaisir de surcroît...

L'autre différence clinique importante est la capacité de manipulation dont se sert la majorité des personnes perverses agissant essentiellement dans leur intérêt, raison pour laquelle elles sont aussi appelées des « pervers narcissiques ». Cependant, tous les manipulateurs ne sont pas forcément des pervers, dans la mesure ou leur comportement opportuniste et empathique peut s'adapter à toute situation qu'ils souhaiteraient contrôler afin de gagner en popularité, en argent ou en pouvoir. C'est d'ailleurs le ressort de nombreux jeux de société, dont le Monopoly et le Jackaroo *(que nous avons décrit au chapitre 10d page 244).* Mais cet art de manipuler peut aussi être utilisé par des personnalités célèbres comme Jeffrey Epstein ou d'autres moins connues, qui ont utilisé leur pouvoir, leur charisme et leur argent, afin de piéger dans leur fonctionnement pervers d'autres personnalités encore plus célèbres.

Dans d'autres cas de figure, l'agissement manipulateur d'une personne perverse ne semble pas être une fin en soi, mais **un moyen d'atteindre l'objectif essentiel de la personnalité perverse, à savoir : la destruction de l'autre**, que ce soit moralement ou physiquement, jouissant alors de l'incapacité de ce dernier à se sortir de cette situation.

Tous ceux qui ont eu à faire avec le fonctionnement d'un pervers, que ce soit dans la sphère privée ou professionnelle, ont appris à leurs dépens qu'il est pratiquement impossible d'avoir le dernier mot avec un pervers manipulateur, à moins d'être pervers soi-même. Lorsque vous arrivez à mettre en évidence ce fonctionnement, la seule issue est de s'en éloigner avant qu'il ne soit trop tard pour votre équilibre psychologique, et de l'exposer aux yeux de tous en faisant référence aux règles normales du comportement humain.

Raison pour laquelle Isabelle Nazare-Aga s'est évertuée dans son excellent ouvrage intitulé « *Les manipulateurs sont parmi nous* » (aux éditions de L'Homme), à faire la **liste des 30 caractéristiques du comportement d'un manipulateur pervers**, que nous reproduisons ci-dessous.

1. Il **culpabilise les autres**, au nom du lien familial, de l'amitié, de l'amour, de la conscience professionnelle, etc.
2. Il **reporte sa responsabilité sur les autres** ou se démet de ses propres responsabilités.
3. Il **ne communique pas clairement ses demandes**, ses besoins, ses sentiments et ses opinions.
4. Il **répond très souvent de façon floue**.
5. Il **change ses opinions**, ses comportements, ses sentiments **selon les personnes ou les situations**.
6. Il **invoque des raisons logiques pour déguiser ses demandes**.

7. Il **fait croire aux autres qu'ils doivent être parfaits**, qu'ils ne doivent jamais changer d'avis, qu'ils doivent tout savoir et répondre immédiatement aux demandes et aux questions.
8. Il **met en doute les qualités, la compétence, la personnalité des autres** : il critique sans en avoir l'air, dévalorise et juge.
9. Il **fait faire ses messages par autrui ou par des intermédiaires** (téléphone au lieu de choisir le face-à-face, laisse des notes écrites).
10. Il **sème la zizanie et crée la suspicion**, divise pour mieux régner et peut provoquer la rupture d'un couple.
11. Il **sait se placer en victime pour qu'on le plaigne** (maladie exagérée, surcharge de travail, etc.).
12. Il **ignore les demandes** (même s'il dit s'en occupe).
13. Il **utilise les principes moraux des autres pour assouvir ses besoins** (notions d'humanité, de charité).
14. Il **menace de façon déguisée, ou fait un chantage ouvert**.
15. Il **change carrément de sujet au cours d'une conversation**.
16. Il **évite l'entretien ou la réunion**, ou il s'en échappe.
17. Il **mise sur l'ignorance des autres et fait croire à sa supériorité**.
18. Il **ment**.
19. Il **prêche le faux pour savoir le vrai, déforme et interprète**.
20. Il est **égocentrique**.
21. Il **peut être jaloux** même s'il est un parent ou un conjoint.
22. Il **ne supporte pas la critique et nie des évidences**.
23. Il **ne tient pas compte des droits, des besoins et des désirs des autres**.
24. Il **utilise très souvent le dernier moment pour demander, ordonner** ou faire agir autrui.
25. Son **discours paraît logique ou cohérent** alors que **ses attitudes, ses actes ou son mode de vie répondent au schéma opposé**.
26. Il **utilise des flatteries pour nous plaire**, fait des cadeaux ou se met soudain aux petits soins pour nous.

27. Il **produit un état de malaise** ou un sentiment de non-liberté (piège).Il est **efficace pour atteindre ses propres buts**, mais **aux dépens d'autrui**.

28. Il **nous fait faire des choses que nous n'aurions probablement pas faites de notre gré**.

29. Il est **constamment l'objet de discussions entre gens qui le connaissent**, même s'il n'est pas là.

Isabelle Nazare-Aga nous dit qu'**il faudrait observer au moins 14 de ces caractéristiques pour qu'il soit fortement probable que nous ayons à faire à un manipulateur pervers**.

En lisant attentivement cette liste, on s'aperçoit que, sauf peut-être en de très rares cas dont nous n'avons pas été témoins jusqu'à présent, **aucune caractéristique de ce profil n'est observée dans le fonctionnement des adolescentes qui se scarifient**. Ce qui confirme le constat que **le recours aux scarifications n'a aucun lien avec le profil d'une personnalité cliniquement perverse**, même s'il pourrait arriver qu'une personne à dominante perverse se scarifie.

Nos démonstrations à propos de la structuration des conduites anorexiques et scarificatoires **ont simplement souligné de façon logique et théorique**, **la possibilité d'un positionnement temporairement identique** à celui des organisations perverses pour ces deux comportements *(voir schéma synthétique page 281)* ; **avec une dynamique différenciée concernant leur alliance** : « **illégitime** » pour l'anorexie, et « **pseudo-perverse** » pour les scarifications *(voir schéma des alliances page 313)*.

Mais **nous n'avons à aucun moment assimilé l'anorexie ou le recours aux scarifications, comme étant des symptômes d'une personnalité perverse**.

D'autres observations récurrentes suggèrent que les comportements scarificatoires seraient aussi très proches des conduites addictives que l'on constate chez les fumeurs, les personnes toxicomanes ou souffrant d'alcoolisme.

En effet, la libération d'endorphines, la pulsion scopique offrant le plaisir de regarder ce qui sort du corps, ainsi que le soulagement libératoire de l'imaginaire (comme nous l'avons suggéré à maintes reprises), pourraient être comme la nicotine, l'alcool ou la drogue, les éléments d'apaisement d'angoisse qui sont recherchés. Nous remarquons par ailleurs que toutes ces addictions conduisent également à l'asservissement et au risque létal.

Puis, comme pour la consommation de ces dernières substances, l'habitude et le recours fréquent à la pratique des scarifications risqueront d'ancrer l'adolescente dans un mécanisme répétitif, dont elle a le plus souvent bien du mal à se désengager sans l'aide déterminée et efficace d'un psychothérapeute pour affronter le manque, mais aussi la détresse psychologique qui la sous-tend.

Raison pour laquelle, en dehors de la pratique déjà suggérée de l'EMDR pour soigner les traumatismes, et de l'hypnothérapie pour convaincre l'adolescente que d'autres pratiques occupationnelles (shopping, sortie, cinéma, dessin, etc.) peuvent être également sources de plaisir et d'oubli, **toute autre thérapie comportementale efficace pourrait être utilisée afin de rompre l'enchaînement circulaire** suivant :

Angoisse et souffrance psychique => Recherche d'un soulagement => Recherche d'une lame ou d'une pointe => Recherche d'une sensation physique => Soulagement et/ou plaisir temporaire lors de la scarification => Honte et regret après la scarification. => **Angoisse et souffrance psychique** => etc.

14 - Données brutes et validations statistiques

14-1) Constats statistiques chez tous les Adolescents

Nous avons examiné la situation de **117 adolescents** ayant été hospitalisés en urgence durant l'année 2025 dans un service de pédopsychiatrie en Alsace, pour des troubles anxieux, des idées ou des passages à l'acte suicidaire, des troubles dépressifs, des débuts de schizophrénie, ou encore des troubles anorexiques.

Nous avons dans un premier temps observé la répartition de ces troubles selon le profil clinique de chacun de ces adolescents, puis quantifié les résultats obtenus en données brutes et en pourcentages (que nous avons parfois arrondis à la dizaine supérieure). L'examen de ces pourcentages nous donne déjà une indication sur certaines correspondances clinique (par exemple l'omniprésence des filles, ou le lien entre les scarifications et le genre).

Ensuite, afin de déterminer s'il y avait effectivement un lien mathématique qui pourrait prouver leur dépendance ou leur indépendance statistique, nous avons croisé chacun de ces troubles entre eux. Puis nous avons effectué les calculs des tests de khi2, de p-value ; et de Fischer concernant les garçons, étant donné la faiblesse de leur effectif (18 sur 117).

Cette analyse nous a permis de confirmer certaines hypothèses cliniques, utiles dans notre pratique de soins au quotidien, concernant notamment les liens de cause à effet entre les scarifications, les tentatives de suicide et les troubles du stress post traumatique.

Données brutes concernant la présence des garçons par rapport aux filles.

Garçons	18
Filles	99
Total	117
Garçons / Total	15,4 %
Filles / Total	84,6 %

Il est donc confirmé au sein de cette « population » d'adolescents issue d'un service d'urgence en Alsace, l'**omniprésence des filles par rapport aux garçons**, ces derniers ne représentant que 15 % du total des admissions en urgence durant l'année 2025.

Données brutes concernant les Tentatives de Suicide chez tous ces adolescents

Nous avons fait le constat que **72 adolescents sur les 117** accueillis dans ce service d'urgence durant l'année 2025, **ont fait une tentative de suicide** ; **soit 61,5 % d'entre eux** *(voir à ce sujet le chapitre 7 page 151).*

Là encore **les filles sont largement sur-représentées**, puisque **68 % d'entre elles ont été hospitalisées pour tentatives de suicide** (67 adolescentes sur 99 filles au total), contre seulement la moitié des garçons concernés (33 %).

Nous verrons plus loin que chez les garçons, il n'existe aucun lien statistique entre les TSPT, les Scarifications et les Tentatives de Suicide.

*14-1) Données brutes et validations statistiques chez **l'ensemble des adolescents de l'étude***

Données brutes concernant les Troubles du Stress Post Traumatique (TSPT) chez tous ces adolescents

43 jeunes sur les 117 hospitalisés durant l'année 2025, présentent un Tableau de Stress Post Traumatique (voir à ce sujet le chapitre 5), soit **37 %** d'entre eux.

Cela concerne environ 38 % des filles (38 sur 99 adolescentes), et 33 % des garçons (6 d'entre eux sur 18). Cependant, si ces pourcentages en données brute paraissent mathématiquement proches entre adolescents et adolescentes, ils sont en fait trompeurs, comme nous le vérifierons en effectuant des calculs de corrélations.

Données brutes concernant les Scarifications chez tous ces adolescents

67 % des adolescents hospitalisés se scarifient (78 sur 117), avec une **sur-représentation des filles**. En effet, **76 % des filles hospitalisées en urgence se scarifient** (75 sur 99), alors que seulement 33 % des garçons le font (6 sur 18).

Aussi, est-il fortement probable que ce pourcentage total de 67 % observé plus haut chez tous les adolescents concernés, soit essentiellement dû au nombre plus important de filles dans cette première analyse concernant tous les adolescents. Nous verrons en effet à quel point ce sont uniquement les adolescentes qui présentent l'enchaînement des troubles et symptômes suivants :

Traumatismes => Troubles du Stress Post Traumatique => Scarifications => Tentatives de Suicide.

Validation d'un lien statistique entre les Tentatives de suicide et les TSPT chez tous ces adolescents

Voici les données brutes constatées **chez tous les adolescents hospitalisés** :

TOUS	Sans TS	Avec TS	Total
Sans TSPT	34	39	73
Avec TSPT	9	35	44
SOMMES	43	74	117

Le test du Khi2 montre dans cette population un **lien statistique très élevé entre les TS et les TSPT** : **8,05** ; c'est-à-dire largement supérieur au risque de 5 % de probabilité de se tromper, puisqu'il est même supérieur à 1 % ! La p-value calculée est de 0,0045, donc bien inférieure au seuil de 0,05, ce qui **valide totalement le constat de la liaison statistique entre le Stress Post Traumatique et les risques suicidaires chez tous ces adolescents**.

Validation d'un lien statistique entre les Tentatives de suicide et les Scarifications chez tous ces adolescents.

Les données brutes constatées **chez tous ces adolescents hospitalisés** sont les suivantes :

TOUS	Sans TS	Avec TS	Total
Sans SCAR	26	10	36
Avec SCAR	18	63	81
SOMMES	44	73	117

Le test du Khi2 montre cette fois ci un **lien statistique encore bien plus important entre les TS et les Scarifications** : **26,55** ; qui est un résultat record comparé au risque de 5 % de probabilité de se tromper qui devrait être de 3,84. Il est même supérieur au risque de 1 % !

La p-value calculée est donc évidemment hautement inférieure au seuil de 5 %, ce qui **valide totalement le constat de la liaison statistique entre la présence de scarifications et les risques suicidaires chez tous ces adolescents** ayant été hospitalisés aux urgences pédopsychiatriques.

Validation d'un lien statistique entre les Scarifications et les TSPT chez tous ces adolescents

Les données brutes constatées **chez tous ces adolescents hospitalisés** sont les suivantes :

TOUS	Sans TSPT	Avec TSPT	Total
Sans SCAR	30	6	36
Avec SCAR	44	37	81
SOMMES	74	43	117

Cette fois-ci le test du Khi2 montre à nouveau un **lien statistique très important entre les TSPT et les Scarifications** : **9,02** ; ce qui, comparé au risque de 5 % de probabilité de se tromper et avec une p-value de **0,0027** ; valide également le **constat de la liaison statistique importante entre la présence de Scarifications et les Troubles du Stress Post Traumatiques chez tous ces adolescents**.

14-2) Constats statistiques uniquement chez les ADOLESCENTES

Croisements statistiques concernant les Tentatives de Suicide, les TSPT et les Scarifications, chez les adolescentes

Nous avons effectué ces croisements **essentiellement chez les adolescentes**, pour deux raisons. Une raison quantitative, qui tient au fait que la population des garçons est trop faible (18) pour espérer obtenir des résultats fiables, notamment pour ce qui concerne les tests de Khi2, alors que le nombre de filles (99) est quant à lui suffisant.

Cependant nous tenterons tout de même de faire valider par des tests de Fischer le fait que les adolescents sont moins concernés que les adolescentes, pour ce qui est des TS, des TSPT et des Scarifications.

Mais aussi pour une raison qualitative qui lui est associée, à savoir que nous avions observé l'omniprésence des Tentatives de Suicide, des TSPT et des scarifications chez les adolescentes, ce qui est par ailleurs déjà corroboré dans la littérature, mais également par les résultats figurant déjà dans nos calculs ci-dessus.

Validation d'un lien statistique entre les Tentatives de suicide et les TSPT chez les adolescentes

Voici les données brutes constatées chez toutes les adolescentes ayant été hospitalisées en 2025 :

FILLES	Sans TS	Avec TS	Total
Sans TSPT	25	35	60
Avec TSPT	7	32	39
SOMMES	32	67	99

Le test du Khi2 montre un **lien statistique très élevé entre les TS et les TSPT chez ces adolescentes** : **6,02** ; c'est-à-dire deux fois supérieur au risque de 5 % de probabilité de se tromper.

La p-value calculée est de 0,0137, donc cinq fois inférieure au seuil de 0,05, ce qui valide totalement le **constat de la liaison statistique entre le Stress Post Traumatique et les risques suicidaires** chez tous les adolescentes. Le résultat avec la correction de Yates (Khi2 corrigé = 5,05) est encore significatif au seuil de 0,05 (p-value = 0.0246).

Validation d'un lien statistique entre les Tentatives de suicide et les Scarifications chez les adolescentes

Voici les données brutes constatées chez toutes les adolescentes ayant été hospitalisées en 2025 :

FILLES	Sans TS	Avec TS	Total
Sans SCAR	17	7	24
Avec SCAR	16	59	75
SOMMES	33	66	99

Le test du Khi2 montre ici un **lien statistique extrêmement élevé entre les Tentatives de Suicide et les Scarifications chez ces adolescentes : 20,05 !!!** ; c'est-à-dire 19 fois plus élevé que le risque de 5 % de probabilité de se tromper. La p-value calculée est de 7,5 pour 10 Millions (0,0000075) ; alors que la validité minimale doit être inférieure à 5 % ; ce qui valide évidemment le constat d'une très haute liaison statistique entre les Scarifications et les risques suicidaires chez toutes ces adolescentes.

Validation d'un lien statistique entre les Troubles du Stress Post Traumatique et les Scarifications chez les adolescentes

Voici les données brutes constatées chez toutes les adolescentes ayant été hospitalisées en 2025 :

FILLES	Sans TSPT	Avec TSPT	Total
Sans SCAR	21	3	24
Avec SCAR	40	35	75
SOMMES	61	38	99

Le test du Khi2 montre encore une fois un **lien statistique très élevé entre les TSPT et les Scarifications chez ces adolescentes** : **8,97** ; c'est-à-dire 4 fois plus élevé que le risque de 5 % de probabilité de se tromper.

La p-value calculée est de 0,0027 ; alors que la validité minimale doit être inférieure à 0,05 ; ce qui valide évidemment le constat d'une **haute liaison statistique entre le Stress Post Traumatique et la présence de Scarifications** chez toutes ces adolescentes. Ces validations statistiques semblent donc tout à fait confirmer les liens de cause à effet entre les Traumatismes, les Scarifications et les Idées Suicidaires.

14-3) Constats statistiques uniquement chez les ADOLESCENTS

Validation d'un lien statistique entre les Tentatives de suicide et les TSPT chez les adolescents

Voici les données brutes constatées chez les 18 adolescents ayant été hospitalisées :

GARCONS	Sans TS	Avec TS	Total
Sans TSPT	9	4	13
Avec TSPT	2	3	5
SOMMES	11	7	18

Etant donné le faible nombre de personnes concernées, le test du Khi2 n'était pas adapté, aussi nous avons utilisé le test de Fisher qui nous a donné les résultats suivants : La p-value unilatérale calculée est de 0,242 ; et la p-value bilatérale est de 0,366. Ces deux valeurs sont donc très supérieures au seuil des 5 % (0,05), ce qui **invalide le lien statistique entre les Troubles du Stress Post Traumatique et les Tentatives de Suicides chez ces 18 adolescents**.

Validation d'un lien statistique entre les Tentatives de suicide et les Scarifications chez les adolescents

Voici les données brutes constatées chez les 18 adolescents ayant été hospitalisées :

GARCONS	Sans TS	Avec TS	Total
Sans SCAR	9	3	12
Avec SCAR	2	4	6
SOMMES	11	7	18

Le test de Fisher nous donne cette fois-ci les résultats suivants : La p-value unilatérale calculée est de 0,172 ; et la p-value bilatérale est de 0,236. Ces deux valeurs sont également très supérieures au seuil des 5 % (0,05), ce qui **invalide le lien statistique entre les Scarifications et les Tentatives de Suicides chez ces 18 adolescents**.

Validation d'un lien statistique entre les TSPT et les Scarifications chez les adolescents

Voici les données brutes constatées chez les 18 adolescents ayant été hospitalisées :

GARCONS	Sans TSPT	Avec TSPT	Total
Sans SCAR	9	2	11
Avec SCAR	4	2	6
SOMMES	13	4	17

Le test de Fisher nous donne les résultats suivants : La **p-value unilatérale** calculée est de **0,392** ; et la **p-value bilatérale** est de **0,611**. Ces deux valeurs sont là encore très supérieures au seuil des 5 % (0,05). La p-value bilatérale est même proche de 1, ce qui signifie que **la distribution observée est proche de celle que l'on obtiendrait en mettant des chiffres au hasard**.

Cela confirme dont qu'il n'existe **aucun lien statistique entre les Troubles du Stress Post Traumatique et les Scarifications chez ces 18 adolescents hospitalisés en urgence** dans un service de pédopsychiatrie en 2025.

Ces trois croisements statistiques détaillés précédemment concernant les 18 adolescents hospitalisés aux urgences pédiatriques, associés aux observations cliniques, démontrent qu'**il n'existe factuellement aucun lien statistique entre les TSPT, les Scarifications et les Tentatives de Suicide chez ces adolescents**, contrairement à ce que l'on observe chez les adolescentes.

15 - Auto-tests cliniques et images projectives

Il est actuellement très facile de télécharger des tests de pré-diagnostic, reconnus par l'ensemble des professionnels pour leur pertinence et leur fiabilité statistiques.

Concernant l'**Anorexie**

Le test « PDC-YBOCS ».
Le test « EAT ».

Concernant l'**Anxiété**

Le test d'anxiété de Beck.
L'Echelle d'anxiété sociale de Liebowitz.
Echelle d'évaluation des phobies, attaques de panique et anxiété généralisée (PPAG).

Concernant la **Confiance en soi**

Le questionnaire E.T.E.S.
L'Echelle de Rathus.
L'Echelle d'Estime de soi de Rosenberg.

Concernant la **Dépression**

L'Inventaire de Beck pour la dépression.

Concernant l'**Estime de soi**

Echelle de Mesure de l'Estime de soi pour Adolescents (EMESA).

Concernant la Gestion des émotions

La Roue des Emotions.
Le Jeu des Emotions.

Concernant les Idées suicidaires

Echelle HEADS-ED.
Echelle RUD.
Echelle TASR-A (Tool for Assessment of Suicide Risk for Adolescents).

Concernant l'**évaluation de la Personnalité**

Questionnaire Guilford Zimmerman (GZ)

Concernant la **Phobie scolaire**

Inventaire des Schémas précoces.

Concernant la **Schizophrénie chez les Adolescents**

Test MMPI-A

Concernant le **Stress post traumatique**

Echelle PCL-5.
Echelle IES-R.
Questionnaire ITQ (International Trauma Questionnaire).
Questionnaire ITQ-CA (Child and Adolescents ITQ)
Questionnaire ITI (International Trauma Interview).
Questionnaire ACE score (Adverse Childhood Experiences).

Concernant les **Troubles Alimentaires**

Questionnaire TCA.
Echelle EDA (Eating Disorder Inventory).

Images projectives

On peut trouver sur certains sites dédiés, des images gratuites permettant de proposer aux patients d'imaginer une histoire, dont l'utilisation peut être identique à celle du TAT que les psychologues utilisent.

Des images ou photos suggestives peuvent aussi inciter les adolescents à s'exprimer directement, au sujet de leurs inquiétudes du présent, ou des traumatismes du passé.

Vous pouvez également réaliser votre propre outil projectif, en choisissant ou en créant des images grâce à l'intelligence artificielle.

16 - Quelques références bibliographiques

A propos des scarifications

- *Ado à fleur de peau*, Xavier Pommereau, Editions Albin Michel.
- *Ado, Scarification et guérison par l'écriture*, Catherine Rioult, Editions Odile Jacob.
- *L'Adolescence scarifiée*, Pommereau, Brun et Moutte, Editions l'Harmattan.
- *Le Moi Peau*, Didier Anzieu, Editions Dunod.

A propos de l'anorexie

- *Anorexie Boulimie*, Philippe Jeammet, Editions Pluriel.
- *Approches familiales des troubles du comportement alimentaire de l'enfant et de l'adolescent*, Solange Cook Darzens, Editions Erès.
- *Dix histoires de vie, de souffrance et d'amour*, Jean-David Nasio, Editions Gallimard.
- *L'Anorexie et la boulimie de l'adolescente*, Henri Chabrol, PUF (que sais-je).
- *Comment sortir de l'anorexie*, Yves Simon et François Nef, Editions Odile Jacob.
- *Le mystère de l'anorexie*, X. Pommereau et J.P. de Tonnac, Editions Albin Michel.
- *Scarifications : l'adolescent, les parents et les soignants face à l'insupportable*, Adrien Cascarino, Editions Erès.
- *Soigner l'anorexie*, Colette Combe, Editions Dunod.

De nombreuses thèse de médecine sur le sujet sont téléchargeables sur la plateforme « Dumas » du site HAL :

https://dumas.ccsd.cnrs.fr/search/index/?qa%5Btitle_t%5D%5B%5D=anorexie&qa%5Btitle_t%5D%5B%5D=&rows=30&docType_s=MEM&page=1

A propos des conduites suicidaires

- *L'Adolescent suicidaire*, X. Pommereau, Editions Dunod.

- *Dépression et tentatives de suicide à l'adolescence*, Daniel Marcelli et Elise Berthaut, Editions Masson.

A propos des psychothérapies chez les adolescents

- *Comment agir avec un adolescent difficile ? Conseils aux parents et aux professionnels*, Jean-David Nasio, Editions Payot.

- *Familles et thérapie familiale*, Salvador Minuchin, Editions Erès

- *Histoires d'adolescence, Expériences de thérapie familiale*, M. Andolfi et A. Mascellani, Editions Deboek.

- *Séminaire 4, « La relation d'objet »*, Jacques Lacan et Jacques Alain Miller, Editions Points Essais. Traduction en anglais : « *The Object Relation* », Polity Press.

- *Séminaire 5, « Les formations de l'inconscient »*, Jacques Lacan et Jacques Alain Miller, Editions Points Essais.

- *Séminaire 11,* « Les quatre concepts fondamentaux de la psychanalyse», Jacques Lacan et Jacques Alain Miller, Editions Points Essais.

- *Séminaire 20, « Encore »*, Jacques Lacan et Jacques Alain Miller, Editions Points Essais. Traduction en anglais : « *Encore, on Feminine Sexuality, the Limits of Love and Knowledge* », Polity Press.

- *Une logique de la communication*, Beavin, Jackson et Watzlawick, Editions Points Essais

A propos des phobies scolaires

- *Comprendre et soigner le refus scolaire anxieux*, Marie Gallé-Tessoneau et Laetitia Dahéron, Editions Dunod.

16 - *Références* ***Bibliographiques***

A propos du stress post traumatique et de ses traitements

- *Affronter les blessures de l'enfance*, Alice Miller et Jeanne Etoré, Editions Flammarion.

- *Guérir d'un traumatisme psychique par hypnose*, Christian Cheveau, Editions Josette Lyon.

- *J'aimerais tant tourner la page*, François Louboff, Editions Les Arènes.

- *La blessure d'abandon*, Daniel Dufour, Editions De L'homme.

- *L'analyse Bioénergétique*, Alexander Lowen, Editions Grasset Marabout.

- *L'Ancrage, 12 Techniques pour s'enraciner au quotidien*, Mary Laure Teyssedre, Editions Jouvence.

- *Le Corps Bafoué*, Alexander Lowen, Editions Tchou.

- *Le Corps n'oublie rien*, Bessel Van der Kolk, Editions Albin Michel.

- *Le Grand livre des Thérapies Cognitives et Comportementales*, D. Greenberger et Ch. Padescky, Editions Thierry Souccar.

- *Le Grand livre du Trauma complexe*, A. Mengin, J. Rolling et Collaborateurs, Editions Dunod.

- *Les Cinq Blessures qui empêchent d'être soi-même*, Lise Bourbeau, Editions Pocket Evolution.

- *Le Guide de l'Ancrage*, Chrystel Herbeaux Del Pino, Editions Animae ou Kindl Amazon.

- *Les Secrets de la Communication*, Bandler et Grinder, Editions Pocket.

- *Les Thérapies Cognitives, comment agir sur ses pensées*, Jean Cottraux, Editions Retz.

- *Racines de la violence dans l'éducation de l'enfant*, Alice Miller et Jeanne Etoré, Editions Flammarion.

- *Skills Training in Affective and Interpersonal Regulation for Girls, STAIR-A ,* Marylène Cloitre, (Editions Guilford Press) : Protocole STAIR adapté aux adolescentes.

- *Traiter les victimes de la maltraitance infantile : Psychothérapie de l'existence interrompue,* Marylène Cloitre et coll., (Editions Dunod). Version originale : *"Treating Survivors of Childhood Abuse and Interpersonal Trauma : STAIR Narrative Therapy"*, 2006, (Editions Guilford Press ou Format Kindle Amazon).

- *Traitement du Psycho Trauma par la Thérapie Psycho Sensorielle (TPS),* M.C. Lens, 2010

- *Traumatismes et guérison,* Judith Herman, Editions Labor.

- *Un Cerveau pour Changer*, Bandler et Grinder, Editions LaTempérance.

- *Unwinding Anxiety, Train your Brain to Heal your mind*, Judson Brewer (Kindle Amazon).

A propos de l'EMDR et de l'hypnothérapie Ericksonienne

- *De l'hypnose clinique à la psychothérapie stratégique*, Godin et Malarewicz, Editions ESF.

- *Dépasser le passé*, Francine Shapiro, Editions Seuil, ou Point Essais en format de poche.

- *Des yeux pour guérir*, Francine Shapiro et Silk Forest, Editions Point Essais.

Manuel d'EMDR, Francine Shapiro, Editions Dunod.

- *Ma voix t'accompagnera,* Sidney Rosen, Editions Hommes et Groupes.

- *Pratique de l'EMDR avec les enfants, les adolescents et leur famille*, Pascale Tarquinio et collaborateurs, Editions Dunod.

- *Milton Erickson, Un thérapeute hors du commun*, Jay Haley, Editions Desclée de Brouwer.

A propos du diagnostic

- *CFTMEA R-2020*, ou « *Classification Française des Troubles Mentaux de l'enfant et de l'adolescent, R-2020* », Editions Presses de l'EHESP.

- *Les états dépressifs à l'adolescence*, Daniel Marcelli, Editions Masson.

- *Psychopathologie de l'adolescent*, D. Marcelli et A. Braconnier, Editions Masson.

INDEX

Si certains ou certaines d'entre vous avez des suggestions à faire à propos du contenu de ce livre, vous pouvez nous les communiquer à l'adresse suivante : **enovpsycho@free.fr**

Editions **EnovPsycho** ©

Dépôt légal : Mai 2026